Dynamic Human Anatomy

动态人体解剖学 第2版

［英］威廉·C.怀廷（William C. Whiting）著

齐健　刘少鹏　译

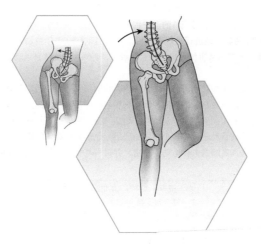

人民邮电出版社

北京

图书在版编目（CIP）数据

动态人体解剖学：第2版 /（英）威廉·C.怀廷
（William C. Whiting）著；齐健，刘少鹏译. -- 北京：
人民邮电出版社，2020.6（2021.9重印）
　ISBN 978-7-115-52916-9

　Ⅰ. ①动… Ⅱ. ①威… ②齐… ③刘… Ⅲ. ①人体解
剖学 Ⅳ. ①R322

中国版本图书馆CIP数据核字(2020)第046083号

版权声明

免责声明

本书内容旨在为大众提供有用的信息。所有材料（包括文本、图形和图像）仅供参考，不能替代医疗诊断、建议、治疗或来自专业人士的意见。所有读者在需要医疗或其他专业协助时，均应向专业的医疗保健机构或医生进行咨询。作者和出版商都已尽可能确保本书技术上的准确性以及合理性，并特别声明，不会承担由于使用本出版物中的材料而遭受的任何损伤所直接或间接产生的与个人或团体相关的一切责任、损失或风险。

内 容 提 要

　　人体的构造复杂而精密，一个看似非常简单的动作也需要人体诸多系统配合才能完成，因此只有在了解了人体运动机理的基础上，才能更健康、更科学地进行运动和训练。本书由拥有30多年生物力学和人体解剖学课程教学经验的威廉·C. 怀廷教授倾力写就，旨在为从事体育运动行业的教练、老师，以及体育运动专业的学生，提供一个全面、系统的人体运动基础理论体系。

　　本书不仅详细讲解了人体运动中涉及的骨骼、关节、肌肉等解剖学知识，还深入分析了人体内的运动力学、流体力学、关节力学等运动力学概念，以及运动的肌肉控制机制和运动评估方法，此外，本书还探讨了姿势与平衡的类型和功能、姿势控制的机制、行走和跑动步态，以及跳跃、踢腿、抛掷和挥击等基础动作类型等基本运动模式的概念及理论。在此理论基础上，讨论了与运动相关的多个方面的应用，包括力量和体能训练应用、体育运动和舞蹈应用，以及人体工程学应用等，致力于为读者解密人体运动的秘密，并提供基础理论与实践应用的指导。

　◆　著　　　　[英]威廉·C.怀廷（William C. Whiting）
　　　译　　　　齐　健　刘少鹏
　　　责任编辑　林振英
　　　责任印制　周昇亮
　◆　人民邮电出版社出版发行　　北京市丰台区成寿寺路11号
　　　邮编　100164　　电子邮件　315@ptpress.com.cn
　　　网址　https://www.ptpress.com.cn
　　　固安县铭成印刷有限公司印刷
　◆　开本：700×1000　1/16
　　　印张：19.75　　　　　　　　2020 年 6 月第 1 版
　　　字数：398 千字　　　　　　2021 年 9 月河北第 3 次印刷
　　　著作权合同登记号　图字：01-2018-5955 号

定价：148.00 元
读者服务热线：(010)81055296　印装质量热线：(010)81055316
反盗版热线：(010)81055315
广告经营许可证：京东市监广登字20170147号

向我的妻子玛姬、儿子特雷弗和泰德
以及女儿艾米致以永恒的爱，感谢你们给我的人生赋予了新的意义。

真诚地纪念两位已故的同事与挚友，
詹妮弗·罗麦克和肖恩·弗莱里奇。

目录

第四部分　运动应用　211

前言

世间没有任何创造能像人体一般复杂精细、功能多样而又神秘莫测。我们的身体运行着无数的功能以确保我们得以存活。在人体的所有功能中，运动无疑是最重要的，因为没有运动，人类便无法存活。有了运动，身体才能焕发活力。一方面，有目的做动作的能力可以让我们维持基本的生理过程；另一方面，这种能力让我们追求运动和艺术表达的极限成为可能。

由于这些涉及了人体健康和表现的许多领域，因此对身体结构和功能的了解至关重要。这些领域的学生毫无疑问都修读过人体解剖的入门课程。然而，通常这些课程（它们试图在一个学期内涵盖所有的身体系统）为学生们提供的是结构解剖的基础知识，但是对人体功能性运动解剖学的优雅性和复杂性的涉及有限。

依据我过去30多年教授人体解剖学、人体运动学和生物力学课程的经验，我想阐述一个遗憾的事实——有些学生学完基础解剖学之后，能够将自己所学的解剖学知识应用于人体运动问题中的能力非常有限。我称这些学生学到的知识为"死解剖"。

本书的写作目的是通过探索人体利用运动来表现自身的惊人潜能的过程从而让解剖学更加形象生动，进而为学生提供用以赏析和评估动态人体解剖学的信息和技巧。

组织结构

本书是 *Dynatomy: Dynamic Human Anatomy*（whiting & rugg, 2006）的第2版，适用对象是已经修读过，或者正在修读人体解剖学入门课程，以及需要更加详细了解人体运动解剖学概念的学生，主要包括运动科学及人体运动研究、人体运动学、生物力学、体育学、教育学、运动训练、人体工程学和保健科学（比如药物、物理治疗）等领域的学生。

鉴于大部分学生已经忘记了解剖学入门课程中所描述和需要记忆的内容，因此，第一部分（解剖学基础）针对相关的解剖学信息和神经功能概念做了一个简要的综述。第一部分第1章（人体解剖学和运动）对人体运动动力学和解剖结构的要点进行了介绍。这一章简要概述了运动行为，包括生命周期内的运动发育、运动控制和运动学习，并且为之后讨论具体运动和人群建立了一个结构框架。

第2章（骨科学和骨骼系统）描述了骨骼的微观结构和宏观形态，以及骨骼系统的架构。这一章还定义了具体的骨骼和骨性标志名称。

第3章（关节解剖和功能）讨论了关节的结构、功能和动作（运动范围），同时描述了主要的肢体和脊柱关节。第4章（骨骼肌）首先讨论了骨骼肌的结构和功能，以及肌肉动作的基础生理学和机制。接着依次讲解了肌肉动作，主动、反射和固定动作，神经系统对肌肉动作的控制，以及影响肌肉发力的因素（例如，肌肉长度和速度、肌纤维类型和骨骼肌结构）。在这一章的结尾描述了负责产生和控制人体运动的主要肌肉。

有了必备的解剖学和神经力学基础,第二部分(生物力学和运动控制)提供了运动动力学方法的要点。这一部分从第5章(生物力学)开始。这一章综述了理解人体运动所应该掌握的力学概念。第6章(运动的肌肉控制和运动评估)阐述了肌肉控制公式,这是一组简单的步骤,用于识别负责产生或者控制人体运动的肌肉类型。无数个采用简单动作模式的示例强调了该公式的实用性。肌肉控制公式是一个非常有价值的工具,可以在各种各样的人体运动中用它来独立评估肌肉运动。第6章结尾讨论了若干个与运动评估相关的重要内容,包括单关节与多关节运动、协调性、运动效率和运动评估。

第三部分(基本运动)从第7章(姿势与平衡)开始。这一章讨论了姿势与平衡的类型和功能、姿势控制的机制、姿势的改变和扰动、发育因素、平衡的全生命周期特征以及姿势障碍。第8章(步态)探讨了行走和跑动步态的各个方面。第9章(基本的运动模式)介绍了跳跃、踢腿、升举、抛掷和挥击等基础动作类型。

有了解剖、生物力学和基本运动模式的基础,第四部分(运动应用)讨论了与运动相关的内容,包括力量与体能训练应用(第10章)、体育运动与舞蹈应用(第11章)、临床应用(第12章)以及人体工程学应用(第13章)中与运动相关的各个方面。

本书的主要目标之一是要涵盖许多传统解剖学课本中找不到的理念,同时也强调了功能与应用的理念。理解这些内容将帮助你为从事与人体运动相关的工作做好准备。每一章还提供了学习目标用以引导学生,同时还为大家推荐了可进一步学习的资料。

第 2 版更新的内容

我们出版第2版的目的是为大家提供最近的研究和运用成果,同时加入了额外的知识扩展版块来更好地展示概念应用以及生物力学中与运动相关的研究。这一版增加了三章来扩展人体解剖学在力量与体能训练(第10章)、临床问题(第12章)和人体工程学(第13章)领域内的应用。此外,第11章(体育运动与舞蹈应用)扩充了涵盖棒球与垒球、篮球、美式橄榄球、高尔夫球、足球、网球和排球中的运动力学方面的知识。

资源获取

本版的新增内容是一整套教师可以使用的教学资源。该资源是一套包含 270 多张幻灯片（展示了每章的关键概念）的教学文件，包括精选的图片和表格。教师可以对这些幻灯片进行更新来适应特定的讲座和课堂需要。读者可通过以下方式获取。

步骤 1：打开微信"扫一扫"，扫描右边的二维码。扫码后，请根据提示回答一个与图书相关的问题，将答案输入图 1 的红框位置，并点击"确定"。

步骤 2：回答完毕且答案正确，页面跳转到下载地址页，请点击图 2 中红框内的蓝色"复制"键复制地址。

步骤 3：将复制后的地址粘贴到浏览器（推荐使用电脑端浏览器），即可进入资源下载页面。请根据页面提示进行资源下载。

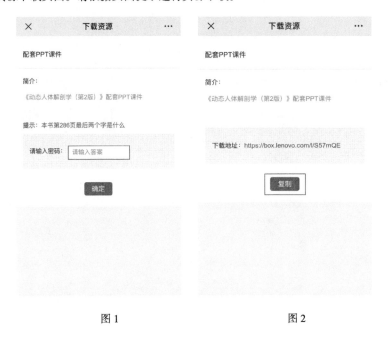

图 1　　　　　　　　　　图 2

最后的感想

请记住，文中的素材仅仅是一个开始。考虑众多论题中的任意一个问题就可以扩展成一个章节，甚至是一本书。我并不是说已经完全涵盖了所有的论题，而是一直在力求对人体运动的许多迷人领域作简明扼要的介绍。

如果学完本书之后你们开始欣赏人体运动，觉得它比刚学习时更加令人惊叹，并且没那么难以理解，那么这本书便出色地完成了它的使命。借用英国作家劳伦斯·斯特恩的话结束我的感想"运动有多少，生命就有多少，快乐也会有多少"（1980，p.354）。

致谢

尽管封面上只出现了一个名字，但是如果没有许多人的贡献与帮助，这本书就不可能完成。我要向许多为成书做出贡献的朋友和同事们表示感谢。尤其要感谢此书第1版的合著者，斯图亚特·拉格。他的宝贵贡献为此第2版奠定了基础。

特别感谢鲍勃·格雪戈尔和罗恩·泽尼克分享了自己关于生物力学的知识，并助力培养了我对教学的热爱。同样也要感谢朱迪·史密斯当时在加州大学洛杉矶分校人体运动学系设立人体解剖学计划时所做的开创性工作，使我打下解剖学基础，并让我拥有了对非凡人体运动力量的信仰。

我要感谢人体运动出版社的全体工作人员，尤其是乔希·斯通和阿曼达·厄文对该项目的出色协助、耐心、支持和信念。

最后，且最重要的是，我要感谢家人一直以来（尤其在本项目期间）坚定不移的支持和关爱！

第一部分 解剖学基础

第一部分分为 4 章，简要回顾了人体解剖学，从而为我们讨论人体运动提供了一个概念框架。第 1 章（人体解剖学和运动）介绍了解剖学和运动的概念，这为我们理解后续章节中的具体内容奠定了基础。第 2 章（骨科学和骨骼系统）回顾了骨骼系统的组成和骨的结构与功能的细节。利用第 2 章的信息，我们在第 3 章（关节解剖和功能）继续讨论关节系统和关节运动，包括涉及人体运动的主要关节。第 4 章（骨骼肌）探讨了骨骼肌的结构和功能，骨骼肌是产生和控制我们运动所需的力量的组织。这一章还考察了影响肌肉发力的因素。第 4 章作为第一部分的最后一章，介绍了运动肌肉，并总结了负责运动控制的具体肌群。

第一部分提供的信息对于我们理解动态人体解剖学至关重要，这些信息为我们将动态人体解剖学应用于各种各样的人体运动奠定了基础。

第1章 人体解剖学和运动

目标

学习本章之后，你将能够完成以下事项。

▶ 定义解剖学和生理学术语，并描述这两个研究领域间的关系。

▶ 解释运动在我们日常生活中的重要性。

▶ 了解在人的一生中运动是如何发生变化的。

▶ 描述理解运动行为及其子领域（动作控制、动作学习和动作发展）的重要性。

▶ 解释年轻群体和老年群体运动需要考虑的因素。

▶ 描述个体之间运动能力差异的重要性。

▶ 解释复杂性、差异性、个别性、适应性、联结性和非对称性等解剖学概念。

▶ 描述结构组织层次和主要的组织类型。

▶ 解释肌肉及结缔组织的结构和功能。

▶ 定义和解释用以描述身体区域、身体位置、运动平面、旋转轴、关节位置和运动的解剖学术语。

▶ 理解人体运动所必需的多学科视野。

在这一引导章节中，我们将在接下来的内容中为理解人体解剖和运动的细节建立一个概念框架。建立该框架时，我们采用了毕生发展观的方法，关注一般的解剖学术语和概念以及人体结构概述。我们重点强调与人体运动直接相关的解剖学要素（例如，骨骼和肌肉）。

人体解剖学概述

解剖学可以简单地定义为研究有机体结构的学科。该术语源自希腊语"anatome"，意思是"分开"或者"割开"。这里考虑的有机体是人体。历史上，解剖一直是探索人体构造的主要方法，并且在培训保健科学领域（例如，医学和物理治疗）专业人士的过程中，它仍然是一个有用的教育工具。然而，在最近几十年内，各类科技的进步（例如，MRI 和 CAT 扫描）让我们可以在不剖开身体的前提下更好地了解人体构造。

解剖学是一门涉及面很广的科学，它包含许多分支或细分部分。表 1.1 描述了一些具体的细分。在建立研究人体运动的解剖学基础时，我们要专注于整体（宏观）解剖学、系统解剖学（尤其是骨骼、肌肉和神经系统）、局部解剖学（因为它与特定的动作模式有关），以及最重要的功能解剖学。

尽管解剖学是我们研究的重点，但是相关的生理学领域（其关注的是身体部位和系统的功能）也值得一提。解剖学和生理学密切相关，抛开任何一个去研究另一个将毫无意义。我们首先用基本的术语介绍身体各部分的起源、发展和结构，接着会展示这些部分在结构和功能上是如何相互关联的。

首先我们会对人体运动做一个概述，接着会对功能解剖学的概念进行介绍。这些解剖学概念会为你理解动态人体解剖学奠定必要的基础。

表1.1　解剖学细分

解剖学细分	描述
整体（宏观）解剖学	在不借助显微镜的前提下研究构造
微观解剖学	采用显微技术研究构造
系统解剖学	研究具体的身体系统（例如，骨骼、肌肉、神经、呼吸和心肺系统）
局部解剖学	研究具体的身体部位（例如，头部和肢体）
功能解剖学	研究身体系统（例如，骨骼、肌肉和神经系统）如何协同工作来实现各种功能
表体解剖学	研究身体表面的标记
发育解剖学	研究一生（从受孕到死亡）的构造发育
胚胎学	研究从受孕到宫内第8周期间的发育
组织学	组织构造的微观研究
细胞学	细胞构造的微观研究

维萨里

　　一些最令人钦佩的文艺复兴时期的解剖学瑰宝是由安德烈亚斯·维萨里（1514～1564）绘制的。他的代表作 *De Humani Corporis Fabrica*（1543）属于现代科学史上最伟大的典籍之一。在本作品中，维萨里利用文字搭配图片的方式从真正意义上完整地叙述了自己对人体解剖学的理解。

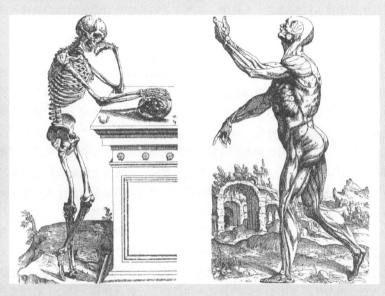

维萨里的解剖学遗作

人体运动简介

　　运动是生命本身必不可少的基本行为。诸如血液循化、呼吸和肌肉收缩等生命过程都离不开运动，走动、弯腰和上举等活动亦是如此。人体一直在有意或无意识地进行运动。特别是儿童为人体运动的固有天性提供了确凿的证据，他们似乎永远都停不下来。即便随着年龄增长，行动会变迟缓，但是运动仍然是我们生活的重要组成部分。正如法国科学家、哲学家布莱瑟·帕斯卡所指出的，"运动是人的本性；完全的静止就是死亡"（Pascal & Krailsheimer，1995，p.211）。

　　一方面，有目的运动的能力可以让我们维持基本的生理过程；另一方面，运动可以让我们追求运动和艺术表达的极限。当一个人卧床不起或选择久坐不动的生活方式时，这种运动受限的情形可能会导致不利的健康状况，比如心血管疾病、糖尿病和癌症。因此，我们的运动能力或者限制运动的选择，可能会直接或者间接地导致我们更加易于患病或者受伤。

　　在各个维度对人体运动进行研究的学科称作人体运动学。人体运动学是一门宽泛的学科，它包含了人体运动的科学和艺术。它源自多门相关的学科，包括解剖学、生理学、生物力学、动作行为学和心理学，以及临床和应用学科，比如医学、物理治疗、工程学和体育教育等。研究人体运动学的主要目的是确定人类运动的潜在机制和后果。

人体运动的范围宽广且复杂。有些运动，比如投掷，由单个事件组成；其他运动，比如行走，涉及许多重复的动作循环。即便是做相同的事情，我们也不会以相同的方式运动。例如，每个人都会基于其个体结构、目的和风格采用独特的行走模式。这一点可以从一个常见的现象中反映出来，那就是早在通过面部或者身体特征认出某人之前，从远处观察她或他的身影就可以依据走路方式知道这个人是谁。走路方式的某些特点会告诉我们她或他是谁。

一生中的运动

在人生的航程中，我们每个人都会了解到自身运动的能力与局限。作为幼儿，我们从不会运动逐渐进步到爬行、行走、跑动和跳跃。随着年龄的增长，我们越长越大，越长越壮，在生活的大部分时间里，我们通常会对自己使用的运动模式更加熟练。我们晚年的特征就可能表现在由于肌肉力量下降、疲劳、神经系统衰退、姿势变化、受伤、疾病和环境因素引起的运动模式变化上。有一点明确的是——我们的运动能力在一生中会发生变化。这些变化可能会增强我们的运动潜力，就像儿童的成长和发育那样；也可能会限制我们的运动，就像受伤、患病或者与年龄相关的功能衰退所引起的运动能力衰弱的情形。鉴于人从生到死的过程中，运动会发生大量的变化，我们在全书中重点强调全生命周期的观点。

日复一日发生的解剖学变化几乎无法察觉，虽然如此，随着日变周、周变月、月变年，变化还是会变得显而易见。这些变化可能是由于成长（例如，成年人要比幼儿更高大、更强壮）、体育锻炼（例如，运动员在力量或者耐力训练之后会表现得更加出色）、受伤、患病（例如，儿童骨骼的生长可能会受到严重骨折的影响）、各种环境、社会、心理或者文化的影响。

我们每个人在一生中都会按照无数种独特的方式发生变化。这些变化会直接影响我们的运动潜力和能力。下面的章节采用了一种贯穿生命周期的方法来讨论功能解剖和人体运动，并且展示了生命旅程中的时间地点影响运动的许多种方式。我们对整个生命过程中运动的掌握和强化要通过对运动行为及其子领域（动作控制、动作学习和运动发育）的研究来考察。

运动行为

在人体运动的语境中，运动一词描述的是与肌肉、神经或者涉及做出和控制动作的脑中枢相关的事项。运动行为是一个统称，它包括若干个与运动的神经肌肉控制相关的专业领域：动作控制、动作学习和运动发育。每个领域都有助于我们理解人体运动。

运动行为的每个领域通常都包括一个不同的时间范围。动作控制涵盖的是时间间隔非常短的事件；动作学习涉及的是数小时、数天和数周的事件；而运动发育描述的是数月、数年甚至数十年的事件。例如，要想控制投球时涉及的肌肉，神经系统会向肩膀和手臂发送信号。这些信号可能会持续几分之一秒。学习抛掷可能需要数天或者数周时间。而要想了解从儿童到成年过程中投掷的变化趋势，我们就需要在许多年内观察投掷动作。尽管这些领域有明显的相关性，但是我们还是要依次考虑每个领域。

动作控制

动作控制研究的是运动的神经、生理和行为方面（Schmidt & Lee，2011）。更具体地讲，动作控制指的是身体系统对运动中所涉及肌肉的动员和控制方式。控制涉及的主要系统是神经系统，它由大脑、脊髓以及从脊髓中延伸出的神经末梢组成。

概念应用

博雷利的遗赠

科学史上，乔瓦尼·阿方索·博雷利的名字通常不会与诸如伽利略和艾萨克·牛顿等伟人相提并论。然而，在运动科学史上，博雷利配得上至高无上的地位。他的权威专著 *De Motu Animalium* 是动物运动科学的开创性著作。

这本插图丰富的图书包括了对肌肉骨骼解剖学和肌肉生理学，以及力学原理在各种动物运动中的应用所做的讨论。博雷利建立了肌肉、肌腱和骨的杠杆模型，并将这些力学构想应用到了人体步态的分析，以及马、昆虫、鸟类和鱼类的移动模式中。

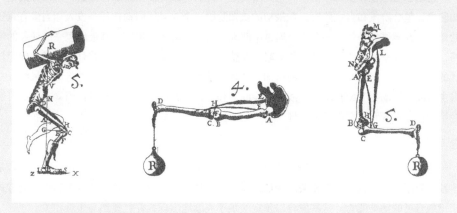

乔瓦尼·博雷利的遗作

在许多方面，博雷利都走在时代的前列。他受制于有限的技术和尚未成型的力学理论，未能充分地研究他全心投入的理念。遗憾的是，博雷利从未见过发表版的 *De Motu Animalium* 一书。博雷利的大部分成果直到逝世后才得以发表（Cappozzo & Marchetti，1992）。

完整的出处请查阅参考文献：

Cappozzo & Marchetti，1992.

动作控制的程度明显依赖于个体的发育或者成熟阶段。例如，我们不能指望一名 2 岁的幼儿拥有与 10 岁小孩或者成年人一样的运动控制能力。随着运动所涉及系统（神经、肌肉、骨骼、心血管和呼吸系统）的发育，身体能够更好地控制运动，并且开发出种类更多的潜在的运动技巧。

动作控制的研究源自于探索神经系统如何与肌肉协作来做出并控制动作的神经学家们。过去数十年间，各种各样的模型和理论都试图解释运动控制的机理，包括平衡点理论（最初由费尔德曼在 50 多年前提出）、非控制域假设和丰度原理。近年来的努力方向是（Martin et al.，2009；Latash et al.，2010）试图将这三种模型结合成一个统一的动作控制理论，"以采用明确定义的变量，形成使协调自主动作成为可能的生理和心理过程的正式描述"（Latash et al.，2010，p.391）。

动作学习

经验和环境能教会我们许多东西，而通过分享他人的知识和经验我们也同样受益良多。动作学习解决的是我们如何学习运动和培养运动技巧的问题。动作技能是一种自主运动，用于完成期望的任务动作或者实现具体的目标。刚开始学习一项新的运动技巧时，我们的动作通常会很笨拙、不协调并且效率低。通过练习，我们学着控制动作，直到它变得相对稳定和熟练为止。

运动学习过程涉及几个阶段。正如由费兹（1964）最先提出的那样，这些阶段分别是认知阶段、整合阶段和自主阶段。在最初的认知阶段，个人必须向动作任务投入相当多有意识的思考，并尝试各种各样的策略。通过不断地重复，运动者会保留能够最出色完成任务的策略，摒弃那些不能出色完成任务的策略。在整合阶段，运动比较稳定，并且运动者会确定最优的运动策略。运动不涉及太多的认知，并且运动者可以专注于强化和完善运动。最终，在自主阶段，运动会变成自动的，或者本能的，并且运动者可以同时处理其他因素，比如可能会影响任务表现和运动的环境条件。

运动发育

运动发育探讨的是一个人历经从出生到死亡的一生中运动行为发生的变化。变化通常是连续、有序的，并且与年龄相关。例如，婴儿通过从爬行到行走，接着从行走到跑动的方式来增强自己的活动能力。这些发育以预定的顺序连续地出现，并且显然与年龄相关。

运动的变化由无数个体、环境和任务等限制因素所引导（Newell，1986）。个体限制可能是结构性的（例如体形和力量），也可能是功能性的（例如积极性）。环境限制包括身体外部的因素，可以是物理的（例如天气或者运动场地表面的条件）、社会或者文化的（例如更加有利于某个团体参与的社会准则或者传统）。任务限制指的是当前任务固有的外在因素。轮椅篮球赛的参与者明显受制于自己的轮椅和其他参加比赛人员的轮椅，外加躲避对手防守的挑战。

一个探讨运动发育的重要方法是使用动态系统理论，该理论将运动发育视为是一个复合、多元的过程（Smith & Thelen，2003），其目的是降低个体内在的可变性（Deutsch & Newell，2005）。用史密斯和西伦（2003）的话来讲，"发育就是从一些事物中创造出更多的东西，例如，无自理能力的婴儿发育成会行走和讲话的幼儿"。

年轻人的运动考量因素

对比年轻人与老年人的运动我们不难发现，儿童不是缩小版的成年人。婴儿和儿童在解剖学、生理学、心理学和情感上都有别于成年人，并且他们的结构和运动行为反映了这些差异。例如，婴儿的身体比例不同于成年人，这可以从婴儿相较于成人来说四肢更短、头更大这一事实中看出。这种比重分布上的差异在婴幼儿和成人的运动动力学中起着重要的作用。

就人体发育进程而言，人与人之间存在近乎普遍的相似性。然而，渐进式的变化并不是在相同的年龄或相同速度下发生的。发育变化对于每个人也不一样。整个既定的群体存在着平均数，但是在种群内部，巨大的差异显而易见。正如预期的一样，发育量度给出的是平均值，但是许多人都会高于或者低于平均值。应当始终要牢记发育的个体性质。

类似地，由于儿童会在不同的年龄达到发育里程碑，所以应当采用合适的发育标准，而非只依据年龄来看待和选择运动。例如，婴儿走第一步的平均年龄是 11.7 个月。然而，走动开始的年龄最早可在 9 个月始，晚可至 17 个月。显然，并不是所有的婴儿和儿童都会在相同的年龄达到运动发育的里程碑。

发育因素包括基因、环境、成熟性和文化影响，其中没有哪个因素能够单独决定发育过程。许多因素结合起来决定着运动发育的过程以及每个人最终的运动能力。

老年人的运动考量因素

运动能力通常会随着年龄增长而衰退。老年人往往会运动得更加缓慢，同时运动的范围更加有限，并且要比年轻人和健康的成人更加犹豫不决。老年人更有可能患上疾病（例如，心脏病和糖尿病）和遭遇身体受伤（例如，髋部骨折）。其他因素，比如更慢的反应时间、衰弱的肌肉力量和较差的平衡性以及对摔倒的恐惧可能也会导致老年人更慢的运动。后续章节会详细讨论这其中的大部分因素。

名家之言

查尔斯·达尔文

在喜悦和乐趣的带动下，很容易出现各种无意的运动，以及发出各种声音。从年轻儿童的大声欢笑、拍手和雀跃中；从小狗与主人一起外出散步时蹦蹦跳跳和汪汪吠叫中；以及从小马被放入一片广阔的田野时欢跃蹦跳中都可以看出这一点。喜悦会加快血液循环，而这会刺激大脑，大脑会再次对全身运动做出反应……

引发无意和过度的身体运动，并发出各种声音的主要原因是对乐趣的期待，而不是真正地享受乐趣本身。这一点可以从幼儿们期望任何乐趣或者款待里看出。

此外，长期休息或者受限之后，仅仅运用肌肉本身就是一种乐趣，就像我们自身有过的感受，也像从小动物的玩耍中看到的那样。因此，单独根据后面的这个原理，我们就可以预见，乐趣善于反过来将本身展示在肌肉运动中（Darwin, 1998, p.80-81）。

完整的出处请查阅参考文献：

Darwin, 1998.

不可否认，随着年龄的增长，运动会出现一些迟缓。但是是由于衰老而变得缓慢了呢，还是由于变得缓慢才衰老了呢？在一定程度上，后者才是正确的，主要因为久坐不动的生活方式。几乎不进行体育锻炼（即便有也极少）的老年人，他们的运动能力通常会显著下降。这些人可能会退化到连简单的日常生活活动（ADL）都难以完成。ADL 包括许多活动，比如对肠道和膀胱的控制、打理个人卫生、如厕、进食、沐浴、行动、转移和爬楼梯。总而言之，ADL 可以用作功能独立性的评价标准。较低的分值可能表明独立性的丧失，以及生活品质的降低。这是一个不好的结果。

好消息是研究明确地表明，身体可以对整个生命周期内的训练做出响应，开始旨在改善心肺功能、肌肉力量和平衡性的恢复性训练计划永远都不会太晚。在一项经典的研究中，菲亚特伦与同事们（1990）注意到，平均年龄为 90 岁，并且虚弱、缺乏自理能力的人群在仅仅 8 周高强度的阻力训练之后力量就增加了 174%。研究者们已经证明了高阻力的负重训练可以提升年龄高达 90 岁人群的肌肉力量、体型和功能灵活性！

尽管功能上一定量的衰退不可避免，但是通过选择合适的生活方式，外加一点运气，我们大多数人都拥有潜力在晚年继续保持富有成效的运动。

运动能力上的差异

我们每个人的运动能力都处在被称作"能力连续体"（Ability Continuum）中的某个位置上。精英运动员可能会在若干个运动形式上展现出超高的能力，比如职业篮球运动员跳得高、跑得快以及在空中控制身体的能力。职业舞者在整个表演过程中可能会展现出控制手臂和腿部运动，以及保持平衡的超凡能力。在能力连续体的另一端，身体残疾的人可能连走路或者控制肢体运动都存在困难。

运动有许多不同的形式，包括整体动作技能和精细动作技能。整体动作技巧涉及的是移动和控制肢体，例如走路、跑步或者跳跃的时候。相反，精细动作技巧涉及的是微小的运动（例如，用手指操作物体），比如缝纫、书写或者打字。良好的动手能力（即移动手指的能力）对于许多职业和活动都至关重要。

有些活动需要大肌肉运动技能和精细运动技能相结合才能成功地执行。例如，美式橄榄球中的外接手需要出色的大肌肉运动技能来沿着球场奔跑和避开防守人员，但是必须还要同时具备足够的精细运动技能和手眼的协调性来接住四分卫抛过来的球。

没有人在所有的运动形式上都具有高超的能力。具有出色的大肌肉运动技能的人，比如足球运动员，可能难以完成精细运动的任务。相反，拥有超凡精细运动技能的音乐会钢琴演奏家大肌肉运动技能可能会大打折扣。

许多因素决定运动能力，包括自然遗传潜能、练习、体能水平、积极性、疾病和损伤。例如，天赋异禀的运动员可能会享受到来自善于运动的父母的好运，这样的父母将良好的运动能力遗传给了自己的孩子。该运动潜力可能会通过合适的训练和锻炼得以充分地发挥，也可能由于缺乏积极性或者令人衰弱的伤病永远都无法充分地实现。在基因上没有好运的人仍然可以通过刻苦的锻炼、坚持不懈的精神和强大的积极性而取得卓越的成就。

超凡的大肌肉和精细运动技能

　　我们大多数人拥有功能协调的整体和精细运动技巧，足以完成日常生活中的任务。有些人在某些运动领域拥有突出的技巧。极少数人会拥有超凡的运动技能。奥运会金牌得主保罗·安德森在 1957 年 6 月 12 日举起了令人吃惊的 6270 磅重量时，展现出了不可思议的大肌肉运动技能和力量。相比之下，超凡的精细运动技能由钢琴大师加以体现，他们可以每秒钟弹 10 多个琴键。

　　功能障碍或残疾指的是运动受限或者受损。许多因素可以导致运动能力的丧失，包括遗传（例如，婴儿出生时就先天性畸形）、疾病（例如，帕金森症患者的手足颤抖）或者损伤（例如，骨折）。其他因素也可能会导致运动功能失常。在描述病理性步行时，佩里和伯恩菲尔德（2010）提出了四种会削弱步态的功能性因素：畸形、肌无力、控制受损以及疼痛。功能性畸形，比如肌肉、肌腱或韧带过紧会限制关节的运动范围。由于瘫痪或者肌肉疾病导致的肌无力会危及活动手臂或者腿部的肌肉能力。控制受损指的是神经系统提供感觉输入，并命令肌肉要做什么的能力遭到削弱。最后，疼痛会让人失去进行整个运动范围内的运动，或者稍微运动一下的勇气。

解剖学概念

　　动态人体解剖学的学习会涉及许多细节和大量需要记忆的内容。尽管了解细节很重要，但是不要为了细节而忽视了全局，这一点也同样重要。牢记大局观至关重要，并且对若干个解剖学概念的考察会提供一个学习细节的实用框架。这些概念包括解剖学的复杂性、差异性、个体性、适应性、联结性和非对称性。

复杂性

　　我们无疑都是复杂的有机体。身体由 200 多根骨头和 600 多块肌肉、数百根肌腱和韧带、数英里的循环血管以及无数的神经细胞构成。这些组织彼此相连，并且通过许多奇妙的方式相互作用。我们已经学到了许多关于人体结构和功能的知识，但是很多地方仍然是未解之谜。数以千计的研究者们花费自己的职业生涯试图解开这些秘密，以增强我们对人类有机体的了解。鉴于人类有机体的复杂性，大多数与人体相关的问题和挑战都是多因素的（即必须要考虑多重因素）。

差异性和个体性

　　人类的体型和身高各异。我们每个人的基本组成部分在大多数情况下都是一样的。除了极少数的例外，我们每个人都具有数量相同的骨骼、肌肉和内脏。然而，这些组成部分的尺寸、形状、成分和功能却相差甚大。从整体水平来看，有些人的身高超过了 7 英尺（1 英尺为 30.48 厘米，此后不再标注），而有些人还不到 4 英尺高。体重的差异也很大。皮肤的颜色从浅色到深色不一。有些人拥有硕大、结实和致密的骨骼，有些人则拥有可能容易发生骨折的脆弱骨骼。随后的章节叙述了解剖和功能的基础，但是重点要记住，由于所有人的构造并不完全一样，所以我们发挥功能的方式也不相同。当谈到运动熟练度和表现能力时，某些结构特征可能会更加偏向于个人。

解剖差异的重要性再怎么强调也不为过。正如 *Compendium of Human Anatomic Variation* 前言中指出的一样：

> 大部分现代解剖学课本或多或少都会缺乏关于差异性的信息，而这些差异性在解剖实验室中，甚至在现实生活中都相当地常见。差异性必须被视为是正常的，因此我们对此必须要加以琢磨和理解。文献中反复声明，课本中的描述仅对50%～70% 的人来讲是精确的。从在临床状况中应用解剖学信息的立场出发，课本不仅不够充分，而且其误导性可能达到了危险的地步（Bergman，Thompson，Afifi，& Saadeh，1988，p. v）。

解剖差异性的重要性在 2008 年创办的在线期刊 *International Journal of Variation* 和伯格·曼的 *Encyclopedia of Human anatomic Variation*（2016）的出版中得到了证实。

另一个与结构差异性密切相关的重要解剖学概念是个体性。我们每个人都具有会影响解剖和生理的个体特征和情况。这些特征包括性别、年龄、环境、基因等。

适应性

人类拥有非凡的适应能力。人体适应可以是生理上的，也可以是结构上的；适应可能有利，也可能有害。例如，肌肉为了响应阻力训练，其尺寸（增生肥大）和力量可以增大，或者当由于疾病、受伤或者久坐不动的生活方式导致不用时，肌肉尺寸会减小（萎缩）（参见图 1.1）。在耐力训练之后心血管系统可以提高其输送氧气的能力。随着时间的推移，组织（比如骨骼）在结构上会适应施加在其上的负荷。神经系统（大脑、脊髓、神经）在学习或者受伤时，拥有调整自身结构和功能的能力。这种适应外界刺激和事件的能力被称为"可塑性"。

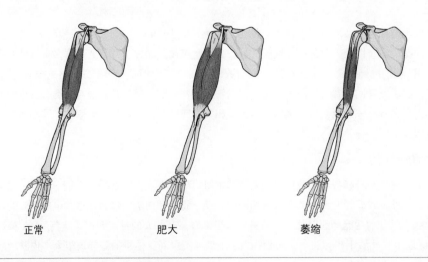

　　　正常　　　　　　　　肥大　　　　　　　　萎缩

图 1.1 正常肌肉、肌肉肥大和肌肉萎缩的示例

所有的身体组织和系统都可以适应强加的需求。这种适应性特征用 SAID 原则（对所强加需求的专项适应性）来描述，该原则的内容是，人体内的组织和系统可以在结构上或生理上以特定的方式适应施加于它们的机械或代谢需求。总的来说，有一个需求水平，或者说刺激水平，能够容许最优的适应。太小的刺激（例如，源于身体不活动）会降低身体的表现能力和结构完整性，而太大的刺激则会导致组织损伤，例如骨骼过载和骨折。

联结性

学习解剖的传统方式在逻辑上最先考察的是个体结构的组成部分（例如，骨骼、肌肉和肌腱）。尽管这是一个合适的出发点，但是这些组织在体内是彼此联结的，并且整个有机体的协调功能取决于联结特征。例如，肌肉和肌腱都在肌肉肌腱（也称肌－腱）连接点处结合。肌纤维与肌腱的胶原纤维在此处相互缠结成一种可以增加表面区域连接性并强化该部位的排列结构。

通常，施加在身体的荷载通过彼此的联结从某个组织传递到另一个组织上，并且结构单元（例如，骨骼－韧带－骨骼）的失效常常出现在连接部位。因此，我们需要记住身体结构的联结性，以及它在有效的表现、组织的适应性和损伤的诱因及预防中发挥的重要作用。一般来讲，结构单元会在最薄弱的环节处失效，也就是组织在当前环境和负载条件下最脆弱的部位。

非对称性

一眼看去，人体似乎是对称生长的：手臂、腿部、眼睛、耳朵等都有一对。从外表看，我们的左侧和右侧，一般来讲，似乎是彼此的镜像。然而，更进一步的探究显示，在许多方面我们并不是对称生长的。心脏并没有处在人体中线上。肝脏位于右侧，而脾脏位于左侧。右肺有三个部分（叶），而左肺有两个部分。

身体的关节同样也不是对称的。例如，膝关节就具有许多非对称性结构。关节侧面支撑韧带（侧副韧带）的排列方式不同。膝关节内部（内侧）的韧带在结构上与包裹关节的关节囊融合在一起。关节外侧（旁侧）的韧带在结构上截然不同，并位于关节囊的外部。内侧和外侧骨接触面的尺寸和形状不一样，帮助膝正常运作的软骨盘（半月板）也是如此。

概念应用

逆位

一个有趣的解剖学非对称示例见于称作先天性逆位的疾病中，该疾病表现为胸腔内的器官是颠倒的，或者与正常位置相比处在了镜像位置上。例如，在逆位中，心脏位于身体中线的右侧，而不在中线左侧的正常位置。肝脏位于身体的左侧（而不是右侧）。并且其余的内脏也是如此。逆位的患病率变化不一，但是据估计 10000 人中有不到 1 人（小于 0.01%）。大多数患有逆位的人能够过上正常健康的生活。在医学诊断不相关的问题（例如，阑尾炎），或者在器官移植的情形下可能会引起并发症。

解剖的非对称性使得身体发育成为复杂的有机体，所有必需的器官整齐但不对称地包含在内部。找出负责决定哪个器官该位于哪个部位的基因只不过是发育遗传学家们面临的众多挑战之一。结构的非对称性通常具有功能优势，并且在我们学习更多关于人体解剖学和运动方面的细节时，要重点记住该解剖学概念。

结构组织层级

人体及其结构的早期研究仅限于肉眼能够观察到的东西。只有在开发了显微技术之后，身体更小的结构才得到研究。现在我们知道较大（宏观）的结构由较小的结构组成，而较小的结构依次由更小的结构组成。为了观察结构复杂性的范围，我们描述了结构组织的层级（参见图1.2）。

最基本的组织层级是化学或者分子层。人体由十多种元素构成，但是其中的四种元素（氢、氧、氮和碳）几乎占人体原子的全部（大于99%）。原子可以结合形成小分子，比如水（H_2O）和氧气（O_2），或者较大的分子（高分子）。身体的分子组成包括水（67%）以及可归类为蛋白质（20%）、脂类（10%）和碳水化合物（3%）的高分子。

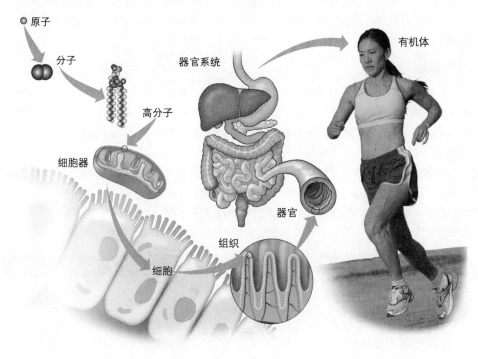

图1.2 结构组织的层级

下一个组织层级由人体内最小的生命单元——细胞构成。人体包含数万亿个形状和尺寸各异的细胞。具体的细胞类型从未分化的细胞（称作间质细胞，或干细胞）中发育而来。

在更高的层级，细胞结合形成了组织。组织由相似的细胞（具有特定的功能）以及为各组织提供结构，并在很大程度上决定其力学特性的外围细胞间质组成。对组织结构的研究称作组织学。组织主要有四种类型：上皮组织、肌肉组织、神经组织和结缔组织。

- 上皮组织遍布全身。它覆盖身体的内外表面，为邻近的组织和器官提供保护，并且有助于调控分泌和吸收。

- 肌肉组织，与体内的其他组织不同，具有独特的发力功能。例如，身体会利用这些力来移动手臂和腿部、泵送血液，并且有助于消化以及心血管系统中物质的输送。

- 神经组织（也称神经）存在于大脑、脊髓和周围神经中，并充当人体的通信系统。它会接收感觉信号（例如，疼痛和灼热），并在大脑和脊髓的不同层面整合这些感觉信息，接着向全身的肌肉和腺体发送指令。

- 结缔组织能够发挥多重功能。通常，结缔组织的功能是联结、结合、支撑和保护。结缔组织的细胞间质尤为重要，因为它会决定每个结缔组织的力学特性。

器官是由两种或两种以上具有特定形态和功能的组织构成的结构。例如，心脏是一个包含肌肉组织（用以泵送血液）、神经组织（用以控制电冲动）、结缔组织（用以将组织联结在一起）以及上皮组织（用以保护心脏）的器官。器官系统由一组器官组成，这些器官共同工作以执行特定的功能。人体拥有 11 个器官系统（参见表 1.2）。

最高的组织层级是有机体层，它结合所有的器官系统组成了有机体，或者单个的生命体。在进行某些生理过程的能力方面，有机体与非生物截然不同。这些能力包括新陈代谢（即体内发生的化学过程）、应激性（例如，对诸如疼痛等刺激的响应）、生长和分化、繁殖以及运动。

肌肉组织

正如汽车内置引擎才能行驶，人体也具有自己的引擎来提供让我们运动的动力。这些引擎就是我们的肌肉。在人体所有的组织中，肌肉具有能够产生力以及可以收缩的独特能力。它们的专能细胞允许肌肉产生拉伸力（有时候简称为张力）以及通过缩短或收缩来改变形状。

使肌肉产生力的神经、生化和力学细节非常的精致和复杂，这些会在第 4 章中进行详细的讲解。作为前奏，我们这里讨论一些肌肉组织的基本特征。

肌肉组织可以被归为以下三种类型之一，即：心肌、平滑肌或骨骼肌。三类肌肉之间的一些结构差异参见图 1.3。

心肌组织（心肌）仅位于心脏内，并且负责产生心脏用以将血液从肺部泵送到身体其他部分所需的力量。心肌细胞相互紧密地联结，正常情况下，它们是在起搏细胞的协调下进行工作的。当起搏细胞功能出现障碍时，心肌细胞就会以一种称作纤维性颤动的模式随机动作。如果不使用外部除颤器将心肌细胞电击至协调的收缩模式，那么就可能导致死亡。

平滑肌存在于循环、呼吸、消化、泌尿和生殖系统及其周围的结构中。平滑肌会促进物质穿过这些系统内部管道的运动。

表1.2 器官系统

器官系统	组成部分	功能
心血管系统	心脏、血液和血管	将营养素和氧气运送至细胞和组织，并带走体内的废物
消化系统	口、食管、胃、肠道、牙齿、舌头、唾液腺、肝脏、胰腺、直肠和肛门	通过力学和化学作用分解和处理食物
内分泌系统	脑垂体、松果体、下丘脑、卵巢、睾丸和甲状腺	利用激素在体内进行交流
表皮系统	皮肤、毛发、指甲、脂肪和汗腺	防止脱水、储存脂肪、产生维生素和激素以及保护内部结构
淋巴/免疫系统	淋巴结和淋巴管、淋巴、胸腺、脾和白细胞	保护身体不受致病毒素的侵害、在组织和血流之间传递淋巴（液）
肌肉系统	肌肉	使运动成为可能、保持姿势、产生热量、保护下层结构
神经系统	大脑、脊髓和神经	收集、传递和处理感觉信息的通信系统，对外界环境做出响应，监控及协调器官的功能
生殖系统	女性：卵巢、子宫、输卵管、阴道和乳腺；男性：睾丸、阴囊、阴茎、输精管、前列腺	繁殖后代
呼吸系统	鼻子、咽、喉、气管、支气管、肺和隔膜	通过从外界环境及血气交换气体的方式向身体提供氧气
骨骼系统	骨骼、关节、韧带、软骨和肌腱	支撑、保护、为运动提供框架
泌尿系统	肾脏、膀胱、尿道和输尿管	排出尿、液体和电解质

注：有些资料源将心血管系统和淋巴系统合并在了循环系统的标题下面，因此列出了人体内的 10 个器官系统。有些资料源确认了一个排泄系统，其包括了表皮、消化、呼吸和泌尿系统的综合功能。

从运动的角度来讲，最重要的肌肉类型是骨骼肌（也作横纹肌）。人体拥有 600 多块骨骼肌，但是大多数都相对较小，并且对人体运动发挥极少作用甚至不发挥作用。不到 100 对骨骼肌负责绝大多数运动的产生和控制。第 4 章会讨论这些最重要的肌肉。

结缔组织

结缔组织，人体内最丰富的组织类型，包含一系列结构、功能和力学特征差异巨大的个体组织。总体上，结缔组织提供支撑和保护，充当结构框架，并有助于将各组织结合在一起。他们还会填充细胞、组织和器官之间的空间；生成血细胞；储存脂肪；防止感染以及帮助修复受损的组织。然而，没有单一的结缔组织能够发挥所有的这些功能。

与所有的组织一样，结缔组织也包含细胞和非细胞部分。细胞主要负责各组织的生理功能。结缔组织包含符合其具体功能需求的特有的专能细胞（例如，骨骼中的骨细胞和软骨中的软骨细胞）。

非细胞部分（也称作细胞外基质或细胞间质）很大程度上决定了各结缔组织的力学特性。

例如，骨头的非细胞矿物质成分为骨骼提供了硬度和抗折力。结缔组织与其他组织相比，区别在于其相对丰富的细胞外基质。基质由纤维和间质组成。

细胞外基质是决定结缔组织是固态（例如，骨骼）、液态（例如，血液）还是介于二者之间状态（例如，肌腱和韧带）的主要因素。在骨骼中，基质主要由磷酸钙和碳酸钙组成，碳酸钙的含量相对较低。这些钙盐的硬度与骨基质中胶原纤维的柔韧性相辅相成，从而形成一种结合了两种结构的最佳结构：一种抗骨折的组织，并且是能够很好地满足日常生活需要的组织。而在力学谱的另一端是血液，它的基质是血浆。血液包含由液体（血浆）包围的细胞（红细胞、白细胞和血小板），该液体能够促进物质在整个心血管系统中的运输。

我们现在会提供几种结缔组织（肌腱、韧带和软骨）的一些细节，这些结缔组织在人体运动的过程中发挥着重要的作用。下一章节会详细地描述骨。

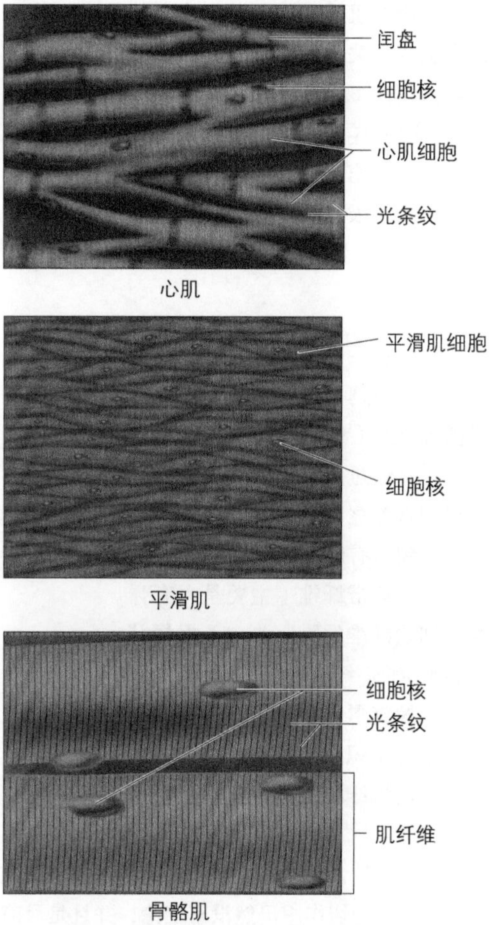

肌腱

肌腱是一种将骨骼肌联结至骨头上的束状结缔组织（参见图 1.4）。肌腱的

图 1.3 不同类型的肌肉组织

细胞部分由许多内嵌在细胞外基质中的纤维细胞组成，细胞外基质主要由胶原纤维组成。肌腱的功能是将肌肉产生的力传递至骨头来产生并控制动作。为此，肌腱的胶原纤维与肌腱作用线的方向平行排列。身体还会使用类似肌腱的宽层（称作腱膜）来覆盖肌肉表面，或者将肌肉联结至别的肌肉或者其他结构上。

肌腱的结缔构造会形成三种结构区域：肌腱体、肌腱与骨骼之间的连接区域（骨骼–肌腱连接）以及肌腱与肌肉之间的连接区域（肌肉–肌腱连接）。骨骼–肌腱连接包含肌腱和骨骼之间组织逐渐变硬的微观过渡区。这种构造特征能够分散从肌肉传递到骨骼上的荷载，从而降低损伤的概率。

类似地，肌肉肌腱连接也试图通过自身的结构来分散从中穿过的力。肌腱的胶原纤维与折叠的肌细胞膜相互缠绕。在正常情况下，肌腱能够出色地发挥传递力的功能。然而，如果传递的力超过了纤维（或者整个肌腱）的强度，肌腱就有可能损伤。长期过度使用肌腱可能会导致发炎反应，或者肌腱炎（也称慢性肌腱炎）。该炎症可能会影响肌腱本身或者相关的结构，例如肌腱外膜（鞘）或者邻近肌腱的相关的囊组织（充满液体的囊，有助于缓冲冲击或降低摩擦）。

肌腱同样也有感觉结构，比如高尔基腱器官（GTO），它会监测肌肉荷载和张力的变化。GTO位于肌肉肌腱连接处附近。

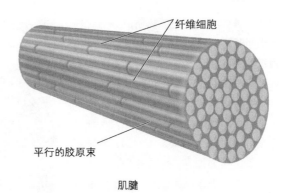

图 1.4 肌腱结构（注意胶原纤维的平行排列）

韧带

韧带是一种连接骨与骨的结缔组织。与肌腱一样，它的主要功能是抵抗拉力（参见图 1.5）。韧带通过阻止骨骼过度运动或移位的方式来保护骨骼之间的联结。在这一作用下，韧带有时候被称作被动关节稳定器。韧带纤维（主要是含有弹性和网状纤维的胶原蛋白）根据其功能来定向。纤维可能平行、斜向、甚至以螺旋形式排列。此外，有些韧带是易于识别、独立的结构。其他则表现为纤维性关节包膜的模糊增厚。

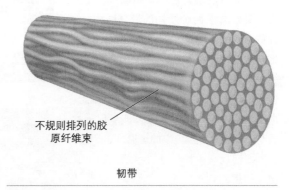

图 1.5 韧带结构（注意胶原纤维的不规则排列）

关节韧带含有各种能够为神经系统提供有关运动、位置和疼痛信息的感受器。关于这些感觉结构的确切作用仍然没有定论，并且是目前研究的主题。

当施加的力超过韧带细胞外基质的抗张强度时就会出现韧带损伤（扭伤）。损伤的严重程度从轻微到严重不等。轻微（类型Ⅰ）扭伤的特点是局部触痛，没有明显的损伤，并且不会失去关节的稳定性。中度（类型Ⅱ）扭伤会涉及韧带的局部撕裂、明显的肿胀、显著的触痛以及失去稳定性。严重（类型Ⅲ）扭伤会导致韧带的完全撕裂，并伴有严重的肿胀、剧烈疼痛和关节的不稳定。

软骨

软骨是一种硬质的结缔组织，其基质几乎呈固态。软骨的细胞（软骨细胞）有能力产生细胞间质的纤维和基质。基质组分的类型和数量可以将软骨区分成三类：透明软骨、纤维软骨和弹性软骨。所有这三种软骨类型都没有自身的血液、淋巴或神经分布。循环结构的缺失使得软骨必须通过渗透的方式来接收营养素和排出代谢废物。

透明软骨得名于其光亮透明的外观，是最常见的软骨类型。它存在于大多数关节的关节面、肋骨的前部以及呼吸系统的组成部分（例如，气管、鼻子和支气管）上。透明软骨还能作为胚胎发育时骨骼的前体组织（在第 2 章中也会有所描述）。

纤维软骨既强壮又柔韧，在功能上非常适合在身体的压力点发挥作用（此处摩擦可能是一个问题）。纤维软骨还能作为透明软骨和其他结缔组织之间的填充物，并且存在于关节、韧带和肌腱附近，以及椎间盘内。

弹性软骨，顾名思义，具有极强的柔韧性。它的基质含有胶原蛋白和弹性纤维。由于弹性纤维的比例更高，弹性软骨的基质颜色与透明软骨或纤维软骨相比更加泛黄。弹性软骨存在于外耳、鼻和部分呼吸系统中。

解剖学参照和术语

尽管认识并理解人体的结构细节至关重要，但与该领域的其他人交流这方面知识也同样重要。为了促进沟通交流，不同学科都会共享一组或一套术语（命名法）。解剖命名法采用术语来识别和描述身体部位、身体姿势、运动平面、旋转轴、关节位置和运动。这些术语使得我们能够具体指明身体或它的任何部分在某一时刻的位置，并且描述关节运动。这种常见的命名法可以让人体运动学以及相关领域内的专家们有效地进行交流。然而，需要注意的是，针对所有的解剖学术语及其应用并没有达成普遍的共识。我们鼓励大家灵活地看待命名法中的偶然出现的差异。

体位和身体平面

标准的身体参照姿势称作解剖学姿势（参见图 1.6）。身体直立，同时头部正对前方、手臂笔直下垂、掌心朝前。虽然解剖学姿势可能并不是人们在日常生活中经常会摆出的一个体位，但它还是会为我们提供一个合适的参照点。处于该体位时我们就称所有的关节都处于中立位。关节位置或者关节运动的范围都以这些参照位置为起点进行测量。

处在解剖学姿势时，人体可以人为地划分为三个垂直的平面，如图 1.7 所示。按这种方式划分有助于描述身体及其各部分的运动。三个主平面分别是矢状面（也称正中面）、冠状面（也称额状面）和水平面。每一个平面都与其他另外两个平面垂直。平行于给定平面产生的运动由该平面作为其运动平面。

矢状面通常会将身体分为左右两个部分。如果一个特殊的矢状面沿着身体中线放置，将身体分成了两半，则该矢状面称为正中矢状面或正中面。任何从中线向一侧或者另一侧偏移的矢状面称为侧矢状面。如果平行于正中矢状面做运动，那么就说身体运动发生在矢状面内。例如，躯干向前屈曲（参见图 1.8）以及肘关节屈

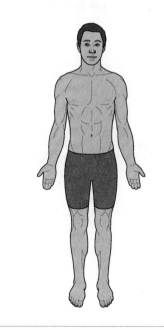

图 1.6 解剖学姿势

曲（解剖学姿势）均发生在矢状面内。冠状面将身体划分为前后两个部分。远离中线摆动手臂，向一侧或者另一侧倾斜身体以及开合跳都发生在冠状面内。第三个主平面，即水平面，将身体分成了上下两个部分。旋转运动（比如左右扭头）发生在水平面内。

尽管定义三个主平面并在这些平面内描述运动很有帮助，但是许多人体运动并不是发生在一个平面内，而是发生在两个或者更多平面内。对这些更为复杂运动的描述通常会有难度。如果我们的运动被限制在了单一的平面内，那么它们看起来就会呆板和不自然。我们将平面的描述以及运动的分析作为一个出发点，并不意味着这种方案能够描述所有的运动。

方向术语和旋转轴

解剖学方向术语描述身体表面、平面或节段的相对位置、定位或方向。常见的术语总结在了表 1.3 中。这些术语通常会成对出现（例如，前面和后面），并且二者意思往往相反。

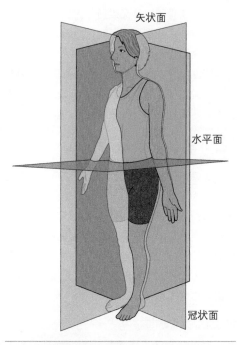

图 1.7 身体的主要平面

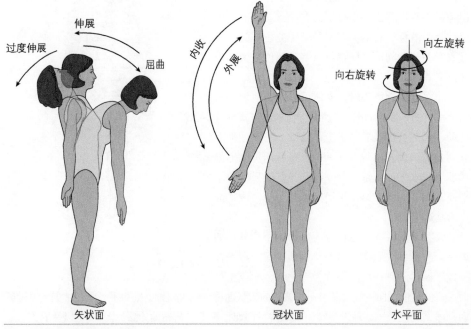

图 1.8 人体在各主平面内的运动

　　身体节段的旋转或有角度的运动都围绕特定的旋转轴产生。旋转轴是一根假想的线，旋转围绕着这根直线发生。旋转轴通常与运动平面垂直（即呈直角）。例如，手臂抬离（旋转）身体中线的动作发生在冠状面内。旋转轴是一根穿过关节中心的直线，沿前后方向垂直于冠状面。有关关节特有运动的旋转轴详见第 3 章。

表1.3　解剖学方向术语

术语	描述
前侧（腹侧）	在前方或朝向前方
前下方	在前方偏下
侧前方	在前方，并偏向一侧（通常是外侧）
前内侧	在前方，并且朝向内侧或中线
前上方	在前方偏上
双侧	在两侧
对侧	在相对的侧面
深层	远离身体表面
远端	远离中轴骨骼（躯干）
下侧（尾侧）	朝向双脚或地面，或者相对低于其他结构
同侧	在相同的一侧
外侧	远离身体或结构的中线，或者远离正中矢状面
内侧	朝向身体或结构的中线，或者靠近正中矢状面
后下方	在后方偏下，或者在后部偏下
后侧（背侧）	后方，在后部，或者朝向尾部
侧后方	在后方，并偏向一侧（通常是外侧）
后内侧	在后方，并且朝向内侧或中线
后上方	在后方偏上
俯卧	身体趴在地上，脸朝地面
近端	靠近中轴骨骼（躯干）
浅层	朝向或者靠近身体表面
上侧（头侧）	朝向头部，或者相对高于其他结构
仰卧	脸朝上平躺在地上
单侧	在一侧

人体运动的研究

人体运动的研究需要以多学科的视角来考虑解剖、力学、生理、心理、环境、社会和文化因素。各个领域的研究成果都为人体运动的复杂性提供了独特的见解。因此，只有结合所有这些领域的信息，我们才能够实现对人体运动的全面理解和赏析。

如前所述，解剖学研究的是人体结构以及不同的结构组成部分在功能上是如何相互关联的。生物力学研究的是运动的力学方面，并且探讨了力、时间和距离的作用。生理学解决的是身体各部分和系统的功能，而在我们当前的背景下，研究的重点是运动的启动和控制。尽管本书的讨论大部分都专注于这三个研究领域，但是运动在很大程度上还会受到心理、环境、社会和文化变量的影响。

心理学研究的是心理和行为。心理因素，比如感知和动机，在我们的运动方式中发挥着重要的作用。例如，在激烈竞争中努力拼搏的运动员能够以一种在动机不强的状态下不可能出现的方式运动。

人体运动不会孤立地出现，而是不可避免地会受到环境因素的影响。这些外界因素包括天气、表面特征、服装和器材。例如，对于正艰难穿过沙漠的人，其行走方式就显著不同于在隆冬小心地在结冰人行道上行走的人。

社会学研究的是社会制度和社会关系。社会关系在运动中发挥着至关重要的作用，比如在团队设置中，某人的表现能够通过与队友及对手的相互作用而得以提高或受限的情况。运动同样会受到各种文化规范和传统的影响。

我们强调的是，每种研究人体运动的方式都可以提供重要的信息和见解，但是只有通过采用多学科的方法，我们才能够真正地理解运动。

总结评论

第1章的目的是建立一个解剖学和人体运动的概念框架和视角，这有利于增强我们对人体运动及其运作方式的理解。约翰·杰洛姆在其关于运动体育的生物物理动力学的专著中写道，"对我们自身分析得足够精细，最终我们只不过是电化学汤"（1990，p.43）。在某种意义上，杰洛姆是正确的，因为我们都是化合物的复杂复合体。但是在很多方面，我们远不止是"汤"。我们的身体由无数的分子组成，这些分子按层级排列形成了细胞、组织和器官。器官聚集在器官系统中，而器官系统共同组成了人类有机体。所有身体系统的综合功能使得我们能够完成大量对生命至关重要的任务，尤其是运动能力。

在后续章节中，你们将有机会超出原有细节记忆，并增加对人体（其在复杂性、差异性、个别性和适应性上都无与伦比）这一最奇妙杰作的理解和赏析。同样要记住，尽管如此，人体却在结构和功能上都并不是完美的，并且会受到能够限制运动熟练度的因素的影响。

推荐读物

Behnke, R.S. (2012). *Kinetic anatomy* (3rd ed.). Champaign, IL: Human Kinetics.

Cappozzo, R., Marchetti, M., & Tosi, V. (1992). *Biolocomotion: A cetury of research using moving pictures.* Rome: Promograph.

Cech, D.J., & Martin, S. (2011). *Functional movement development across the life span* (3rd ed.). St. Louis: Elsevier Saunders.

Floyd, R.T. (2018). *Manual of structural kinesiology* (20th ed.). New York: McGraw-Hill.

Hale, R.B., & Coyle, T. (1988). *Albinus on anatomy.* Mineola, NY: Dover.

Hale, R.B., & Coyle, T. (2000). *Anatomy lessons from the great masters.* New York: Watson-Guptill.

Jenkins, D.B. (2008). *Hollinshead's functional anatomy of the limbs and back* (9th ed.). Philadelphia:Saunders.

Keele, K.D. (1983). *Leonardo da Vinci's elements of the science of man.* New York: Academic Press.

MacKinnon, P., & Morris, J. (1994). *Oxford textbook of functional anatomy* (Vol. 1, rev. ed.). Oxford:Oxford University Press.

Martini, F.H., Timmons, R.J., & McKinley, M.P. (2014). *Human anatomy* (8th ed.). New York: Pearson.

O'Malley, C.D., & Saunders, J.B. de C.M. (1997). *Leonardo da Vinci on the human body.* Avenel, NJ:Wings Books.

Saunders, J.B. de C.M., & O'Malley, C.D. (1973). *The illustrations from the works of Andreas Vesalius of Brussels.* Mineola, NY: Dover.

Thelen, E., & Smith, L.B. (2000). Dynamic systems theories. In W. Damon (Ed.), *Handbook of child psychology* (5th ed., pp. 563-634). New York: Wiley.

Trew, M., & Everett, T. (2001). *Human movement: An introductory text* (4th ed.). Edinburgh: Churchill Livingstone.

第 2 章　骨科学和骨骼系统

目标

学完本章之后，你将能够完成以下事项。

- ▶ 描述骨骼系统的功能。
- ▶ 了解并描述骨细胞的功能。
- ▶ 解释骨骼的宏观和微观结构。
- ▶ 描述骨骼系统的结构，包括下肢、上肢和躯干的骨骼。
- ▶ 解释骨塑建、生长和发育过程中涉及的事件。
- ▶ 解释骨重建的过程。
- ▶ 解释骨骼健康涉及的主要因素，包括锻炼、饮食和年龄增长。

鉴于骨骼系统在支撑、保护自身以及允许我们运动等方面的重要性，骨骼的形象往往与恐惧和死亡联系在一起，这既好笑又不幸。从万圣节期间到处可见的骷髅，到好莱坞电影中散落在沙漠中的骷髅的荒凉画面，骨经常被用来营造出一种死气沉沉和恐怖可怕的氛围。实际上，骨骼是形式与功能优雅融合并拥有多种用途的动态器官。

骨骼系统的功能

骨骼系统在日常生活必需的力学和生理功能中发挥着不可或缺的作用。力学方面，骨骼会为身体提供结构支撑，充当允许身体节段和关节运动的杠杆系统，并且是保护身体其他系统的器官。骨骼系统的骨还可以作为矿物质的储藏库，并且包含负责生成血细胞的组织。这五项功能，尽管各不相同，但是都在让人全面理解骨骼系统对人体运动的促进方式中发挥着关键的作用。

- **结构支撑** 骨骼系统由206块骨头组成，这些骨头共同组成了一个支撑框架，并且塑造出了身体形状（参见图2.1）。该框架通过有限的变形来承受外界所施加的力，支撑器官和软组织，并为许多肌肉提供附着点。要是没有骨骼，我们在结构上就像有智慧的水母。骨骼也赋予身体以形状。例如，颅骨决定了头部的形状。骨骼的尺寸和形状通常与它们发挥的功能有关。例如，女性的骨盆要比男性更宽，便于在分娩期间让新生儿通过。类似地，小腿的长骨（胫骨）的形状像一根柱子，用以支撑身体重量。

- **运动** 骨骼发挥机械杠杆的功能。当肌肉（通过肌腱附着）拉拽骨骼时，它们会改变力的大小和方向，并且引起关节（例如，肘关节和膝关节）的旋转效果。接着关节会绕着一根称作旋转轴的假想线旋转。关节的运动范围囊括从小提琴家手指的微妙运动到复杂的多关节运动，比如在垂直跳过程中，髋、膝和踝的同时伸展会强有力地向上推送身体。

- **保护** 骨骼的硬度使其成了保护体内其他脆弱器官的理想材料。例如，颅骨会保护大脑和眼睛，脊椎保护脊髓，肋骨保护心脏、肺和其他内脏器官，而骨盆则会防护泌尿和生殖系统的器官。要是没有骨骼系统提供的保护，人体明显会更加易于受伤。

- **矿物库** 骨中的钙盐为人体提供了重要的矿物质储备，用于维持体液中钙和磷离子的正常浓度。身体约含有1～2千克的钙元素，其中98%以磷酸钙晶体的形式存在于骨骼中。剩余少量的钙元素分布在全身上下，对肌肉收缩和神经传导血细胞生成等生理过程至关重要。

- **生成血细胞** 骨骼中的空腔和空隙会容纳一种称作骨髓的疏松性结缔组织。两种类型的骨髓分别根据它们的颜色命名。黄骨髓包含大量的脂肪细胞（脂细胞），这些细胞造就了其颜色特征。它通常存在于长骨干的骨髓腔内，并且提供一个能量的储备源。红骨髓由红细胞、白细胞和血小板，以及生成它们的前体细胞或干细胞混合而成。干细胞在所谓的造血过程中生成血细胞。生成血细胞的重要部位包括股骨、肱骨、胸骨、肋骨以及椎骨的近端。

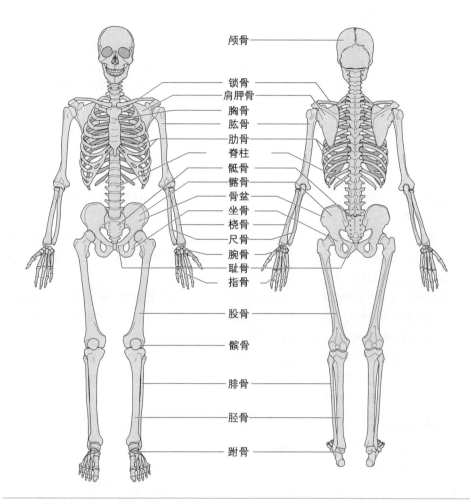

图 2.1 人体骨骼系统的前视图和后视图

| 颅骨 |
| 锁骨 |
| 肩胛骨 |
| 胸骨 |
| 肱骨 |
| 肋骨 |
| 脊柱 |
| 骶骨 |
| 髂骨 |
| 骨盆 |
| 坐骨 |
| 桡骨 |
| 尺骨 |
| 腕骨 |
| 耻骨 |
| 指骨 |
| 股骨 |
| 髌骨 |
| 腓骨 |
| 胫骨 |
| 跗骨 |

概念应用

比钢铁更结实?

　　骨骼比钢铁更结实吗? 简单来讲, 答案是肯定的。在相同重量的前提下, 骨比钢结实五倍。但这并不能说明全部情况。相对而言, 在抵抗压力 (即推挤在一块) 的时候, 骨骼通常要比钢铁结实。如果是抵抗拉力 (即被拉开) 或者扭转力 (即转动), 答案就会更加复杂。此外, 力量施加的速率 (即快慢) 也发挥着重要的作用。虽然如此, 人体骨骼是大自然的奇迹, 它结实到足以抵抗大部分力, 但是又轻到足以让我们自由地运动。

骨骼组织学和组成

与所有的组织一样，骨骼也具有细胞成分和非细胞（细胞外）成分。在细胞水平，异化的骨细胞产生新骨，并检测和维持周围的基质。由矿物盐晶体和胶原纤维组成的细胞外成分或基质会让骨骼具有刚度和强度。因为骨骼是我们活动的杠杆，健康的骨骼对于有效的运动是必不可少的。骨健康依赖于骨细胞及其周围基质的作用。

骨细胞

骨骼的细胞部分由四类细胞组成，即骨原（间充质）细胞、成骨细胞、骨细胞和破骨细胞。骨原细胞的数量相对较少，是未分化的间充质细胞，具有产生子细胞的能力，可分化为成骨细胞。间充质细胞分化为成骨细胞需要 2 ~ 3 天的时间，该过程似乎由施加在组织上的机械应力触发。

生成的成骨细胞是可以描述为"生产者"或"形成者"的单核（单个细胞核）细胞，因为它们会生成细胞外基质的有机成分（类骨质）。在发挥该功能的过程中，成骨细胞负责提供形成新骨所需的原料。

随着成骨细胞的发育成熟，它会变得越来越小，并且新陈代谢越来越不活跃，最终被钙化的类骨质包覆在称作骨陷窝的小囊里面。成骨细胞的作用从形成新骨骼变为监控和维持骨基质。这些较小的成熟细胞此时称作骨细胞。

破骨细胞是较大的多核细胞，由源于红骨髓的单核细胞融合而成。破骨细胞被称为"吸收细胞"，因为它们的主要作用是再吸收或分解骨骼。这些细胞会生成并释放出能够去除骨骼中矿物质的酸以及能够溶解基质中胶原纤维的酶。

骨基质和骨结构

细胞外基质由水、磷酸钙（羟基磷灰石）晶体 $[Ca_5(PO_4)_3(OH)$ 或 $Ca_{10}(PO_4)_6(OH)_2]$、胶原蛋白以及少量的基质组成。这些成分可以分为有机部分和无机部分。有机成分（胶原蛋白和基质）主要由成骨细胞生成，而骨细胞发挥作用的程度要小得多。胶原纤维大约占骨骼干重的 30%，且具有对抗张力、抗弯曲和抗扭转的作用。

关于骨的结构我们可以在几个不同的层面上加以考虑。人体骨骼的形状和大小不一，根据它们的形状，可有如下分类（参见图 2.2）。

- 长骨，比如股骨。
- 短骨，比如腕骨。
- 扁平骨，比如胸骨和胸骨柄。
- 不规则骨，比如椎骨。
- 籽骨，比如髌骨。

另一种骨骼分类的依据是骨缝，常见于颅骨。骨骼形状在决定特定关节容许的运动量方面发挥着至关重要的作用，详见下一章节。

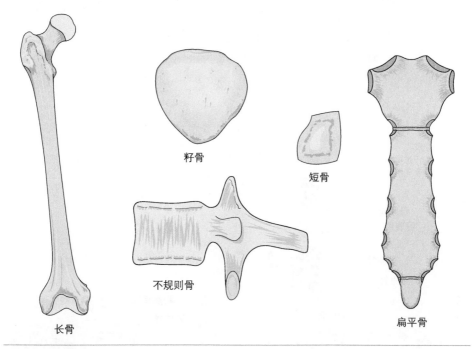

籽骨

短骨

不规则骨

长骨

扁平骨

图 2.2 骨骼形状

　　根据骨密度及其成分的结构排列，我们对骨骼的整体结构进行考察并揭示出了两类骨骼。在微观层面上，这两种骨骼类型会显示出截然不同的结构特征。

宏观骨骼结构

　　长骨的横截面（参见图 2.3）显示出了两类骨骼，它们的区别在于组织的孔隙度。孔隙度由骨骼中软组织的量来度量。几乎不包含软组织的骨骼具有较低的孔隙度，而含有较多软组织的骨骼具有较高的孔隙度。从骨密度（即孔隙度的反面，密度由单位体积内的羟磷灰石晶体量来度量）的观点来看，高密度的骨骼具有较低的孔隙度；反之，低密度的骨骼具有较高的孔隙度。理论上，骨骼孔隙度可以在 0 ~ 100% 的连续区间内发生变化。然而，实际上骨的孔隙率通常两极化。

　　低孔隙度（5% ~ 10%）的骨骼称为密质（也作皮质）骨。密质骨存在于长骨的骨干中，并且组成了所有骨骼的坚固外层（皮质）。该保护性的外部骨表层有时候描述为表壳。表壳又被一种称为骨膜的胶原纤维覆盖，除关节表面外，骨膜会覆盖整个骨骼；关节表面由薄薄（1 ~ 3 毫米）的透明软骨保护层覆盖，根据其所处的位置，该软骨被称作关节软骨。

　　高孔隙度（75% ~ 95%）的骨骼称为松质（也作小梁或疏质）骨。松质骨存在于椎骨、扁平骨以及长骨骨骺的表壳之下。松质骨的骨基质由称作骨小梁的片状骨组织构成。红骨髓填满了骨小梁之间的空隙。

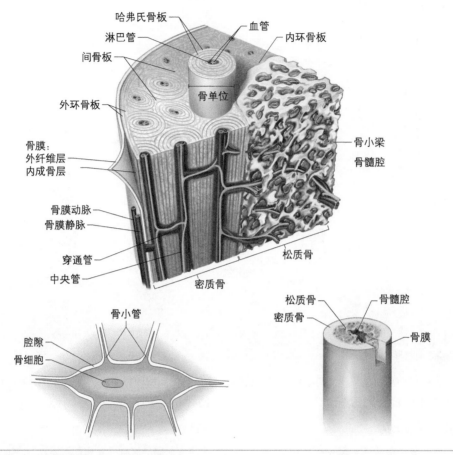

哈弗氏骨板
血管
淋巴管
内环骨板
间骨板
骨单位
外环骨板
骨小梁
骨髓腔
骨膜：
外纤维层
内成骨层
骨膜动脉
骨膜静脉
穿通管
中央管
松质骨
密质骨
骨小管
腔隙
骨细胞
松质骨
密质骨
骨髓腔
骨膜

图 2.3 长骨横截面构造

注意，松质骨和密质骨含有相同的细胞和细胞外成分；区别在于不同的构造和密度，而非组成材料。

微观骨骼构造

当用肉眼观察时，密质骨看起来是一种固态、致密的骨骼。然而，显微评估揭示出了一种具有各种连通管的复杂结构（参见图 2.3）。密质骨的基本构造单元是骨单位（也称哈弗氏系统）。每个骨单位由绕着中央管排列的骨骼同心层（圆环）组成，中央管会容纳血管。骨单位的环状骨板称作哈弗氏骨板，其排列方式类似于围绕靶心的圆环，或者树木横截面上的年轮。更大的骨环称作环骨板，其组成了骨骼表面的内外边界（参见图 2.4）。

中央管中的毛细血管从横穿相邻骨元之间的穿通管（沃氏管）中获得血液供应。这些连通管还连接骨单位，并且促进内部骨单位的营养供应和交流，同时会向骨骼外表面上的骨膜供应血液。

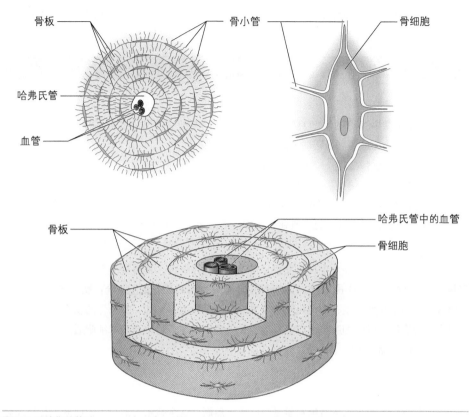

图 2.4 骨单位的构造

　　相较于密质骨，松质骨在条理上要差很多。乍看之下，它似乎是随机排列的。松质骨几乎没有骨单位。然而，松质骨骨板（骨小梁）的排列方式绝不是随机发生的。骨小梁的定向方式使它能够承受施加在骨上的一定的力。

骨塑建、生长和发育

　　塑建指的是新骨的形成（增加）。骨塑建开始于人出生之前。当来自胚胎胚层中的间叶细胞浓缩和分化为成骨细胞时，骨骼发育就开始了。在某些骨（例如，颅骨和面部骨骼，以及部分肋骨、锁骨和下颌骨）中，细胞浓缩组成了纤维基质，该基质在一个称作膜内骨化的过程中直接骨化。

　　在大多数四肢和中轴骨中，间叶细胞浓缩形成了骨骼的软骨模型（原基），而不是直接进行钙化和骨化。由透明软骨构成的原基接着会经历一个叫作软骨骨化的过程。从原基中间一个称作初级骨化中心的位置开始，透明软骨会经历一系列的变化，并且最终被骨替换。这一替换过程从骨骼的中间向骨骼的端部（骨骺）进行。随后，骨骺内会发生类似的变化，透明软骨会在称作次级骨化中心的位置被骨材料替换。在骨干和骨骺的骨区域之间剩余的软骨被称为生长板。生长板最终会在骨区域融合到一起的过程中消失，这一事件称为闭合。此时，骨骼完成了纵向生长（即骨骼将不会再变长）。一旦所有的长骨都实现了闭合，人就不会再长高了。

概念应用

世界最矮和最高

与第 1 章中讨论的解剖差异性概念相一致，人类的体型也各式各样。下面是有史以来已确认的最高和最矮的人。

最高的女性曾金莲（中国）：2.48 米

最高的男性罗伯特·瓦德罗（美国）：2.72 米

最矮的女性鲍琳·马斯特斯（荷兰）：0.58 米

最矮的男性钱德拉·巴哈杜尔·唐吉（尼泊尔）：0.55 米

然而，骨骼并没有停止生长和发育。塑建过程仍在继续，其特征是在任何骨表面上连续沉积骨，从而在骨中产生净增长。在塑建期间，成骨细胞和破骨细胞不会活跃于相同的表面；再吸收沿着一个表面发生，而沉积则沿着另一个表面发生。例如，在长骨的发育过程中，甚至是在闭合之后，成骨细胞继续向骨外膜（外）表面增加骨骼，而破骨细胞通过吸收骨内膜（内）表面的骨骼来扩大中央管。

骨骼系统架构

骨骼系统中一般公认的骨骼数量是 206 块。然而，这个数量可能会因人而异。有些人会缺少某些骨骼，而有些人却具有额外的骨骼（例如，为了减小肌腱穿过骨突处的摩擦，在肌腱内发育出的小籽骨）。206 块骨骼被分成了两个子系统或分支：中轴骨和附肢骨（参见表2.1）。中轴骨骼（颅骨、脊柱和胸廓）的主要目的是保护和支撑内脏，并提供肌肉附着的位置。相比之下，附肢骨由骨和上下肢的支撑结构组成，并且与日常生活的运动有关（例如，走路和提东西）。

我们的每块骨骼都有与其功能相匹配的独特形状、尺寸和物理特征。这里我们重点强调脊柱、胸廓、肩带、上肢、骨盆带和下肢，因为这些是支撑我们，并允许我们四处运动，以及与周围环境相作用的骨骼。

躯干：脊柱、脊椎弯曲和胸廓

脊柱（或脊椎）由跨度为从颅骨底部向下至骨盆的 26 块骨骼（椎骨）组成（参见图 2.5）。脊椎被划分成了五个区域：颈部（7 块椎骨）、胸部（12 块椎骨）、腰部（5 块椎骨）、骶骨和尾骨。骶骨是在发育期间由 5 块骶椎融合成一块的单独的骨骼。尾骨（通常）由 4 块椎骨融合而成。

表2.1　成年人骨骼系统包含的骨骼

骨骼分支	结构	骨骼数量
中轴骨	头骨 颅骨 面骨	8 14
	舌骨	1
	听小骨	6
	椎骨	26
	胸腔 胸骨 肋骨	1 24
		小计=80
附肢骨	胸（肩）带 锁骨 肩胛骨	2 2
	上肢 肱骨 尺骨 桡骨 腕骨 掌骨 指骨	2 2 2 16 10 28
	骨盆带 髋骨	2
	下肢 股骨 腓骨 胫骨 髌骨 跗骨 跖骨 趾骨	2 2 2 2 14 10 28
		小计=126
		总计=206

　　每块椎骨都由简化符号进行标识,简化符号指明了脊椎区域以及椎骨在该区域内的编号。每个区域最上面的椎骨编号为 1。例如，颈部最上面的椎骨标记为 C1。C1 下面是 C2，依此类推直到 C7。类似地，胸椎编号为 T1 到 T12，而腰椎则指定为 L1 到 L5。融合骶骨的上表面被看作是 S1。

　　大多数椎骨都具有一个通用的结构方案，包括一个位于前部的椎体、一个向后延伸的椎弓（也称作神经弓），以及从椎骨投射出并充当肌肉及韧带的附着位置或者作为与相邻椎骨或肋骨连接点的各种突起（参见图 2.6）。椎体（从上面看）通常是椭圆形的，并且相对较厚。它的主要功能之一是承受和传递施加在脊椎上的压缩力。从头部向下，每块相继的椎体必须要承担越来越多的重量，因此椎体会越来越厚越来越结实。

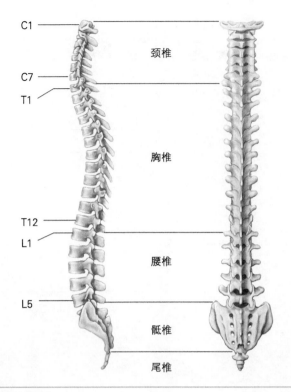

C1

C7
T1

T12
L1

L5

颈椎

胸椎

腰椎

骶椎

尾椎

图 2.5 脊椎的侧视图和后视图

　　椎骨还与躯干和脊椎的运动密不可分。每块椎骨都相对于其相邻椎骨做运动；这些运动的总和决定了脊椎的整体运动。

　　不同区域椎体小关节的定向各不相同。在颈椎处，关节突在水平面的上方约45度处倾斜，并与正平面平行。胸椎区域的小关节在水平面上方约60度处倾斜，在额状平面后方偏离20度。在腰部，关节突在水平面上方约90度处倾斜，在额状平面后方偏离45度。这些关节突方向的区域变化在决定每个区域相邻椎体之间的运动潜力方面发挥着至关重要的作用。

　　当从前面或后面观察时，正常的脊柱是直的。然而从侧面看，脊柱有其特有的生理弯曲（参见图2.5）。胚胎时存在单一的前凹弯曲。出生3个月后，当婴儿开始仰头时，颈部会出现后凹弯曲。类似地，当婴儿开始行走时，腰部会出现弯曲。胸部和骶部保留其原有的曲度，因此称为原发性弯曲。由于发育得较晚，颈部和腰部的反向弯曲称作继发性弯曲。脊柱弯曲发挥着重要的机械功能，包括平衡、减震和促进运动。

　　胸骨和肋骨组成了胸腔（胸廓，参见图2.7）的骨架部分。胸骨是一块位于中间的扁平骨，由三部分组成（胸骨柄、胸骨体和剑突）。胸骨柄和胸骨体连接在一起形成胸骨角。

　　胸骨柄还与锁骨以及第一、第二肋骨的近端相连接。2~10号肋骨直接或者间接地连接在胸骨体上，同时2号肋骨还连接在胸骨柄上。

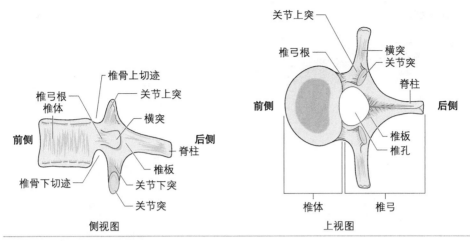

图 2.6 典型椎骨的侧视图和上视图

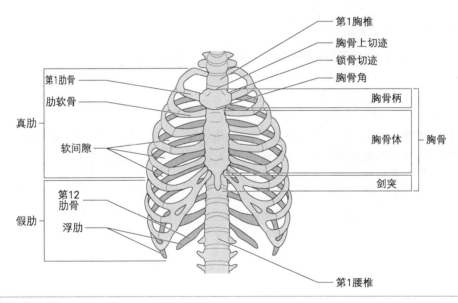

图 2.7 胸腔骨骼

　　胸廓包括 12 对肋骨，它们包围和保护着重要的内脏，比如心脏和肺。前 7 对肋骨直接连接到胸骨柄或胸骨体上，因此被称为真肋。接下来的 3 对通过肋软骨间接连接到胸骨上，即 8~10 号肋骨的软骨与 7 号肋骨的软骨融合，融合后再与胸骨相连。剩余的两对肋骨（11~12号）与胸骨没有丝毫连接，因此被称为浮肋。由于这类肋骨缺少与胸骨的直接连接，它们被称为假肋。

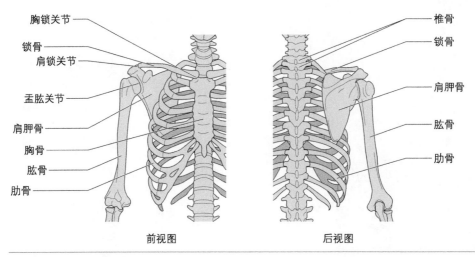

前视图　　　　　　　　　后视图

图2.8 胸带的前视图和后视图

上半身：肩带和上肢

　　胸带或肩带由锁骨和肩胛骨组成（参见图2.8）。这两块骨头以协调的方式运作来促进肩带和手臂复杂且必要的运动。肩带最重要的关节是盂肱（肩）关节，上臂骨（肱骨）的头部在此处与肩胛骨连接在一起。盂肱关节的三维性质使得各种活动（如抛掷和升举）拥有超常的运动范围。

　　上肢（参见图2.9）都由肱部或上臂（有时就称为手臂）上的一根骨头（肱骨）和前臂上的两根骨头（桡骨和尺骨）组成。手腕和手部含有27块骨头，包括8块腕骨、5块掌骨和14块指骨（参见图2.10）。上肢骨以及相关的关节使得大范围的（整体）运动（比如推、拉和抛）以及小范围（精细）运动（比如书写、抓和握）成为可能。

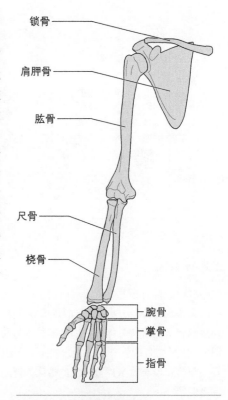

图2.9 上肢的骨骼（前视图）

下半身：骨盆带、下肢和足弓

　　骨盆带将附肢骨的肢体连接到中轴骨骼上，这一点与肩带类似。然而，这两种带骨之间存在明显的差异。由于在负重和运动中发挥的作用不同，骨盆带在体积上和重量上要远远大于和重于肩带，就像下肢的骨骼要比上肢对应的骨骼更大更结实一样。骨盆带、骶骨和尾骨共同组成了骨盆（参见图 2.11）。

　　下肢（参见图 2.12）由一根位于大腿上的骨头（股骨）和两根小腿上的骨头（胫骨和腓骨）组成。足部有 26 块骨头，包括 7 块跗骨、5 块跖骨和 14 块趾骨（参见图 2.13）。

　　足部的骨骼排列形成了两个主要的弓形结构：从跟骨纵贯到跖骨

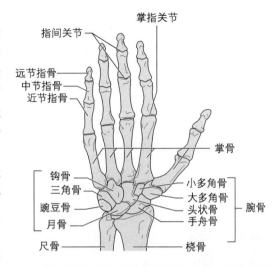

图 2.10 手腕、手掌和手指的骨骼

远端的纵弓和从脚部一侧延伸到另一侧的横弓（参见图 2.14）。纵弓被分成了包括跟骨、距骨、足舟骨、三块楔骨和三块最内侧跖骨在内的内侧部分。外侧部分要更加扁平，并且在支撑期间与地面相接触。横弓由骰骨、楔骨和跖骨底组成。

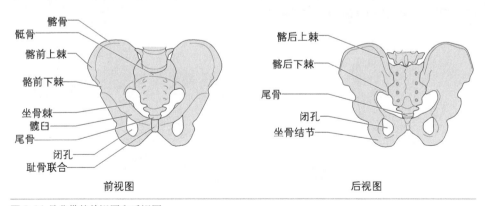

图 2.11 骨盆带的前视图和后视图

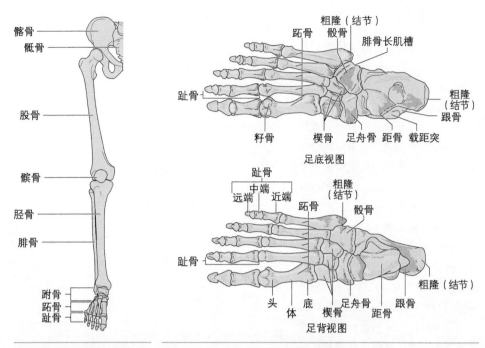

图 2.12 下肢的骨骼（前视图）　　图 2.13 足的骨骼（足底视图和足背视图）

在负重活动期间（例如，行走、跑步和跳跃），足弓下压以吸收和分散载荷。若干种韧带在力的分散过程中发挥辅助作用，包括跟舟足底韧带（弹性韧带）、短足底韧带和长足底韧带。足弓完整性及其吸收负荷的能力由足骨之间的紧密连接、足部肌肉的活动、足底韧带的强度以及足底筋膜（跖腱膜）共同维持。

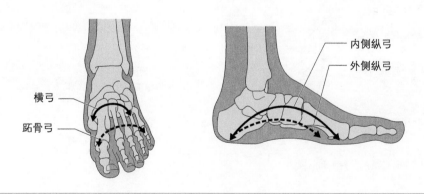

图 2.14 足弓

骨骼的适应性

骨不幸以无活力、无生命的结构著称。然而事实远非如此。骨骼是一种极为动态的组织，这种组织可以适应多重内部因素（例如，激素水平和钙浓度）和外部因素（例如，力学负载）。适应性是对生物体或其部分的一种调整，使其更适合在当前环境下生存。该定义简单叙述了骨骼适应性的特征，以及它是如何满足活动水平和环境变化的需求的。

重建指的是现有骨骼的再吸收和替换。有确凿的证据表明，骨的重建实际上是由骨的微损伤诱发的。在重建过程中，成骨细胞和破骨细胞的动作紧密耦合，并且骨骼的整体效果由这些细胞的净活动决定。如果成骨细胞的活动超越了破骨细胞的活动，就会导致骨量的净增长。相反，如果破骨细胞的活动占主要地位，骨量就会减少。该重建过程对于维持负重运动（比如，行走、跑步和跳跃）期间支撑身体所需的骨骼强度至关重要。

骨骼健康

骨骼健康会受到许多遗传、环境、营养、激素和力学等因素的影响。这些因素间复杂的相互作用最终会决定骨组织的生理和生物力学完整性。20 世纪中叶以前的研究重点强调的是骨骼的生理功能。在最近的几十年内，对骨骼功能和适应性的探索已经扩展至包括科学研究和临床应用等其他领域。尽管我们已经了解了大量关于骨骼健康要素的知识，但是许多领域仍是未解之谜。有一件事并不神秘，那就是骨骼需要经受外力才能保持健康。涉及负重的人体运动对于骨骼健康的维持至关重要。例如，诸如跑步和跳跃这类活动会让下肢骨骼受到较大的压力。这些力会刺激重建过程，并强化骨骼。

概念应用

沃尔夫定律

骨骼的这种让其结构适应所加负荷的能力就是广为人知的沃尔夫定律的内容。尽管尤利乌斯·沃尔夫（一位 19 世纪的外科医生）因为该理念而为人所称赞，但是他却并不是首位观察骨骼适应能力的人，也没有定义大多数目前与其定律相关的概念，并且他的有些观察结果是错误的。尽管如此，沃尔夫确实认识到了骨骼的适应能力，他的名字也与骨骼的适应性变得密不可分。凯斯（1918）引述了沃尔夫的话如下：

> 骨骼形式和功能上的每一个变化，都会带来它们内部构造上的某些确定的改变，并且它们的外部形态同样会有确定的继发改变，这些变化和改变都符合数学定律（Martin et al.,215,p. 275）。

19 世纪提出的目前已融入沃尔夫定律的概念有：骨骼强度相对于骨骼重量的优化、骨小梁与主应力线的对齐方式，以及骨骼结构通过细胞对应力学刺激的方式来进行自我调节。

锻炼

毫无疑问，锻炼和体育活动会促进骨骼的重建。这种现象的具体过程极其复杂，并且涉及多个变量的相互作用，包括锻炼类型和强度、骨骼成熟度、骨骼类型、解剖学上的位置和激素水平。

体育活动与骨量之间的主要关系可以总结如下（Whiting & Zernicke，2008）。

1. 正在生长的骨骼通过皮质骨和骨小梁的沉积来响应中低强度的锻炼。

2. 当超过了某些活动阈值时，骨骼会通过抑制正常的塑建活动来做出负面的响应。

3. 中高强度的体育活动可以引起男性和绝经前女性骨骼矿物质含量的适度增加（1%～3%），绝经后的女性则会产生适度、特定部位骨量的增加。

4. 运动对骨骼健康的长期好处只有通过持续不断的锻炼才能得以维持。

5. 骨量的增加似乎取决于初始骨量（即，相较于骨量较低的人们，骨量非常低的人们可能会在锻炼中展现出更多的增益）。

与锻炼相关的骨骼变化通常特定于被影响到（即力学加载）的区域，并非是全身性的。例如，经常跑步的人预计腿部骨骼密度会增加，而手臂的骨骼密度则不会。垒球投手可能会在投掷手臂侧出现骨骼的适应，而另一只手臂则不会。

骨骼重建的动态性需要重点记忆，因为吸收－沉积循环的时机可能会让骨骼处在易于受伤的状态。如果在吸收和沉积之间的一段时间内施加了过多的负荷，损伤就有可能出现。因此强烈建议运动员们循序渐进地增加锻炼的强度。如果锻炼得太多、太快，他们最终可能出现骨折，进而只能待在场外成为旁观者。

过少的锻炼也会损坏骨骼。选择久坐不动的生活方式或者因疾病或损伤而卧床不起的人们很有可能会损失骨量和力量。骨骼在需要它的地方沉积，在不需要它的地方减少。因此，未经受来自体育活动（例如，走路或跑步）的定期力学负荷刺激的骨组织将会萎缩。净骨骼损失会弱化组织，并增加骨折的风险。

骨质流失风险非常高的群体是宇航员。可检测到的骨质流失只在太空中待了几天就能被测量出来，在太空中的长期驻留（即数周或数月）会显著地危害骨质（参见第41页中的"机制研究"）。太空中适量的锻炼可能会减少失重对宇航员骨骼系统的负面影响。

饮食

饮食对骨骼健康有着深远的影响。骨骼生长和重建主要依赖于塑造健康骨骼所需的营养素的种类和数量。身体正常的骨矿物质平衡通常由维生素 D、甲状旁腺激素和降钙素的协同作用来出色地加以调节。这些物质控制膳食中钙、骨矿物质的沉积和吸收，以及肾脏分泌和钙、磷的再吸收。充足的钙摄入至关重要，因为身体整天都在持续地代谢钙元素。钙元素的吸收受维生素 D、膳食蛋白、磷、纤维和脂肪的影响。

维生素 D 水平的不足可能会影响钙元素的吸收，并且导致骨骼的矿物质含量降低。与健康的骨骼相比，维生素 D 不足的骨骼更软，并且更加易于弯曲。维生素 D 不足的儿童可能会患上佝偻病，在这种病症影响下，他们更为柔软的骨骼在承受反复的外力作用之后变得弯曲了。这可能会导致 O 型腿畸形，因为骨骼不能承受行走力量的刚度。

充足的维生素 C 摄入同样对骨骼健康至关重要。这种维生素的摄入不足会导致名为坏血症的疾病。在这些病例中，维生素 C 的缺乏妨碍了胶原蛋白的合成。低胶原蛋白水平导致了骨骼的脆弱，因而患者易于发生骨折。

机制研究

宇航员的骨骼健康

有无数的调查研究探讨了短期和长期太空飞行对宇航员的生理影响。格里姆与同事们（2016）发表了一篇专门探讨微重力对人体骨骼的影响的研究综述。他们回顾了 180 多篇关于宇航员钙、钠和骨代谢变化的研究文章；骨质流失机制；用以模拟微重力对地球上骨骼影响的模型；以及用来在太空中抵抗微重力影响的对策。

在格里姆等人综述和报道的众多效应中，微重力导致骨矿化、骨吸收增加、骨形成减少，所有这些都可能导致最终的骨质疏松症。过去几十年，人们对各种用来最小化微重力负面影响的对策进行了测试。虽然有些对策没有效果，但是其他措施已显示出成效。例如，近期一种用于国际空间站的先进的阻力训练装置（ARED）被证实有利于宇航员的骨骼健康（Smith et al.，2012）。

完整的出处请查阅参考文献：

Grimm et al.，2016.

Smith et al.，2012.

膳食中的蛋白质水平会影响尿液中钙元素的处理方式。蛋白质不足已经被认定为是引起骨量降低的一个因素。过少的蛋白质会导致肠道对钙元素的吸收量降低，以及尿液中钙含量的升高。相反，过多的蛋白质饮食可能导致更大的肾钙流失和钙量的负平衡。

高水平的膳食脂肪和糖分会对肠道吸收钙元素产生负面的影响。因此，为了最健康的骨骼，推荐中低的脂肪和糖分摄入量。

衰老

伴随着衰老会出现许多生理、解剖和心理方面的变化。众多变化中，与骨骼相关的变化会影响骨组织的质量，进而影响我们有效运动的能力。在成长（从受精卵到大约 25 岁）期间，身体通常会增加其骨量，因为成骨细胞的活动远远超过了破骨细胞的作用。随着骨骼系统的生长和发育，骨骼开始出现净增长。在某个时刻（该时刻因人和具体的骨骼而异），我们会达到一生中最大的骨量水平；这被称为骨量峰值。骨量峰值水平受遗传、饮食、运动等多种因素的影响。

我们中年（25～50 岁）的特征是骨量处于相对恒定的水平或者略有降低；成骨细胞和破骨细胞在维持骨骼完整性方面处于协调一致的状态。随着我们步入晚年（50 岁以上），成骨细胞的活动会减少。这会导致净骨量流失，并降低骨骼强度。绝经后的女性骨流失的速度要快于男性，主要是因为雌激素（一种抑制破骨细胞活性的激素）的分泌减少。

骨骼健康的关键要素之一是在骨骼生长和发育的早期累积相当多的骨量。如果不可避免的骨量衰减从较高的峰值骨量开始，那么骨量最终达到骨折阈值附近的可能性就会大大降低。

我们做什么才能够在生长期内优化骨骼的矿物质获取呢？我们能做的事情有很多，包括终生坚持负重锻炼、参与各种剧烈的短时活动、通过抗阻力训练增加肌肉力量以及避免不活动和长时间的久坐不动。此外，骨骼健康还可以通过合适的营养、充足的休息、适量的饮酒和不抽烟得以增强。选择这些生活方式当然不仅仅惠及骨骼。通过饮食和锻炼的健康结合，所有的身体系统都会以最佳状态运作。

骨量减少和骨质疏松

轻度的骨量流失是机体衰老的正常现象。然而，过量的骨量流失会带来灾难性的后果。骨量减少指的是轻度的骨量流失。而更为严重的骨质流失被称作骨质疏松，这种情况下骨折风险会增大。骨质疏松患者的骨骼会出现过量的孔隙度，并伴随着会大大增加骨折风险的结构上的变化。松质骨似乎最容易出现骨质疏松。所有的骨骼在理论上都存在出现骨质疏松的风险，其中松质骨含量较高的骨骼（例如，椎骨和近端股骨）风险尤其高。

骨质疏松是一种疾病，其特征是骨骼中矿物质含量的减少以及骨骼结构的改变，因而增加了骨折的风险，骨质疏松主要发生在髋部、脊柱和腕关节的骨骼中。骨量的逐步衰减可能随着正常的衰老而不断进展，同时也可能由其他的疾病引起。许多人都察觉不到自身骨质疏松的存在，尤其在骨质疏松的早期。

作为正常衰老的一部分，男性和女性都会经历一些骨量流失，但是骨质疏松在绝经后的女性身上进展的速度要快得多。对于女性来说，骨量流失在绝经之后的 5 年内显著地增加，随后流失的速率减慢并趋于平缓。

绝经后的女性出现骨质疏松性骨折的风险最高，然而，其他人群出现骨质疏松的风险也并不低。例如，体脂低且以高强度训练的年轻女运动员通常会经历月经失调。它们可能没有或者有少量的月经周期（闭经）或者不规律的月经周期（月经不调），这造成她们的雌激素水平明显降低。这种雌激素水平的改变会导致骨骼成骨与破骨比率的不平衡，这种不平衡最终会导致骨质疏松。一项研究通过把出现闭经的精英运动员与月经功能正常的对照组人群进行对比，发现闭经运动员的脊柱骨骼矿物含量要比对照组低 25%（Marcus et al., 1985）。这些运动员（例如，跑步运动员和体操运动员）还要让身体承受过量的负荷，这种负荷会进一步压迫骨骼，并增加骨折的概率，这些情况让她们的既有问题变得复杂化。

老年人摔倒和发生骨折的风险尤其高。与摔倒事件相关的统计数据尤为触目惊心。例如，仅仅在美国每年就会发生 300000 多起髋关节骨折。鉴于这些伤病通常是会导致最终丧失行为能力、自理能力、甚至死亡等事件的诱因，这些数据尤为令人担忧。大多数与衰老相关的特征都会加大摔倒的风险。这些特征包括骨骼和肌肉强度的降低、心肺功能下降、视敏度受损、反应时间变长以及平衡性降低。与衰老效应相关的重要问题在第 7 章（姿势和平衡）中进行了更为详细的探讨。

鉴于人类的平均寿命越来越长，当前的人口结构老龄化越来越严重，同时人们在生活中愈发缺少运动，与骨质疏松相关的问题可能会发展成为重要的健康问题。

概念应用

与骨质疏松相关的骨折——世界性问题

人们已经针对骨质疏松的各个方面开展了数千项调查研究。国际骨质疏松基金会（IOF）对其中的 200 多项研究进行了概括总结。IOF 报道了众多因素，其中就包括下面一些：

- 骨质疏松每年在世界范围会引发近900万起骨折。
- 据估计，世界范围内有2亿女性受骨质疏松的影响。
- 世界范围内，超过50岁的人群中，3名女性中的1位、5名男性中的1位将会遭遇骨质疏松性骨折。
- 到2050年，与1990年的骨折率相比，世界范围内的男性和女性髋骨折率预计会分别增加310%和240%。
- 女性发生髋骨折的可能性大约是男性的3倍。
- 骨质疏松性骨折最常见的部位是髋部、手腕或前臂以及椎骨。

总结评论

骨骼系统在生存和有效的功能活动过程中发挥着重要的作用，包括结构支撑、保护、运动、血细胞生成和矿物质存储。健康的骨骼使得骨骼系统出色地实现这些功能。然而，不健康的骨骼会极大地影响我们执行日常生活中普通任务的能力。诸如饮食、激素、活动水平和遗传学等因素相互作用，使骨骼健康成了一个受多重因素影响的问题，而对这个问题我们当前只能给出部分答案。

推荐读物

Alexander, R.M. (2000). *Bones: The unity of form and function*. New York: Basic Books.

Benyus, J.M. (2002). *Biomimicry: Innovation inspired by nature*. New York: Harper Perennial.

Martin, R.B., Burr, D.B., Sharkey, N.A., & Fyhrie, D.P. (2015). *Skeletal tissue mechanics* (2nd ed.). New York: Springer.

Nordin, M., & Frankel, V.H. (2012). Biomechanics of bone. In M. Nordin & V.H. Frankel (Eds.), *Basic biomechanics of the musculoskeletal system* (4th ed., pp. 26-55). Philadelphia: Lippincott Williams & Wilkins.

第 3 章　关节解剖和功能

目标

学完本章之后，你将能够完成以下事项。

- ▶ 描述关节结构和分类。
- ▶ 根据结构和功能对滑膜关节进行分类。
- ▶ 解释关节稳定性和灵活性的概念。
- ▶ 描述运动平面和关节运动。
- ▶ 描述关节运动的类型。
- ▶ 识别髋部和骨盆、膝、踝和足的运动。
- ▶ 识别肩、肘、前臂、手腕和手的运动。
- ▶ 识别头部、颈部和脊柱的运动。
- ▶ 描述脊柱畸形（脊柱侧凸、脊柱后凸和脊柱前凸）。

我们的运动能力依赖于身体关节。本章会介绍有关普通关节结构和运动术语的相关信息，然后再详细地叙述运动涉及的主要关节。我们重点强调关节结构的功能方面，以便为读者提供全面鉴赏和理解后续章节中人体运动的复杂性所需的基础。

关节结构和分类

我们的运动天赋来源于肌肉骨骼的设计和功能优良的关节。每个关节的结构都与其功能完美地匹配。有些关节允许相当大范围的运动，即关节灵活性。其他关节是为了关节稳定性和强烈的运动阻力而生的。关节灵活性，即运动范围，由骨骼结构的一致性（例如，它们适应彼此的程度）和包绕关节的组织（关节周围组织）所提供的支撑量共同决定。例如，肱骨头与肩胛骨浅关节窝之间相对不良（不紧密）的匹配使得肩（盂肱）关节拥有较大的运动范围。相反，颅骨的缝联结由骨头互锁而成，差不多类似于拼板游戏的拼块紧紧组装在一起，因此是不能移动的。

关节可以按照多种方式进行分类。最常见的方式是，关节在结构上根据连接关节的组织（联结组织）类型进行分类。关节还可以在功能上按照自身允许的运动类型或程度进行分类。具体包括不允许运动的关节（不动关节）、运动受限的关节（微动关节）和自由运动的关节（可动关节）。从逻辑上来讲，中轴骨骼中不动关节和微动关节往往占主导地位，而附肢骨骼内通常是可动关节。

在结构上，根据支撑关节和连接骨骼的组织，以及关节在骨骼之间是否含有滑液腔，关节可分为三类。纤维关节不含有滑液腔，并且主要由胶原纤维组成的结缔组织加以约束。软骨关节也没有关节腔，但是由软骨充当联结组织。最常见且复杂的关节是滑膜关节，其显著特征在于有一个围绕和包覆关节的纤维关节囊。

纤维关节

纤维关节常见的特征包括缺少滑液关节腔，借纤维（胶原）组织来强化骨之间的连接。最常见的两种纤维关节类型是缝联结与韧带联结。纤维关节处允许的运动范围不尽相同，但是通常几乎没有什么明显的运动。

缝联结连接的是颅骨上的骨骼。这些互锁的骨骼由致密的纤维结缔组织加以约束，这些组织使得关节处于不能移动的状态（参见图3.1）。因此，缝联结在功能上可归类为不动关节。

韧带联结是由韧带、连接骨骼的胶原结构加以约束的关节。关节运动范围可能会受限，就像桡骨和尺骨之间的关

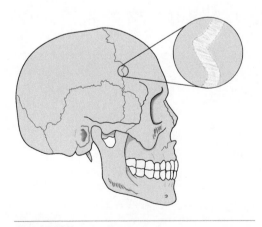

图3.1 缝联结

节，该关节由胶原骨间膜加以约束（参见图3.2）。胫腓关节在功能上属于微动关节。相比之下，前臂的桡骨和尺骨之间容许进行相当多的运动。这里，骨间膜中较长的纤维容许范围更大的骨骼偏移，因此桡骨关节在功能上可归类为可动关节（即，可自由地运动）。

软骨关节

三种类型的软骨中，只有透明软骨和纤维软骨可作为软骨关节的联结组织。弹性软骨绝对不会用来加强关节。透明软骨关节，或称不动关节，存在于成熟的骨骼中，例如，位于第一肋软骨和胸骨柄（胸肋联结）之间，并且暂时以骨

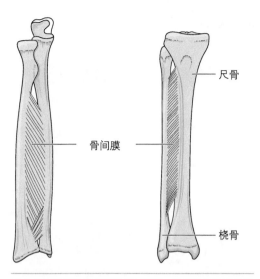

图 3.2 桡骨和尺骨之间的骨间膜是一种纤维性不动关节

骺生长板，或生长盘的形式存在于骨干和骨骺之间的发育中的骨骼内。

骨联合是两块骨骼之间的关节，这两块骨骼由位于两个关节面之间的纤维软骨垫隔开，而两个关节面被透明软骨覆盖。例如，耻骨联合将两块耻骨连接在一起（参见图3.3）。通常，该关节相对处于不动状态，但是怀孕晚期和分娩期间除外，此时荷尔蒙的变化会允许更大的组织延伸性和关节运动。骨联合的其他示例包括胸骨柄关节（将胸骨柄与胸骨体连接在一起）和椎间关节（位于相邻的椎骨之间）。

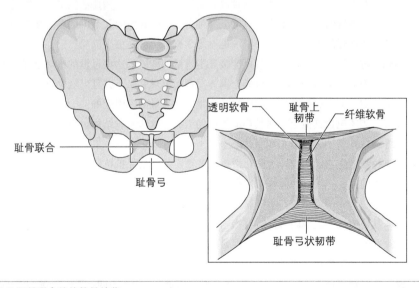

图 3.3 耻骨联合处的软骨关节

滑膜关节

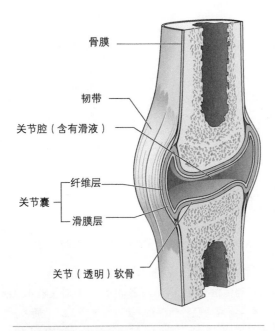

骨膜

韧带

关节腔（含有滑液）

纤维层

关节囊

滑膜层

关节（透明）软骨

图 3.4 滑膜关节的构造

我们肢体的大多数运动发生在主要的关节处，比如髋关节、膝关节、踝关节、肩关节、肘关节和腕关节。所有这些关节，以及许多其他关节都属于滑膜关节。

滑膜关节具有共同的结构要素，包括由纤维关节囊包覆的滑膜关节腔。关节腔内充满了由滑膜生成的滑液，滑膜是位于关节囊内层的薄膜。一层平滑、纤薄的关节软骨（由透明类软骨组成）覆盖着关节面。这种结构使得关节得以自由地运动。因此，滑膜关节在功能上可归类为可动关节。

纤维关节囊由与关节骨膜相融合的致密结缔组织组成（参见图 3.4）。关节囊组成了滑膜关节的外层，并提供结构支撑。一层纤薄的滑膜覆盖着关节囊的内表面。虽然不能提供任何的结构支撑，但是滑膜对于整体的关节功能却很重要，因为它会分泌出较多的滑液来润滑关节。作为润滑剂，滑液会降低关节面之间的摩擦，并有助于吸收施加在关节上的压力。滑液还可以为关节软骨提供营养素。关节面上的透明软骨没有血管（即缺乏内在的血液供应），因此必须要依赖于滑液通过渗透的方式来提供营养素。这种重要液体在滑膜关节中的含量相对较少。例如，诸如膝关节这样的大关节所含的滑液也不足 3 毫升，甚至更少。

当受到刺激时，如关节创伤，滑膜可能会产生过量的滑液。这些过量的液体会导致关节肿胀。例如，膝关节严重扭伤时，则可能会因为损伤而出现肿胀，并且可能会被诊断为所谓的膝关节积液。实际上，肿胀是由受到刺激的滑膜产生过量滑液引起的。

滑膜关节可能还包含其他会增强其功能的结构组成。这些附属结构包括韧带、肌腱、滑囊、腱鞘、纤维软骨垫（半月板）和脂肪垫。

韧带的抗拉强度使它们适合作为强化滑膜关节稳定性和增强抵抗脱臼的理想结构。在滑膜关节内部和周围存在三种类型的韧带。最常见的类型是囊状韧带，它与关节囊融合在一起，并且看起来像是关节囊的增厚层。囊外韧带也很常见，并且完全处于关节囊的外部。囊内韧带极为少见，其完全处于关节内部并且直接附着在骨骼上。

尽管肌腱并不是关节本身的一部分，但是却可以通过它们穿过或围绕关节的行为来提供结构支撑。肌肉通过肌腱传递给骨骼的肌肉力量可以强化关节并增加关节的稳定性。肌肉动作对关节稳定性的贡献称为主动支撑，与之形成对比的是非收缩性（即不产生力量）组织（例如韧带和关节囊）提供的被动支撑。

机制研究

关节异响

有一些关节，尤其是关节面一致（即良好地匹配在一起）的关节，在彼此拉开或者快速受压向运动范围的终点运动时，可能会产生咔嚓或噼啪的声音。这通常会引发两个问题。第一，噼啪的声音是由什么引起的？第二，引起咔嚓响的动作会损伤关节吗？

在过去 70 年间，人们提出了各种机制用以解释关节咔嚓或噼啪作响的起因。1947 年，罗斯顿和惠勒·海恩斯提出，关节异响是由两块骨骼快速分离（即拉开）引起的，并且这种快速分离是造成关节咔嚓作响的原因。相反，昂斯沃斯和同事（1971）基于对掌指关节腔的调查研究总结道，异响是由滑膜关节内液体静水压力的变化引起的。骨骼刚被拉动时，滑液中会产生负压，并形成气泡（例如，氮气或者二氧化碳）。随着骨骼的分离，关节内部的压力导致气泡破裂，并发出了噼啪声。这种解释盛行了40 多年。然而，考查克和其他人（2015）对气泡破裂假设提出了质疑。根据采用核磁共振成像（MRI）进行的研究，有研究者总结道，"我们的研究结果提供了直接的实验证据——与关节异响相关的是空腔的形成，而不是预先存在气泡的破裂。"此外，弗莱尔和同事写道："目前，声音是出现在空腔形成之前、之后还是与空腔同时产生仍然是未解之谜（2017，p.38）。"

对于第二个问题，没有证据表明静水压力的改变和噼啪声会引发伤病。与传言相反，关节异响并不会导致骨性关节炎。尽管如此，如果组织反复地变形至关节运动的极限位置，那么在理论上快速和反复拉伸关节结构可能会导致损伤。

完整的出处请查阅参考文献：

Fryer，Quon，& Vann，2017.

Kawchuk，Fryer，Jaremko，Zeng，Rowe，& Thompson，2015.

Roston & Wheeler Haines，1947.

Unsworth，Dowson，& Wright，1971.

滑液囊是充满滑液的囊袋，而滑液充当肌腱或韧带与下层骨骼之间的隔离物。它们可以降低摩擦力和压力，并发挥减震的作用。腱鞘是延长的、管状的滑液囊，这些滑液囊围绕着肌腱，并通过提供润滑层的方式来促进肌腱的运动。充当关节周围填充物的脂肪垫进一步对关节加以支撑和缓冲。

关节盘，或半月板是介于骨骼之间的纤维性软骨垫。这些软骨垫提供关节缓冲，并充当楔子来改善骨骼的配合。它们通常呈圆环或者 C 形，并且附着在其中一个关节面上。例如，膝关节的半月板（参见图 3.5）附着在胫骨近端的关节面上，对于有效的膝关节功能来说必不可少。

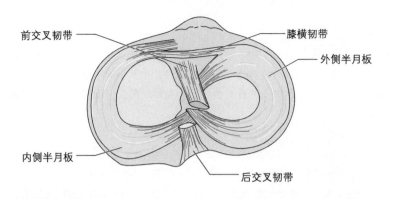

图 3.5 膝关节外侧和内侧的半月板

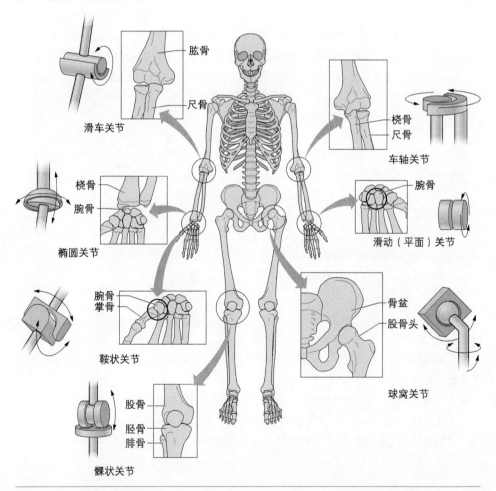

图 3.6 滑膜关节的力学关联物

滑膜关节分类

　　骨骼有各种各样的形状和尺寸。每个关节的骨骼都有其独特的构造，以便于某些运动发生，并限制其他运动。滑膜关节在结构上按照各自的骨骼匹配度和运动潜力来分类。每种分类类型都有力学关联物，如图 3.6 所示。

概念应用

关节炎

　　关节炎指的是关节的炎症反应。术语关节炎包含了许多涉及原发性炎症或继发性炎症的情况。主要的类型包括长期过量的力学负荷导致的关节炎（例如，骨性关节炎）、全身性疾病（例如，类风湿性关节炎）或生物化学不平衡（例如，痛风性关节炎）。

　　骨性关节炎（OA），亦称退行性关节病，是关节炎最常见的形式。它的特征是透明关节软骨的退化以及在关节面上形成骨性物质。骨性关节炎由机械性创伤和随之出现的生理过程的改变而引起。鉴于其机械性创伤的病理，OA 通常会影响下肢的负重关节（例如，髋关节和膝关节）。

　　类风湿性关节炎（RA）是一种自体免疫性病症，患了这种病症后，身体的免疫系统功能失常，并攻击自身的关节组织。RA 通常会影响手部和手指关节，其特征是关节大幅肿胀、疼痛以及运动范围受限。情况严重时，骨骼会融合到一起，使关节完全不能运动。

　　痛风性关节炎（或痛风症）由尿酸以尿酸晶体的形式过量生成而引起。这些晶体经由循环系统运输，并嵌在了滑膜关节的结构内。晶体刺激关节，并引发炎症反应。

- 滑动（平面）关节具有两个相对的平面或微曲面，这些面允许骨骼之间发生有限的滑动。这些关节没有旋转轴，它们的运动可描述为平面运动。滑动关节包括由相邻椎骨关节突起组成的关节、跗骨间关节和腕骨间关节。

- 滑车关节可绕着单一的固定旋转轴做有角度的运动，非常像门的铰链。关节的骨骼构造将运动限制在了单一平面（单平面）和单一旋转轴（单轴）上。这些关节（例如，踝关节、肘关节和趾间关节）相对比较稳定，主要是因为它们紧密的骨匹配。

- 车轴关节是单轴的（与滑车关节一样），但是区别在于旋转轴沿着骨骼纵轴。寰椎和枢椎（颈部内）之间的枢轴关节使得头部可以左右旋转。类似地，在前臂旋前时，近端桡尺关节通过旋转来让桡骨绕着尺骨旋转（或"转动"）。

- 髁状（椭圆）关节是相对不稳定的关节，由一块骨骼的浅凸面和另一块骨骼的凹面连接而成。掌指关节和腕关节是椭圆关节的典型，并且可以证明椭圆关节能够在两个平面（双平面）内运动。股骨远端和胫骨近端的关节在膝关节处形成了一个双重髁状（双髁状）关节。鉴于这种构造的不稳定性，膝关节通过无数根韧带和支撑结构加以强化。（注意，膝关节有时候被归类为滑车关节；这是不正确的。尽管膝关节处涉及的主要运动是屈曲或伸展，但是当处于屈曲姿势时膝关节还可以旋转，因此膝关节属于双平面关节。这不满足滑车关节单平面的要求。）

- 一块骨骼落在另一块骨骼上，就像马鞍搭在马背上一样，此处的关节叫作鞍状关节。一块骨骼的凹面（即马鞍）跨坐在另一块骨骼的凸面（即马背）上。鞍状关节通常被认为是双平面和双轴关节，并且由于两块骨骼的互锁，这种关节相对比较稳定。拇指腕掌关节是鞍状关节的一个示例。当旋弄大拇指时，该鞍状关节的双平面性质就会变得明显。

- 当一块骨头的圆端位于另一块骨骼的凹窝（臼）之中时就会形成球窝关节。球窝关节，比如髋关节和肩关节，属于三面和三轴关节，有巨大的运动范围。

关节运动及运动描述

对人体运动的全面鉴赏要求理解解剖细节和某些运动概念。其中有些概念已经在之前的章节中有所概述，这里我们会更加深入地讲解它们。

考虑关节和运动时，需要记住一些关键点。与运动相关的具体术语，比如屈曲和伸展，经常会用到。它们可以描述运动（例如，"玛丽亚屈曲了自己的肘部"）或者姿势（例如，"特雷弗搬箱子时，肘部始终处于屈曲状态"）。语境通常会清楚地表明，该术语是用来描述运动的还是用来描述姿势的。还要记住，所有的运动都是从运动者的角度来描述的。例如，以一位女性在举哑铃时屈（屈曲）肘为例。面对面观察时，运动发生在观察者的左侧；然而，从运动者的角度来描述，运动是右肘的屈曲。

关节稳定性和灵活性

有些关节（比如髋关节）非常稳定（即，它们能够有力地抵抗脱位），而有些关节（比如肩关节）却不稳定（即，它们非常容易脱位）。从运动的视角来看，有些关节可以自由地运动，拥有很强的灵活性，而有些关节是不能运动的，或者说是不能活动的。通常，非常稳定的关节相对不动；相反，相对不稳定的关节通常非常灵活。该理念描述了一个稳定性－灵活性连续体：天生稳定性好的关节灵活性较差，而灵活性强的关节稳定性较差。稳定性－灵活性连续体的概念适用于大多数关节。某个关节在该连续体上所处的位置取决于骨骼匹配的程度、关节囊的松紧度、韧带支撑的数量，以及关节是否包含能够起到稳定作用的纤维软骨结构，比如半月板。然而，存在或者缺失这些特征中的一项或者多项并不能保证该关节的相对稳定性或灵活性。例如，韧带和紧实关节囊的有力补充可能会弥补不良的骨骼匹配，从而使关节相对稳定。

然而，与大多数规则一样，存在一些例外情况。例如，髋关节既灵活又稳定。髋关节的灵活性由球窝结构提供，股骨头装配在骨盆的关节窝（髋臼）内；其稳定性由关节周围组织所具备的相当大的加强作用提供，尤其是围绕关节的大的肌肉。股骨头在髋臼内的深度与不稳定的盂肱（肩）关节中硕大的肱骨头以及较浅的肩关节盂形成了对比。

概念应用

双关节

　　术语双关节有时用来描述过度灵活的关节，这类关节容许极大的运动范围。与名称相反，双关节并不包含第二个关节，而是指具有较浅的骨关节、较松的关节囊或者松弛的韧带。这些结构特征容许比正常运动范围更大的活动范围，并且可能会出现关节的半脱位（即部分脱位）。

运动平面和关节运动

　　如果一个人将身体部位移离解剖学姿势（参见图 1.8），那么该身体部位的后续动作可能与该部位在解剖学姿势平面内产生的动作不同。例如，当处于解剖学姿势时，髋关节的外（或者侧向）旋发生在水平面内。如果髋部在外旋之前先（从解剖姿势开始）屈曲 90 度，此时该旋转则发生在冠状面内（参见图 3.7a）。

　　再如，思考一下肘关节。在解剖学姿势下，肘部的屈曲和伸展都发生在矢状面内。如果肩关节先外展 90 度，此时关节后续的屈曲和伸展都发生在水平面内（参见图 3.7b）。

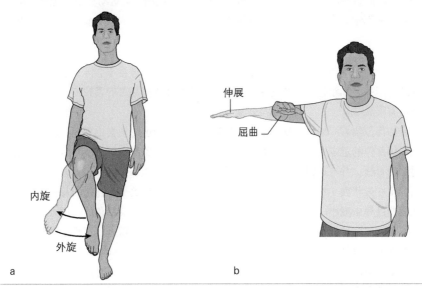

图 3.7 发生在解剖学姿势之外的运动：（a）髋部屈曲之后，大腿的内旋和外旋发生在冠状面内，而处于解剖学姿势时则在水平面内运动；（b）手臂外展之后，肘部的屈曲和伸展出现在水平面内，而处于解剖学姿势时则在矢状面内运动

　　局限在单一平面内的运动看起来经常是受限或者呆板的。人体运动多样性和优雅性的充分表现依赖于我们在三维空间中不受限制地进行运动的能力。特定关节的容许运动幅度取决于它的结构，并且由该关节运动平面的数量和该关节具有的主要旋转轴决定。

　　单平面关节（如肘关节）只有单一的旋转轴。双平面或者双轴关节，比如掌指关节，可以在两个平面内运动。三平面关节能够在三个平面内自由运动。例如，髋关节和肩关节可以在三个平面内运动：在矢状面内屈曲和伸展、在冠状面内外展和内收以及在水平面内内旋和外旋。

概念应用

柔术

　　柔术是一种艺术，表演者在该项艺术中展现出了达到极致的柔韧性。柔术演员的关节具有过度的灵活性，并且有些演员甚至可以主动让关节脱臼来做出奇特的姿势。至于柔术演员是天生还是后天培养的问题，答案似乎是两者兼有。有些表演者的身体从遗传上来讲似乎就倾向于过度灵活，加以少量的练习就能做出扭曲的姿势，而有些人则必须每天训练数小时才能保持自己非凡的柔韧性和关节松弛度。

关节运动类型

　　正如刚才所讨论的，骨骼结构以及滑膜关节的周围组织决定了各个关节处的运动潜力。在这一部分中，我们会探讨四种关节运动类型。记住，关节运动根据运动类型（例如，滑移、旋转）和相对于解剖学姿势标准参考的运动平面（矢状面、冠状面或水平面）来进行描述。

滑移运动和角运动

　　两个平面彼此间的单纯滑动或滑移被视为是单平面的，并且通常不会涉及任何旋转。滑移运动可在腕骨间关节和跗骨间关节处见到，由于关节囊和支撑韧带的紧致度，这些部位的滑移幅度非常有限。

　　当某个身体部位绕着一根称作旋转轴的假想轴转过一定角度时就会出现角运动。旋转轴通常位于该身体部位的近端或远端。在肱二头肌弯举期间，前臂绕着肘部旋转时，旋转轴是一根穿过肘部的直线，并且这根直线垂直于运动平面（参见图3.8a）。

　　屈曲是发生在矢状面（相对于解剖学姿势）内的角运动，以关节相连接的身体部位之间的角度会在屈曲过程中减小。伸展是与屈曲相反的运动，这时相对关节角度会增大。例如，当向前点头，下巴向胸部靠近时，颈部会屈曲。颈部的伸展会让头部返回至直立姿势。当某个关节角增加至超过解剖学姿势时，该运动称作过度伸展（参见图3.8b），比如头部从解剖学姿势开始向后倾斜的情形。只有某些关节能够在不引起损伤的前提下过度伸展。肩关节和髋关节能够轻松地向后摆动至过度伸展姿势。然而，肘部和膝关节如果过度伸展，极有可能会出现严重的损伤。

　　在冠状面内，将某个部位远离身体中线的角运动称作外展。例如，当腿部从解剖学姿势抬出至侧面时就会出现这种角运动（参见图3.8c）。将身体部位移回至身体中线的动作称作内收。外展和内收还可以用来描述手指相对于手掌中线的运动。张开手指是外展；并拢手指是内收。术语外展和内收只能用来描述附肢骨骼的运动。

　　当手臂抬至侧面（外展）超过90度时就可能会导致令人困惑的情况发生。在经过90度移至头顶位置的过程中，手臂在朝向身体中线回移，而该运动可能称作内收。虽然这从理论上讲是正确的，但是我们不会用这种方式描述运动。从解剖学姿势到头顶的在冠状面的运动在整个运动范围内都称作外展。类似地，从头顶姿势到解剖学姿势的返回动作称作内收。

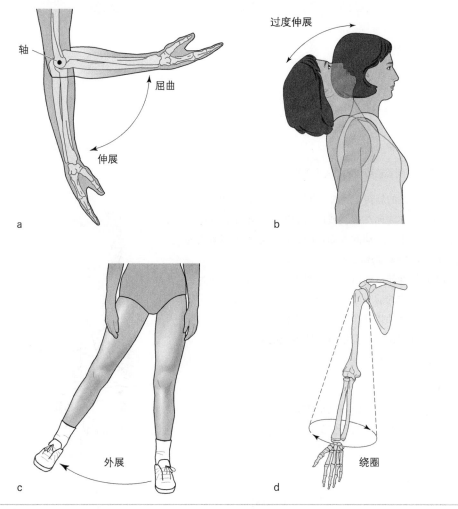

图 3.8 （a）肘关节屈曲和伸展时的旋转轴；（b）颈部过度伸展；（c）腿部以解剖学姿势为起点的外展；（d）绕圈

绕圈是一种特殊的角运动，在该运动中，肢体或身体部位的远端绕着相对固定的近端以圆环模式做运动。在三维空间内，绕圈会描绘出一个圆锥形的模式（参见图 3.8d）。绕圈的例子包括绕着肩关节整圈地旋转手臂和绕着近端掌指关节以圆环模式移动手指。

旋转运动

旋转运动（或旋转）与角运动的区别在于其旋转轴沿着骨骼或身体部位的长轴方向，而不是穿过身体部位的一端（参见图 3.9）。若起点为解剖学姿势，那么旋转就会发生在水平面内。（注意，术语旋转在理论上的定义与之前提到的一样，但是它还可以用来描述某个部位绕其关节轴的角运动，例如，髋部旋转。）

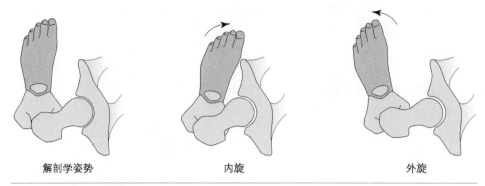

解剖学姿势　　　　　　内旋　　　　　　　　　　外旋

图 3.9 髋关节绕长轴旋转的俯（上）视图

中轴骨骼的旋转（例如，脊柱左右来回扭转的情况）可简单地描述为向左旋转或向右旋转。（记住，左右方向是相对于正在运动的人而言的，而不是从观察运动的某个人的视角来描述的。）

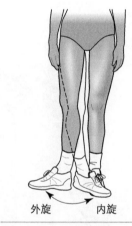

附肢的旋转运动以它们相对于身体中线的方向为参照。身体部位的前表面（处于解剖学姿势）被用来作为参照。如果运动将身体部位的前表面向内转向中线，那么该运动就称作内旋。远离身体中线的旋转运动称作外旋（参见图 3.10）。

外旋　　　　内旋

图 3.10 髋关节旋转

特殊的运动

刚才所讨论的一般运动可用来描述大部分运动。然而，有些运动专门针对特定的关节或身体部位，具有特殊的名称。

▶ 跖屈和背屈

在踝关节处，脚部远离小腿的运动称作跖屈，就像进行提踵练习或踩自行车加速踏板的时候一样。朝着小腿上抬脚部的反向动作称为背屈（参见图 3.11）。

▶ 内翻和外翻

内翻是跗骨间关节（尤其是距跟或距下关节）的运动，该运动会导致脚掌朝着身体中线向内移动。至于外翻，脚掌则远离身体中线（参见图 3.12）。从解剖学姿势来看，外翻和内翻主要发生在冠状面内。

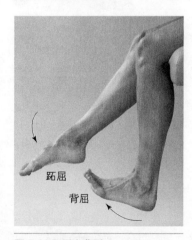

跖屈

背屈

图 3.11 跖屈和背屈

▶ 旋前和旋后

桡尺近端和远端关节（位于前臂内）的同时旋转可以使桡骨绕相对静止的尺骨（内侧前臂骨）旋转。从解剖学姿势来看，桡骨转过尺骨的旋转称作旋前。从旋前姿势转回解剖学姿势的动作称作旋后（参见图 3.13）。处于解剖学姿势时，桡尺关节让前臂处于所谓的旋后姿势。握手时，前臂处于中位，介于旋前姿势和旋后姿势之间。（特别要注意：许多作者，当然不是全部，也会采用术语旋后和旋前来描述脚和脚踝的组合动作。虽然不是很普遍，但是脚和脚踝的旋后通常描述的是脚部内翻、跖屈、内旋或内收的组合动作。脚和脚踝的旋前描述的则是脚部外翻、背屈、外旋或外展的与之相反的组合动作。）

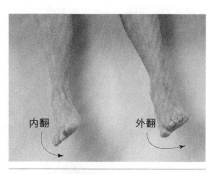

图 3.12 内翻和外翻

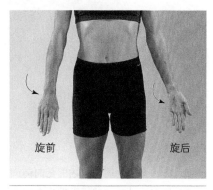

图 3.13 旋前和旋后

▶ 尺侧和桡侧屈曲

在前面的部分，外展和内收分别用来描述冠状面内远离和朝向身体中线的运动。手腕和手部的外展，比如大拇指向桡骨靠拢，称作桡侧屈曲。手腕和手部的内收，比如小拇（第五）指向尺骨靠拢，称作尺侧屈曲（参见图 3.14）。

▶ 对掌动作

对掌动作指的是大拇指与其他四根手指配合来进行抓取动作的能力（参见图 3.15）。该能力在我们操控物体（例如，捡起铅笔和转动钥匙）方面有极其重要的作用。

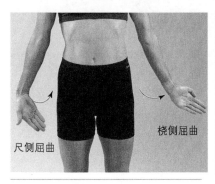

图 3.14 桡侧和尺侧屈曲

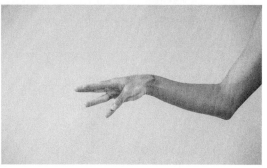

图 3.15 大拇指和各手指的对掌动作

▶ 上提和下降

上提指的是某个结构沿着上方或向上运动。下降描述的则是沿下方或向下的运动（参见

图 3.16）。这些术语通常用来描述下颌（下颚骨）和肩胛骨的运动。闭嘴或耸肩时就会呈现上提动作，下降会导致张嘴和耷拉肩膀。这些运动通常发生在冠状面内。

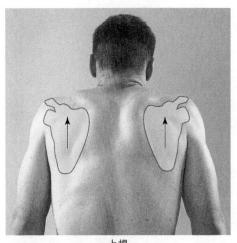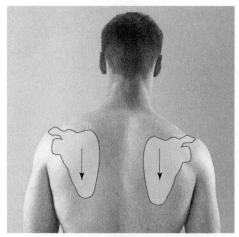

上提

下降

图 3.16 肩胛骨的上提和下降动作

▶ 前伸和后缩

前伸（也叫外展）描述的是向前或朝着身体前方的运动。后缩（也叫内收）指的是朝着后方的后向运动。这些运动发生在水平面内。例如，当某人用圆肩的姿势和交叉的手臂向前倾时，锁骨和肩胛骨就会前伸；当把肩膀向后拉回至直立和正确姿势时，锁骨和肩胛骨就会后缩（参见图 3.17）。

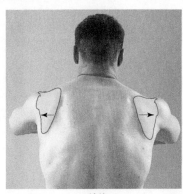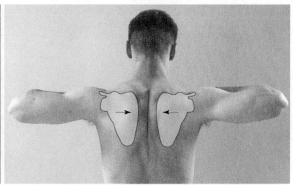

前伸

后缩

图 3.17 前伸和后缩

▶ 侧屈

　　侧屈（向左和向右）指的是在冠状面内侧向弯曲脊柱（参见图 3.18）。

▶ 上回旋和下回旋

　　上回旋和下回旋指的是肩胛骨的旋转运动（参见图 3.19）。

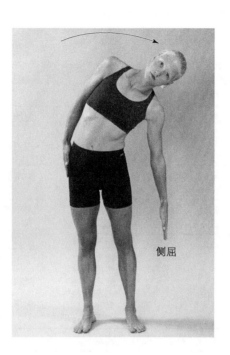

图 3.18 侧屈（向左）

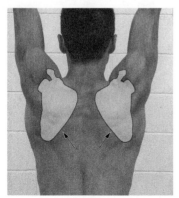

上回旋

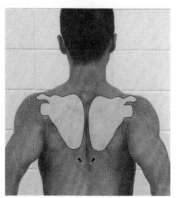

下回旋

图 3.19 上回旋和下回旋

关节结构和运动

人体肌肉骨骼系统的整体运动主要通过四肢的主要滑膜关节，外加头部、颈部和脊柱关节的辅助来实现。这一部分探讨了各个关节的结构和运动。有关关节结构和运动的总结列在了表 3.1、表 3.2 和表 3.3 中。典型的运动范围值如表 3.4 所示。

表3.1 头部、颈部和躯干关节结构及运动小结

关节	结构归类	所有的动作都始于解剖学姿势		
		运动	平面	轴线/平面性
颅内关节	缝联结	无		
下颌关节	滑膜（髁状）关节	上提 下降 前伸 后缩	矢状面 水平面	双轴/双平面
寰枕关节	滑膜（滑车）关节	屈曲 伸展	矢状面	单轴/单平面
脊柱：寰枢关节	滑膜（车轴）关节	右旋 左旋	水平面	单轴/单平面
C2–L5: （椎体：软骨联合） [关节突起：滑膜（平面）关节]		屈曲 伸展 过度伸展 向右侧屈 向左侧屈 向右转 向左转	矢状面 冠状面 水平面	三轴/三平面
肋椎关节	滑膜（平面）关节	滑动		非轴向/非平面
胸骨柄关节	软骨联合	胸骨角增大 胸骨角减小		非轴向/非平面

表3.2　上肢关节结构及运动小结

关节	结构归类	运动	所有的动作都始于解剖学姿势	
			平面	轴线 / 平面性
胸锁关节[肩带]	滑膜（球窝）关节	前旋 后旋 上旋 下旋 外展 内收	矢状面 冠状面 水平面	三轴/三平面
肩锁关节	滑膜（平面）关节	滑动		非轴向/非平面
盂肱（肩）关节	滑膜（球窝）关节 （从肩屈曲90度开始）	屈曲 伸展 过度伸展 外展 内收 内旋 外旋 水平外展 （水平伸展） 水平内收 （水平屈曲）	矢状面 冠状面 水平面 水平面	三轴/三平面
肘关节	滑膜（滑车）关节	屈曲	水平面	单轴/单平面
桡尺关节	近端：滑膜（车轴）关节 中端：韧带联合 远端：滑膜（车轴）关节	旋前 旋后	水平面	单轴/单平面
桡腕（腕）关节	屈曲 伸展 过度伸展 尺侧屈曲 桡侧屈曲（外展） 尺侧屈曲（内收）	矢状面 冠状面		双轴/双平面
	软骨联合	胸骨角增大 胸骨角减小		非轴向/非平面
腕骨间关节	滑膜（平面）关节	滑动		非轴向/非平面
腕掌关节	滑膜（平面）关节	滑动		非轴向/非平面
掌指关节	大拇指：滑膜（鞍状）关节 （2~5指）：滑膜（髁状）关节	屈曲 伸展 过度伸展 外展 内收	冠状面 （2~5指） 矢状面 矢状面 （2~5指） 冠状面	双轴/双平面
趾间关节	滑膜（滑车）关节	屈曲 伸展	矢状面	单轴/单平面

表3.3　骨盆和下肢关节结构及运动小结

关节	结构归类	所有的动作都始于解剖学姿势		
		运动	平面	轴线 / 平面性
骶髂关节	滑膜（平面）关节	滑动		非轴向/非平面
耻骨联合	软骨联合	在分娩时分开/分离		
骨盆带（骨盆相对于股骨的运动）	滑膜（球窝）关节	前倾 后倾 向右侧倾 向左侧倾 右回旋 左回旋	矢状面 冠状面 水平面	三轴/三平面
髋关节（股骨相对于骨盆的运动）	滑膜（球窝）关节	屈曲 伸展 过度伸展 外展 内收 旋内 旋外	矢状面 冠状面 水平面	三轴/三平面
	(从髋部屈曲90度开始)	水平外展 （水平伸展） 水平内收 （水平屈曲）	水平面	
髌股关节	滑膜（平面）关节	滑动		非轴向/非平面
胫股（膝）关节	滑膜（双髁状）关节	屈曲 伸展 内旋 外旋(膝屈曲)	矢状面	双轴/双平面
踝关节	滑膜（滑车）关节	背屈 跖屈	矢状面	单轴/单平面
距下关节	滑膜（平面）关节	内翻 外翻	冠状面	单轴/单平面
跗骨间关节	滑膜（平面）关节	滑动		单轴/单平面
跗跖关节	滑膜（平面）关节	滑动		非轴向/非平面
跖趾关节	滑膜（髁状）关节	屈曲 伸展 过度伸展 外展 内收	矢状面 水平面	双轴/双平面
趾间关节	滑膜（滑车）关节	屈曲 伸展	矢状面	单轴/单平面

表3.4 关节运动的平均范围*

关节	关节运动	ROM（度）
髋关节	屈曲 过度伸展 外展 内收 内旋 外旋	90~125 10~30 40~45 10~30 35~45 45~50
膝关节	屈曲 旋转（屈曲时）	120~150 40~50
踝关节	跖屈 背屈	20~45 15~30
肩关节	屈曲 过度伸展 外展 内收 内旋** 外旋** 水平屈曲** 水平伸展**	130~180 30~80 170~180 50 60~90 70~90 135 45
肘关节	屈曲	140~160
桡尺关节	前臂（从中位）旋前 前臂（从中位）旋后	80~90 80~90
颈椎	屈曲 过度伸展 侧屈 旋转	40~60 40~75 40~45 50~80
胸腰椎	屈曲 过度伸展 侧屈 旋转	45~75 20~35 25~35 30~45

　　* 运动范围（ROM）是以解剖学姿势为起点进行测量的（除非另有说明）。文献中报道的均值各不相同，有时候差别很大，这取决于测量方法和被测的人群。表中的数值是有代表性报告中的最大ROM 范围。

　　** 从外展姿势开始的运动。

头部、颈部和脊柱的运动

　　头部由颅骨、大脑及其相关结构部分组成。头内部的结构由 22 块骨骼组成的复杂集合体加以保护（参见图 3.20）。大脑及其保护层都包含在颅腔内，脑颅由 8 块骨组成：额骨、枕骨、筛骨和蝶骨，外加成对的颞骨和顶骨。头部的前侧和前外侧面由 14 块面颅骨组成。

　　颅腔骨骼通过不可移动的紧密缝联结进行连接，其方式与拼板玩具互锁的拼块一样。正常情况下，头内部唯一可以移动的关节是下颌（颚骨）关节，位于由下颌骨与颞骨相连接而组成的颞下颌关节（TMJ）处。TMJ 属于滑膜髁状关节，其关节面被关节软骨盘隔开。

　　头部承托在肩膀上，位于脊柱最顶部的上方。脊柱是 26 块椎骨的集合，其从颅骨底部延伸到尾椎（尾骨）处的下部的终端。脊柱被划分成了 5 个区域（参见图 2.5）：颈椎（7

块椎骨）、胸椎（12块）、腰椎（5块）、骶椎（1块）和尾椎（1块）。尽管骶椎和尾椎
都各自被看成是一块骨骼，但其实它们分别是由5块和4块椎骨融合而成的。颈椎、胸椎和
腰椎区内的椎骨由椎间（Ⅳ）盘隔开，椎间盘由类似凝胶的内质（髓核）及环绕在外部的
层状纤维软骨环（纤维环）构成，如图3.21a所示。相邻的椎骨和椎间（Ⅳ）盘组成了可运
动的部分（参见图3.21b）。这些关节组成了软骨联合类关节，并且不具备滑膜关节囊。

在脊柱的顶端，颅腔的枕骨与第一块颈（C1）椎（寰椎）相连接。这些寰枕关节由寰
椎的上关节凹陷与凸起的颅骨枕骨髁组成。

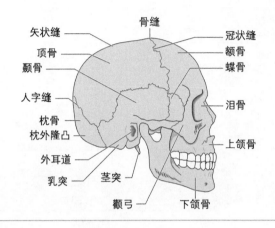

图3.20 颅腔骨骼

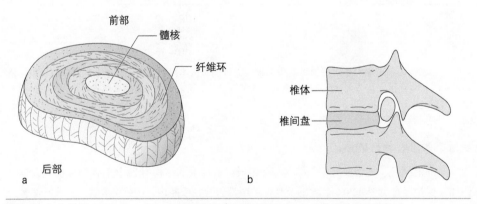

图3.21 （a）椎间（Ⅳ）盘；（b）由两块相邻的椎骨和椎间（Ⅳ）盘组成的运动部分

寰椎（C1）和枢椎（C2）之间的关节具有独特的结构，如图 3.22 所示。牙齿状的突起（齿突）从枢椎向上伸出，与寰椎的前弓相连接形成了寰枢关节。在相邻椎骨的关节突起（脊椎关节突）之间存在着滑膜关节。这些关节相邻表面的平整度容许不同部分之间进行有限的滑动。

头部 60% 的屈曲和伸展可归因于寰枕关节。头部的旋转大部分发生在寰枢关节处，此处枢椎齿突和寰椎之间的关节容许头部进行大幅度的左右转动（参见图 3.23）。

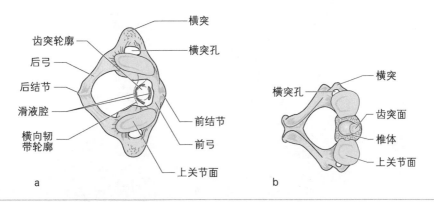

图 3.22 （a）寰椎与（b）枢椎组成了寰枢关节

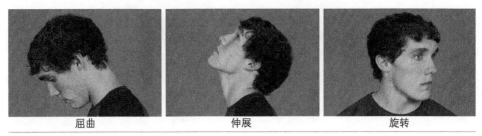

图 3.23 头部运动

作为三平面关节，IV关节可以进行（参见图3.24）屈曲和伸展（矢状面）、侧屈（冠状面）和旋转（水平面）。通常，每个运动部位都具有相对有限的运动范围，具体取决于脊柱区域。总体的脊柱运动是所有活动部位运动的总和。

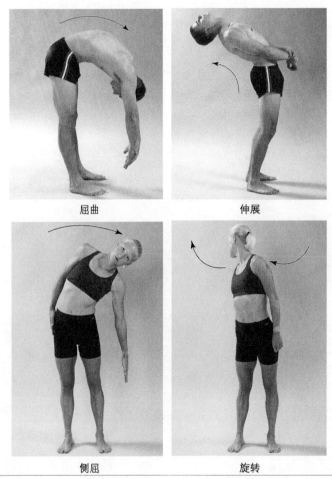

屈曲　　　　　　　　　　　　伸展

侧屈　　　　　　　　　　　　旋转

图 3.24 脊柱运动

肩关节运动

　　肩复合体包括涉及肩胛骨、胸骨、锁骨和肱骨的关节（参见图 3.25）。在胸锁关节处，锁骨内侧连接至胸骨柄上，胸锁关节是一个滑膜关节，并且具有隔离骨骼表面的纤维软骨盘。在外侧，锁骨与肩胛骨的肩峰端在肩锁（AC）关节处相连接。AC 关节是一种滑动滑膜关节，并且关节面由关节盘加以分隔。

　　上臂的肱骨与肩胛骨在盂肱（GH）关节（也作肩关节）处相连接。GH 关节是人体最灵活的关节，肱骨头在此处松弛地安置在肩胛骨的浅盂窝内。肩宽松的关节囊几乎不会为关节提供稳定性，这解释了为什么肩关节是关节脱位频发的位置。纤维软骨盂唇连接到盂窝边缘上，改善了关节骨骼的匹配。

　　肩关节是一个三平面关节，它的球窝结构使其成了人体所有关节中灵活性最大的关节。在矢状面内，手臂可以屈曲和伸展（参见图 3.26）。外展和内收发生在冠状面内，而内旋和外旋发生在水平面内。当上臂内旋时，由于肱骨大结节挤压（撞击）在了肩胛骨肩峰上，所以外展范围被限制在大约 60 度。该点以外的外展需要上臂的外旋，这会解除肩峰对结节的限制，并且容许进一步的运动。除了在主要平面内的这些运动之外，GH 关节处的手臂可以进行水平外展（水平伸展）和水平内收（水平屈曲）。另外，与腿部在髋部处的动作方式一样，手臂可以以环形或锥形模式进行运动（称作绕圈）。

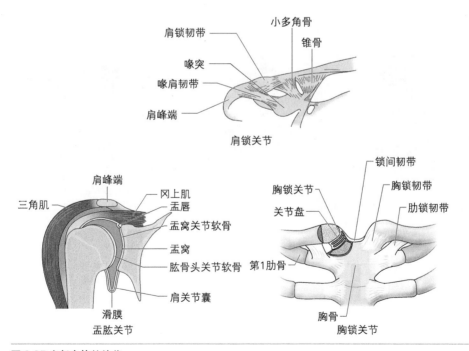

图 3.25 肩复合体的关节

肩胛骨主要由肌肉来固定，因此可以描述为处于肌肉悬持状态。其唯一的骨性关节是与肱骨和锁骨的连接。附着在肩胛骨上的诸多肌肉决定了它的运动。这些运动包括上提和下降、后缩（也作内收）和前伸（也作外展），以及上回旋和下回旋（参见图 3.27）。

肩关节的运动与肩胛骨的动作相协调。在许多涉及肩部复合体的动作中，肱骨和肩胛骨彼此协同工作。例如，在大约外展 30 度之后，肱骨每外展 2 度会伴随着肩胛骨旋转 1 度。这种协同动作称作肩肱节律。

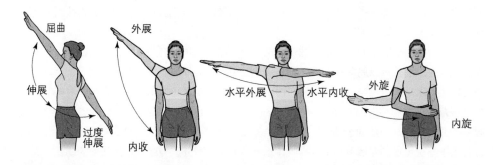

图 3.26 肩关节运动

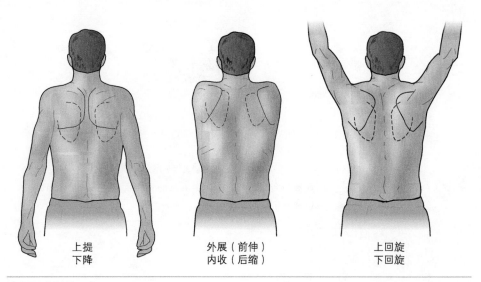

图 3.27 肩胛骨运动

肘部和前臂的运动

肘部复合体包括三个关节：肱尺关节、肱桡关节和近端桡尺关节（参见图3.28）。肘关节本身是由肱尺关节和肱桡关节组成的。近端桡尺关节与远端桡尺关节协同产生前臂的运动。作为滑膜关节，肘部被一个薄薄的纤维囊包围，该纤维囊从其近端肱骨连接处一直延伸至近端桡尺关节囊处。

肱尺关节由肱骨滑车与尺骨滑车的切迹连接而成。肱桡关节由肱骨头与桡骨头关节的凹陷处连接而成。

近端桡尺关节是桡骨头与尺骨桡切迹之间的连接。在前臂的远端，尺骨头与桡骨的尺切迹相连接。（注意：桡骨头是桡骨的近端，而尺骨头是尺骨的远端。）

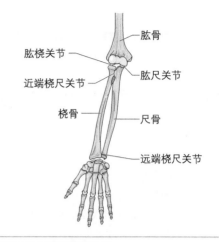

图 3.28 肘部和前臂关节

正常的肘部运动仅限于肱尺关节和肱桡关节处的单平面屈曲和伸展（参见图3.29a）。前臂的旋后和旋前运动由近端和远端桡尺关节的联合旋转而产生。位于解剖学姿势时，前臂处于旋后姿势。从这个姿势开始，旋前会使桡骨转过相对固定的尺骨（参见图3.29b）。当桡骨返回至解剖学姿势时会出现相反的旋后。当处于完全旋前和旋后的中间位置时，就像握手时一样，前臂处于中位。

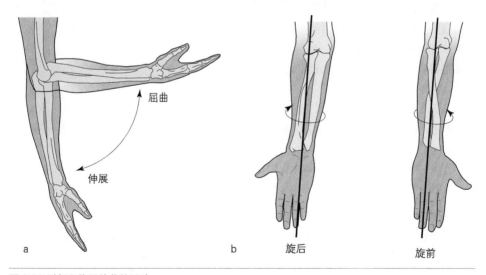

图 3.29 肘部和桡尺关节的运动

手腕和手部的运动

手腕（腕骨）并不是单一的关节，而是一组涉及桡骨和尺骨远端，以及腕骨的关节（参见图3.30）。手腕复合体包括远端桡尺关节、桡腕关节和腕骨间关节。手部包含许多关节，即腕掌（CM）关节、掌指（MP）关节和指间（IP）关节。所有这些都是滑膜关节。从结构上讲，掌指关节属于髁状关节，而指间关节属于滑车关节。

手腕复合体最大的关节是桡腕关节（位于桡骨和腕骨之间），它可以做出屈曲和伸展的动作（参见图3.31）。手腕还可以进行桡侧屈曲（外展）和尺侧屈曲（内收）。

拇指腕掌（CM）关节属于鞍状关节，大拇指的大多数运动都归功于此。其结构容许进行屈曲、伸展、外展和内收等双平面动作（参见图3.32）。第二和第三拇指关节相对不灵活。第四拇指关节可以进行有限的运动，而第五拇指关节则表现出了更大程度的灵活性。

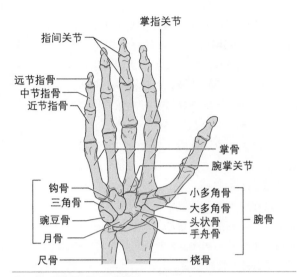

图3.30 手腕及手部的骨骼

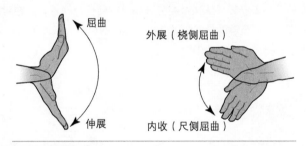

图3.31 手腕运动

二指到五指的掌指关节都属于滑膜髁状关节，这类关节可以容许手指进行屈曲、伸展、外展和内收动作。大拇指的掌指关节是一种容许其进行屈曲和有限伸展、外展和内收的髁状关节。

每根手指都具有两个指间关节（近端和远端），这类关节的滑车结构容许进行屈曲和伸展。大拇指的两块指骨之间只有一个指间关节。

髋部和骨盆的运动

髋关节由股骨头与骨盆髋臼相连接而成（参见图3.33）。髋关节亦称髋股（髋）关节，是一种能够在三个主平面内运动（即三平面）的滑膜球窝关节。就像在本章前面所描述的，髋关节相对比较稳定，并且不易出现脱位，这主要归功于股骨头在髋臼内的良好匹配，以及围绕该关节的大块肌肉。该关节的稳定性由其髋臼唇加以强化，髋臼唇是一个围绕髋臼边缘的U形纤维软骨环。髋臼唇会加深关节窝（髋臼），因此会改善关节的骨骼匹配。

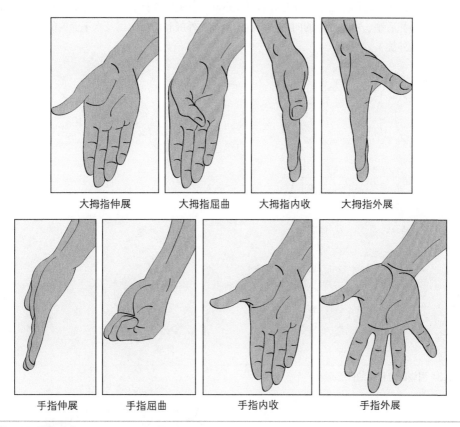

大拇指伸展	大拇指屈曲	大拇指内收	大拇指外展
手指伸展	手指屈曲	手指内收	手指外展

图 3.32 手指运动

骨盆和股骨之间的相对运动可以分为以下两类：（1）若骨盆固定，股骨可以自由地在所有三个平面中运动；（2）若股骨固定，骨盆可以进行三平面运动。

在第一种情况下，骨盆是固定的，股骨可以进行屈曲和伸展（矢状面）、外展和内收（冠状面）以及内转与外转（水平面）（参见图 3.34）。一种称作绕圈的环形或锥形的运动模式结合了屈曲、伸展、外展和内收运动。

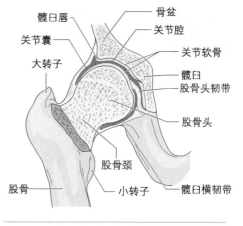

图 3.33 髋关节（纵切面）

当股骨固定（比如站立），并且骨盆可以运动（参见图3.35）时，可能的运动包括矢状面内的前倾和后倾、冠状面内的向左和向右的侧倾（外展和内收）以及水平面内的左旋和右旋（内旋和外旋）。

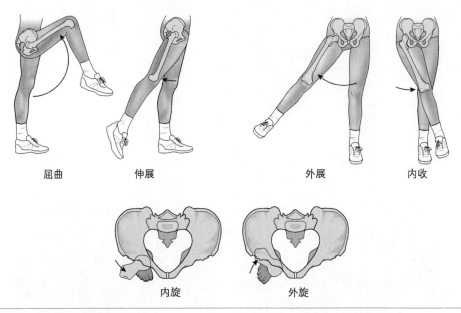

图3.34 围绕固定骨盆的髋部运动

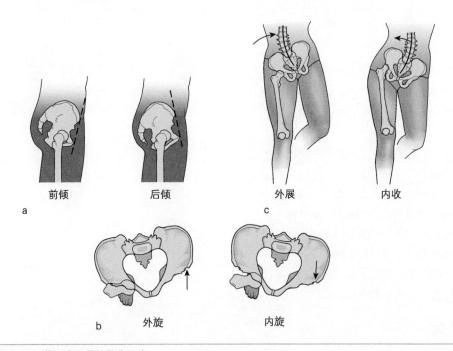

图3.35 围绕固定股骨的骨盆运动

膝部运动

膝（胫股）关节是体内最大的关节，由股骨远端的内外侧髁和与之相匹配的胫骨近端髁关节面相连接而成（参见图 3.36）。膝关节是主要滑膜关节中最复杂的一个。尽管工作方式与改进的滑车关节一样，但是膝关节更多地被称作双髁状（或双重髁状）关节。股骨髁与胫骨面的连接由两块半月板（内侧和外侧）加以强化。内侧和外侧半月板是半圆形的纤维软骨环，它们可以加深关节面、改善骨骼匹配以及稳定膝关节。

股骨远端的前表面还与髌骨（膝盖骨）相连接形成了髌股关节。髌骨通过将肌肉作用线移离膝关节旋转轴的方式来改善负责伸膝的肌肉（股四头肌）杠杆。

膝主要的运动方式与改进的屈成关节一样，可以在矢状面内进行屈曲和伸展（参见图 3.37）。然而，在膝屈曲的过程中，在小腿（胫骨）和大腿（股骨）之间可能会有一定量的旋转。在膝伸展的最后几度

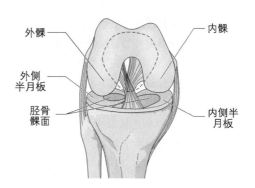

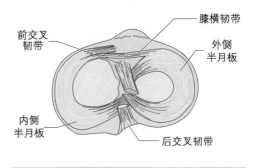

图 3.36 膝的骨、韧带和半月板

（在膝接近完全伸展的过程中），胫骨和股骨相对于彼此旋转，以防止小腿发生旋转。这种称作旋返机制的胫股旋转可以在行走和跑步的着地初期将膝稳定在完全伸展的状态。

在髌股关节处，在膝从完全伸展到屈曲的过程中，髌骨会滑入股骨的髁间沟内。该运动称作髌骨轨迹。在功能良好的膝关节中，髌骨会沿着沟槽的中间运动。然而，在有些情形下，比如受伤、肌肉无力或瘫痪，可能会导致髌骨沿着沟槽的一侧（通常是外侧）运动。这种运动失常会很痛苦，并且会限制涉及膝关节的运动表现水平（例如跑步和跳跃）。

踝部和足部的运动

踝部和足部区域内大量的骨骼、韧带和关节使得该区域成了身体中结构最为复杂的区域之一。踝关节属于滑膜关节，由胫骨和腓骨的远端与距骨的上表面相连接而成。距骨位于由胫骨和腓骨形成的深关节窝或者关节槽中。脚踝工作的方式与屈成关节一样，距骨在胫骨和腓骨外踝之间旋转。处于背屈姿势时，距骨紧紧地卡在了关节槽内，踝关节非常的稳定。在踝跖屈的过程中，距骨较窄的部分转进了关节槽。这会导致较松的骨骼匹配，从而降低关节的稳定性；因此踝关节处于跖屈姿势时相对不太稳定。

正如在第 2 章中所描述的，每只足包含 26 块骨骼，包括 7 块跗骨、5 块跖骨和 14 块趾骨（参见图 2.13）。每块骨骼与一块或者多块相邻的骨骼连接。相邻跗骨之间的关节称作跗骨间关节，通常具体的关节通过涉及的骨骼进行区分（例如骰舟关节）。

最重要的跗骨间关节是跟骨上表面与距骨下表面的连接。在负重活动（比如行走和跑动）期间，该距跟关节，又叫距下关节对足和踝复合体的正常工作发挥着至关重要的作用。距下关节轴的走向是倾斜的，如图 3.38 所示。

远端跗骨（骰骨和楔骨）与跖骨的近端相连接形成了五个跗跖关节。类似地，跖骨远端与趾骨的近端头部相连接组成了 5 个跖趾（MP）关节。最后，趾间（IP）关节是由各个脚趾中相邻趾骨组成的滑车关节。

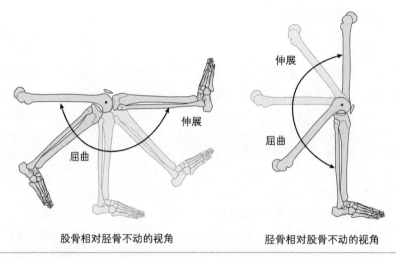

图 3.37 矢状面内的膝关节运动：围绕固定股骨的胫骨运动和围绕固定胫骨的股骨运动

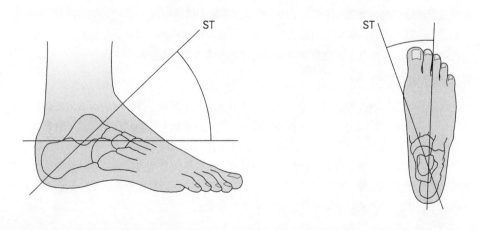

图 3.38 向上和向内倾斜的距下关节轴（ST= 距下关节）

概念应用

脊柱畸形

如之前所述，脊柱会形成有助于身体承受压力的正常弯曲。损伤、疾病和先天性疾病会引起脊柱的畸形，从而导致不正常的结构排列或者脊柱弯曲度的改变。这些畸形通常会造成力量分布模式的改变和病态的组织适应，该适应可能会导致或加剧其他骨骼肌的损伤。脊柱畸形有三种类型：脊柱侧凸、脊柱后凸和脊柱前凸（参见图 3.39）。这些畸形的分类依据是它们的畸形程度、位置、方向和病因，并且可以以单独或组合的形式出现。

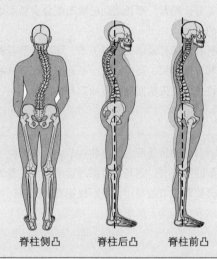

脊柱侧凸　　　　脊柱后凸　　　　脊柱前凸

图 3.39 脊柱畸形

脊柱侧凸是脊柱的横向（冠状面）弯曲，通常还与脊柱一定程度的扭转有关。轻微的脊柱偏移可以接受，并且通常没有任何病症（即不会显示出症状）。相比之下，严重的畸形会显著地损害心肺功能以及上下肢的力学机制。

脊柱后凸是一种矢状面内的脊柱畸形，通常出现在胸部，其特征是脊柱过度屈曲，这会造成驼背姿势。脊柱后凸在女性身上的严重程度要大于男性，但无论男性还是女性，年龄越大越容易出现脊柱后凸。年老的绝经后的女性出现此问题的风险尤高，这主要是因为脊柱后凸与骨质疏松症之间有紧密联系。（注意：通常脊柱后凸指的是脊柱前凹部分的前向弯曲。胸部和骶部天生就有自然的脊柱后凸。因此，驼背情况实际上涉及了过度后凸，或者过于夸张的后凸弯曲。临床上，术语脊柱后凸经常被用来描述这种脊柱过度后曲的病症。）

临床上，脊柱前凸是一种不正常的伸展畸形，通常出现在腰部，这会产生一个凹陷或者凹背姿势。（注意：通常脊椎前凸指的是后凹部分的前向弯曲。颈部和腰部天生就有脊柱前凸。因此，凹背情形实际上涉及了过度前凸，或者过于夸张的前凸弯曲。临床上，术语脊柱前凸通常被用来描述这种脊柱过度前曲的病症。）

主要的踝部运动是背屈和跖屈。相对于解剖学姿势，两种动作都发生在矢状面内。背屈描述的是脚部背（顶）面朝向小腿的运动（参见图 3.11）。与之相反，跖屈涉及的则是脚部跖（底）面远离小腿的运动。用脚尖站立和踩汽车的油门踏板都会涉及脚踝的跖屈。

距下关节主要负责足部的内翻和外翻。内翻涉及足部在冠状面内的倾斜，使足底朝内（参见图 3.12）。在外翻动作中，足部倾斜使脚掌朝外。内翻和外翻都主要发生在距下关节处。

正如前面所提到的，虽然不是很普遍，但是术语旋后和旋前通常被用来描述踝和足的组合运动。足和踝的旋后描述的是脚踝跖屈、距下内翻和足部内旋的组合动作。旋前描述的则是脚踝背屈、距下外翻和足部外旋的相反组合动作。

除距下关节之外，其他跗骨间关节对足部内翻和外翻的贡献度较小。这些关节包括跟骰关节和距跟舟关节的距舟部分。通常，跗骨之间的紧密配合会极大地限制它们，让它们相对于相邻骨骼只能进行有限的滑动。

跗跖关节是仅限于进行有限滑移运动的滑膜关节。跖趾关节与髁状滑膜关节一样可以在矢状面内进行屈曲、伸展和过度伸展，还可以在水平面内进行外展和内收。脚趾的趾间关节发挥屈戌关节的作用，容许关节在矢状面内进行屈曲和伸展。

总结评论

人体内的每个关节都有自己的运动潜力。有些关节，比如肩关节，具有巨大的运动自由度和范围。其他关节，比如胫腓关节，则具有有限的运动潜力。身体的神经肌肉系统会掌控各个关节处的运动潜力，会协调关节的动作，从而决定着我们执行目的性运动（从简单的日常任务到娴熟表演者进行的复杂运动）的能力。

推荐读物

Alexander, R.M. (2000). *Bones: The unity of form and function.* New York: Basic Books.

Jenkins, D.B. (2008). *Hollinshead's functional anatomy of the limbs and back* (9th ed.). Philadelphia: Saunders.

Levangie, P.K., & Norkin, C.C. (2011). *Joint structure and function: A comprehensive analysis* (5th ed.). Philadelphia: Davis.

MacKinnon, P., & Morris, J. (2005). *Oxford textbook of functional anatomy* (2nd ed., Vols. 1-3). Oxford: Oxford University Press.

Neumann, D.A. (2016). *Kinesiology of the musculoskeletal system.* (3rd ed.). St. Louis: Mosby.

Nordin, M., & Frankel, V.H. (2001). *Basic biomechanics of the musculoskeletal system* (3rd ed.). Philadelphia: Lippincott Williams & Wilkins.

第 4 章　骨骼肌

目标

学完本章之后，你将能够完成以下事项。

- ▶ 描述骨骼肌的结构和功能。
- ▶ 描述肌肉动作的类型。
- ▶ 解释肌肉动作中的步骤。
- ▶ 识别肌纤维类型和肌纤维排列。
- ▶ 解释肌肉的长度–张力和力量–速度的关系。
- ▶ 描述伸展–收缩循环及其功能含义。
- ▶ 解释说明肌肉肥大的过程。
- ▶ 解释肌肉的命名方式。
- ▶ 确定肌肉的功能动作。
- ▶ 识别身体主要关节处的肌肉动作。
- ▶ 描述肌肉损伤及其后果。

在我们身体的所有组织中，肌肉在产生力量的能力方面是独一无二的。为了理解肌肉在运动中的作用，我们首先需要了解肌肉的结构和功能基础。本章的重点是骨骼肌的结构和功能，包括肌肉动作的生理学和力学原理、影响肌肉发力的因素、肌肉动作的神经控制以及肌肉的适应性。

骨骼肌的特性

骨骼肌占我们体重的 40% ~ 45%，它对人体的整体机能有一些重要的作用。在当前背景下，肌肉最重要的作用是产生人体运动（从基本的日常活动到极限的运动表现）所必需的力量。肌肉动作大部分处于自主控制之下，但是也可能通过反射作用诱发（例如，迅速躲避疼痛的刺激）或者见于非反射的运动，比如几乎不需要什么自主控制的步行活动。那些我们习惯于执行，进而变成自动的动作（例如，走动、呼吸、咀嚼、咳嗽和伸手拿东西）有时被称为刻板运动。

所有的肌肉都通过以下 4 个功能特性或特征来加以区分。

• 应激性（或感应性）描述的是肌肉对刺激做出反应的能力。骨骼肌的刺激通常都来自于神经系统。神经纤维由沿肌肉长度反向传导的刺激波进行刺激，该传导性是肌肉发力能力的重要特征。

• 收缩性，亦称活动或动作，指的是肌肉产生拉力（或张力）的能力（注意：有些作者用收缩指代肌肉变短或改变其长度的能力）。

• 延展性描述的是肌肉伸长或伸展的能力，是在某个长度范围内发力的结果。例如，当缩短肱二头肌时，肘部会因此而屈曲，肌肉的延展性允许肱二头肌之后会随着肘部的伸展而变长。

• 弹性指的是施加的力被移除后，组织变回其原始长度和形状的能力。例如，当肌肉及其相关的结缔组织被外界拉力拉伸时，力量一旦被移除，它的弹性特性就会使其缩回至未受负荷时的长度。

任何（或所有）这些特性的缺失或受损都会限制肌肉有效运动的能力。

骨骼肌的结构和功能

骨骼肌由能够产生力量的结构（收缩部分）和不能产生力量但仍然对肌肉生理学和力学性能很重要的结缔组织（非收缩部分）组成。由于肌肉细胞（纤维）很脆弱并且容易受损，所以肌肉周围和内部的胶原结缔组织会保护肌肉细胞。从力学角度来讲，结缔组织发挥的作用是在肌肉内以及向相连的结构接收和传递力量。

肌肉的结构等级从整个骨骼肌一直向下延伸至肌丝水平，活跃的发力实际上出现在肌丝这一水平。我们通过先探讨宏观（整体）肌肉结构，接着再探讨微观结构的方式来叙述这些结构水平。

骨骼肌解剖结构和肌肉动作

骨骼肌含有三层结缔组织，它们会保护和支撑肌肉，并帮助赋予肌肉以形状，并且促进胶原纤维在肌肉两端形成肌腱。肌腱胶原纤维穿入骨骼基质，从而使得收缩的肌肉能够产生关节的运动。肌外膜是包围整个肌肉并将肌肉与外围组织隔离开的外层结缔组织。在每块肌肉内，名为肌束的肌纤维束相互之间由肌束膜隔开。与肌束膜相连续并组成结缔组织最内层的是肌内膜，它包裹着每根肌纤维（参见图 4.1）。

肌纤维膜的原生质膜包裹着每根肌纤维，并形成了名为横小管（T 管）的细管，这些细管贯穿肌纤维（参见图 4.2）。这些横小管至关重要，因为它们形成了通道，这些通道可以让电信号穿过肌纤维，这些电信号会刺激肌肉收缩。

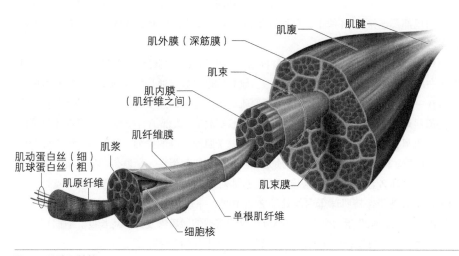

图 4.1 骨骼肌结构

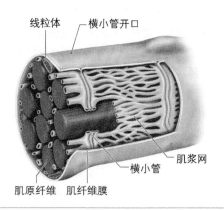

图 4.2 肌纤维结构

在微观层面上，每根肌纤维由肌原纤维组成，而每根肌原纤维由结构、调节和收缩蛋白质组织而成的离散单元（称作肌小节）组成。每根肌原纤维被充满液体的膜囊系统（称作肌浆网）包围。在横小管的每一侧，有肌浆网，又叫终池，肌浆网膨大端会存储肌肉收缩所需的钙离子。肌小节是每根肌原纤维的功能性收缩单元（参见图4.3）。每个肌小节以Z盘（Z线）为界，并且包含肌动蛋白丝和肌球蛋白肌丝。肌小节有多小呢？一根10毫米长的肌原纤维含有约4000个首尾相连的肌小节。由于肌动蛋白丝和肌球蛋白丝的平行排列、肌原纤维以及各自肌小节的排列方式，所以骨骼肌呈现条纹状或横纹状。

肌小节含有三种蛋白质：（1）在收缩期间产生力量的收缩蛋白质（肌动蛋白和肌球蛋白）；（2）帮助开启和关闭收缩过程的调节蛋白质；（3）维持肌动蛋白和肌球蛋白肌丝的结构蛋白质（例如，肌联蛋白和肌间蛋白）。

收缩蛋白质由肌球蛋白和肌动蛋白肌丝（或分别称为细肌丝和粗肌丝）组成。所有肌球蛋白分子的尾部都连接在M线上，而肌球蛋白的头部都处在接近Z线的位置，并且位于肌动蛋白丝之间（参见图4.3）。

每根肌动蛋白丝都固定在Z线上，并向肌小节中间或M线延伸。肌动蛋白丝也包含两种调节蛋白质，称作原肌球蛋白和肌钙蛋白。原肌球蛋白分子通过延长肌动蛋白丝长度的连续链结合在一起，而肌钙蛋白分子位于每对原肌球蛋白分子的连接处。当肌肉处于放松状态时，这些原肌球蛋白链将覆盖肌动蛋白丝上的肌球蛋白-头部结合位点。除了刚才讨论的收缩蛋白质和调节蛋白质，每个肌小节还包含有助于肌原纤维的排列、稳定性、弹性和伸展性的结构蛋白质。两种重要的结构蛋白质是肌联蛋白和肌间蛋白。肌联蛋白通过将每根肌球蛋白丝同时连接到Z盘和M线上来稳定粗丝的排列方式。从Z盘延伸到粗肌丝起点处的肌联蛋白被认为有助于保持肌球蛋白丝处于Z盘中间，并且它是肌原纤维具有弹性和延伸性的主要原因。因此，肌联蛋白会帮助肌小节在收缩或被伸展后恢复其静息长度。肌间蛋白分子组成了可将肌球蛋白丝和肌联蛋白丝固定在肌小节中间的M线。

肌肉动作类型

肌肉动作（亦称收缩）是一种内在的状态，无论变短、变长或是处于不变的长度，肌肉都会在这种状态下主动地施加力量。肌肉动作有三种类型。

1. 向心（变短）：肌肉在给定关节处产生的转动或旋转效应（力矩）大于（如所举的重物等外力产生的）外界力矩；因此，肌肉能够在克服外界负荷的同时变短。例如，向心肌肉动作用来使处于伸展姿势的肘部屈曲。

2. 等长（isometric, iso= 相等；metric= 长度）：由肌肉产生的力矩与外界产生的力矩相等但方向相反，因此，不发生肢体运动（参见第82页中的"概念应用"）。例如，等长肌肉动作用于将肘部保持在90度屈曲状态。

3. 离心（变长）：由肌肉产生的力小于外界力矩，但是由肌肉产生的力矩会导致关节运动发生的速度慢于外界力矩单独作用时的肢体运动速度。例如，离心肌肉动作使处于屈曲姿势的肘部缓慢地伸展。

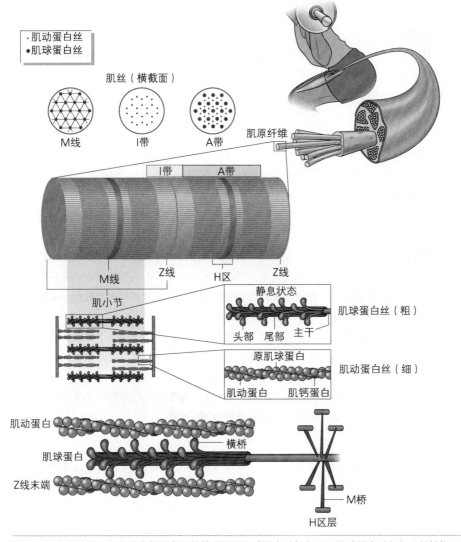

图 4.3 肌小节结构、肌小节内部蛋白丝的排列以及肌球蛋白（粗）丝和肌动蛋白（细）丝的结构

　　如何确定锻炼期间出现的是哪种肌肉动作类型呢？或许最简单的应用是举重。对于任何锻炼（例如，卧推、深蹲、肩推、肘部弯举和坐姿划船），确定举重期间何时在克服重量（即重力），这时便是处于向心阶段。相反，当让重量超过肌肉产生的力量（即当重量随着重力运动）时，您便处在离心阶段。如果在运动过程中的任意时刻，您停住并将重量保持在了一个固定的位置，便处在等长阶段。例如，在仰卧推举中，将重量降低至胸部是离心阶段，而将重量推离胸部则是向心阶段。如果在卧推过程的任意时刻停住并稳住重量，那么您便是正处于等长阶段。运动的肌肉控制会在第 6 章（运动的肌肉控制和运动评估）中得到详细的讨论。

概念应用

等长是真的吗?

源自 iso(意为相同)和 –metric(意为量度或长度),术语等长(isometric)通常用来描述产生的肌肉力量没有引起运动的一些任务。例如,将重物保持在一个固定位置需要等长动作。据此可推断,关节不运动时肌肉也在进行等长动作,或者说肌肉没有改变自身的长度。实际上,当关节保持不动,而同时肌肉产生力量时,整个肌肉肌腱单元都是等长的。然而,在肌肉肌腱单元内,活跃的肌肉会稍微变短一些,并拉长肌腱。肌肉的略微缩短结合肌腱的少量加长导致肌腱单元的长度不发生变化(等长)。当然,肌肉和肌腱的长度变化极小,但是恒定或者不变的关节角度与真正的等长肌肉动作有关这一说法从理论上讲是不正确的。

除了刚才所列的三种动作类型,还有两个重要的术语经常被用来定义肌肉动作的特性。术语等速描述的是绕某个关节的恒定角速度。因此,做出等速向心或等速离心动作是有可能的。等速动作通常在实验中用来测试不同训练器械募集特定肌肉群的相对有效性。通过等速动作,实验者可以控制收缩速度对肌肉发力的影响。

等张字面意思是恒定的张力。这种情况不会在完整的人体(即活体)上出现,因为肌肉力量在持续变化,并且即便有也很少能够在整个运动过程中保持恒定。等张情况几乎只存在于实验室的隔离肌肉标本中。对于人体运动更加精确的一个术语是等惯性,意为恒定的阻力。例如,当用 25 磅(1 磅约为 0.45 千克,此后不再标注)的哑铃进行肘部弯举时,由于外界阻力保持恒定不变,在整个运动过程中都是在进行等惯性动作。

兴奋–收缩耦联

产生肌肉收缩的生理步骤会涉及电信号(动作电势)通过肌纤维膜的传递以及肌球蛋白头部的旋转来产生力量。该过程(称作兴奋–收缩耦联)可概述如下(参见图 4.4)。

1. 电信号(动作电势)沿着下位运动神经元(LMN)的轴突传递至末梢的突触前膜,从而导致钙离子通道开启。

2. 来自外围液体的钙离子(Ca^{2+})流入末梢,并促进突触小泡向突触前膜的运动。每个小泡都含有神经递质乙酰胆碱(ACh)。

3. 突触小泡与末梢的突触前膜结合,并将乙酰胆碱释放至突触间隙(参见图 4.4a)。该过程称为胞吐作用。

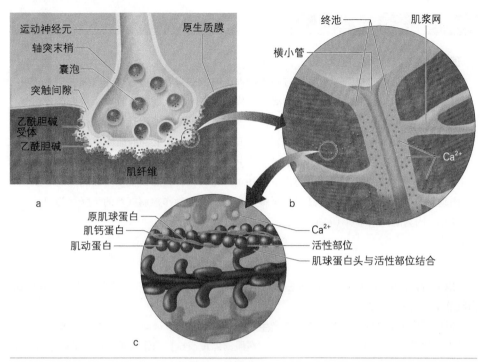

图 4.4 引起肌肉动作的事件序列，称作兴奋 – 收缩耦联

4. 乙酰胆碱穿过突触间隙，并与肌纤维膜上的 ACh 受体相结合。该结合会导致钠离子通道开启，并且如果足够的钠离子进入了肌纤维，那么一个动作电势将会沿着各个方向横穿肌纤维膜。

5. 动作电势继续沿肌纤维膜传递，并且通过横小管进入肌纤维。横小管穿过肌纤维，并且遍布肌原纤维。

6. 在电信号穿过横小管的过程中，会引起钙离子从肌浆网中的释放（参见图 4.4b）。

7. 钙离子接着与肌钙蛋白结合。这种肌钙蛋白与钙离子之间的相互作用被认为会引起原肌球蛋白链移离肌动蛋白丝上的肌球蛋白头部结合位置（参见图 4.4c）。

8. 肌球蛋白头部与肌动蛋白丝结合，并朝着 M 线旋转。必须向肌球蛋白头部加入一种新的能量分子三磷酸腺苷（ATP）来让其脱离肌动蛋白。只要神经信号得以维持、钙离子处于肌钙蛋白界内、为收缩提供能量的三磷酸腺苷得到补充，那么这种肌球蛋白头部的循环就会一直持续。

9. 然而，当刺激停止，并且乙酰胆碱不再从 LMN 末梢释放时，肌肉就会停止收缩。

10. 如果信号停止，钙离子接着就会被有力地泵回至肌浆网，并且肌钙蛋白 – 原肌球蛋白复合体将会返回至其在肌动蛋白丝上的原始位置，从而阻隔肌球蛋白头部的结合位置。随着肌动蛋白丝和肌球蛋白丝之间不再有相互作用，肌肉就会放松并返回至静息或起始长度。

概念应用

退让训练

　　当用超过向心极限的重量进行超负荷训练时，肌肉除了进行离心收缩外别无选择。离心动作，尤其是这种强度的离心动作，会产生最大的肌肉损伤，从而激发最多的再生和生长。这解释了为什么高强度的离心收缩（称作退让训练或受压退让）会深受追求肌肉体积最大化的健美者的欢迎。例如，某个最大卧推重量为180磅的人。如果将重量增加至190磅，推举者便无法利用向心肌肉动作将杠铃从胸部举起。然而，如果推举者在双臂完全伸展的前提下握住190磅的杠铃，那么他便可以利用离心肌肉动作控制较重的重量并将其降低至胸部。利用离心动作控制杠铃的下降称为退让动作，因为肌肉在做负（离心）功。

　　以上所讨论的10个步骤的机械叠加组成了肌肉收缩的滑行模型。滑行模型是公认的肌肉收缩步骤的最优描述。

　　肌球蛋白头部必须旋转多少次才能产生肌肉收缩呢？关节运动的范围决定了每个肌球蛋白头部具体需要进行多少次循环。换言之，在肌肉缩短或拉长动作期间，每个肌球蛋白头部都需要许多重复但又独立的异步动作循环。在等长收缩期间，肌球蛋白头部仍然与肌动蛋白结合，并且旋转来产生力量，但是与向心收缩不同，不会重复该循环来缩短肌肉。在离心收缩期间，外部负荷或体重会阻挡肌球蛋白头部朝M线旋转的正常趋势。肌动蛋白—肌球蛋白耦联仍然在形成，但是随着肌球蛋白头部被迫拉向M线，蛋白质之间的结合会遭到破坏。

肌纤维类型

　　人体的骨骼肌是不同纤维类型的合成体，不同纤维类型的比例因肌肉和人而异。根据力学和收缩特性，骨骼肌被划分为两种不同的纤维类型：Ⅰ类（慢缩）和Ⅱ类（快缩）。Ⅱ类纤维又细分为Ⅱa类和Ⅱx类。

　　从新陈代谢的角度来讲，肌纤维可以归类为氧化型和糖酵解型。由于不同的代谢性质，Ⅰ类纤维被归类为慢氧化型（SO）纤维，而Ⅱ类快肌纤维被进一步划分为两个主要的子类：快氧化糖酵解型（FOG）纤维，即Ⅱa类，以及快糖酵解型（FG）纤维，即Ⅱx类。SO纤维的线粒体、氧化酶、肌红蛋白和毛细血管数量最多，因此主要通过有氧（即利用氧气）途径生成三磷酸腺苷。

　　相反，FG纤维的线粒体、氧化酶和毛细血管相对较少，肌红蛋白含量较低。但是，它们确实会存储大量的糖原，并且主要通过无氧糖酵解（不用氧气的糖代谢）来生成三磷酸腺苷。由于FG纤维含有的肌原纤维最多并且会快速地消耗三磷酸腺苷，所以它们是最强壮和动作最快的纤维。换而言之，FG纤维非常适合剧烈、短时间的无氧运动。如表4.1所示，Ⅱa类纤维通常被称为中间型纤维，因为它们兼有Ⅰ类和Ⅱx类纤维的特征。表4.1列出了一些相关收缩、解剖和代谢特征来区分不同纤维类型。

表4.1　骨骼肌纤维类型的名称和特性

特性	Ⅰ类（SO）	Ⅱa类（FOG）	Ⅱx类（FG）
颜色	红色	白色/红色	白色
肌红蛋白含量	高	中等	低
毛细血管密度	高	中等	低
氧化酶含量	高	中等/高	低
线粒体密度	高	中等	低
存储的脂质	高	中等/高	低
抗疲劳性	高	中等	低
糖原含量	低	中等	高
糖酵解酶含量	低	中等/高	高
肌球蛋白三磷酸腺苷酶含量	低	中等	高
纤维直径	小	中等	大

纤维的别名：
慢缩 = Ⅰ类 = 慢氧化型（SO）；
快缩 = Ⅱa类 = 快速抗疲劳型（FR）= 快氧化糖酵解型（FOG）；
快缩 = Ⅱx类 = 快速疲劳型（FF）= 快糖酵解型（FG）。

纤维类型可能通过训练改变吗？训练或许不会改变神经控制（即，具体的神经元，以及其尺寸、阈值和传导速度），但是它却可以改变纤维的代谢性质。例如，耐力训练可以增加三类纤维的氧化能力，剧烈的耐力训练也具有同样的效果，从新陈代谢的角度讲，开始时是FG型的纤维可能会获得FOG型纤维的代谢性质。尽管从神经学上讲FG型纤维仍然是最快，并且拥有最多肌球蛋白三磷酸腺苷酶活动（用于分解肌球蛋白分子上三磷酸腺苷的酶）的纤维，但是许多运动速度都源于合适的神经系统训练。训练有素且以慢缩为主的运动员也可以速度很快。然而，速度与爆发力的先天优势仍然属于以快缩为主的个体。类似地，耐力的先天优势仍然属于以SO型纤维为主的个体。

肌纤维的募集

神经肌肉接头代表的是下位运动神经元（LMN）与肌纤维膜之间的突触的联系。运动单元是一个单一的LMN，外加其支配或有支配关系的所有肌纤

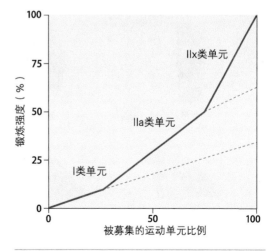

图 4.5　Ⅰ类、Ⅱa类和Ⅱx类运动单元的募集顺序

维。由于一个下位运动神经元只能支配一类肌纤维，因此 SO、FOG 和 FG 的分类方法不仅适用于肌纤维，也适用于运动单元。肌肉收缩是许多运动单元异步并反复激发的结果。当锻炼从低强度逐渐变为高强度时，Ⅰ类纤维会最先被征召，紧接着是Ⅱa类，然后是Ⅱx类（参见图 4.5）。Ⅰ类纤维产生的力量最小，因为它们的肌动蛋白丝和肌球蛋白丝含量最少。Ⅱx类纤维则截然相反，其肌动蛋白丝和肌球蛋白丝数量最多，并且肌球蛋白三磷酸腺苷酶活性最高。

因此，当刺激Ⅱx类纤维时，它们会产生最大的力量，并且产生力量的速度最快。当从低强度锻炼进阶至高强度锻炼时，您的神经系统会按照最需氧（抗疲劳性最强）到最不需氧（最容易疲劳）的顺序募集肌纤维。这种按顺序募集的过程称为海勒曼尺寸法则。然而，如果你想要迅速或爆发性地产生大量的力量或爆发力，神经系统将会通过同时激发所有三类肌纤维的方式来取代这种有氧高效的正常层级关系。在这种情况下，神经系统会优先募集快肌纤维。

肌纤维的排列

骨骼肌内肌纤维的排列都可归为以下几种类别之一（参见图 4.6）：

梭形或长形；

半羽状；

羽状；

多羽状；

三角形或辐射状。

为了确定肌肉的纤维排列，在肌肉草图上从肌肉的起点至止点简单地画一条线。如果肌纤维的走向平行于这条线，则该肌肉属于梭形（例如，肱二头肌和半腱肌）、长形或者方形。在羽状肌中，纤维的定位方向与肌腱的拉力线呈斜角（通常小于30度）。半羽状肌有一组纤维，并且所有的拉力线都相同（例如，半膜肌）。羽状肌有两组角度不同的纤维（例如，股直肌），而多羽状肌有许多组角度不同的纤维（例如，三角肌）。

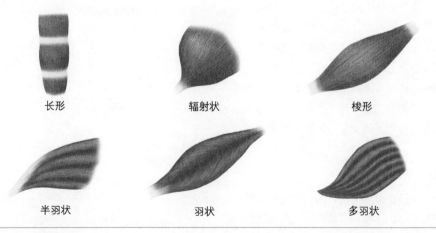

长形　　　　　　辐射状　　　　　　梭形

半羽状　　　　　　羽状　　　　　　多羽状

图 4.6　肌纤维排列

羽状的好处是，对于任何一定量的肌纤维体积，更多的肌纤维会平行地工作，从而为肌肉提供更大的功能性横截面积。换而言之，羽状是身体将更大量的肌纤维容纳到更小体积内的方式，从而形成一种更加适合产生力量而非收缩速度的肌肉。

尽管梭形肌可以产生相当大的力量，但是它们的目的是最大化收缩速度。例如，长度和体积相同的羽状肌和梭形肌，梭形肌会含有更多串联的肌小节，因为其肌纤维与肌腱方向一致。如果两种肌肉都受到刺激，并且所有的肌小节都缩短相同的长度，那么具有更多串联肌小节的肌肉将会在相同的时间内缩短更多的距离。

在归类为三角形（亦称辐射状或扇形）的肌肉中，肌纤维从一个相对较大的起点呈扇形聚向相对较小的止点（例如，胸大肌和背阔肌）。这种设计通过平行及串联容纳无数肌小节的方式将高力量输出与高收缩速度结合在了一起。

尽管训练无法改变肌肉的结构，但是了解肌肉形状的不同之处可以帮助我们认清肌肉损伤的可能性。例如，股四头肌旨在产生力量，而腘绳肌旨在快速收缩。由于它们设计的不同以及腘绳肌（半腱肌、半膜肌和股二头肌长头）横跨髋部和膝部的事实，在爆发性、高爆发力的赛事（比如短跑）中，腘绳肌要比股四头肌更加容易撕裂。

长度-张力关系

我们自 19 世纪末就已经知道，肌肉的长度会影响其等长发力能力（Lieber，2009）。我们在本章的前面讨论了神经系统刺激肌肉产生力量的方式。肌肉的发力还会受到那些不受神经控制的被动因素（例如，肌联蛋白链、肌腱和结缔组织鞘）的影响。

肌肉的发力能力是其长度的函数，如图 4.7 所示。主动部分表示的是肌小节和肌原纤维的发力能力。如果肌小节太短，那么肌动蛋白丝将会完全重叠，肌球蛋白丝将会压在 Z 线上，肌球蛋白头部将无法与肌动蛋白结合，从而导致肌小节将不能产生力量。随着肌小节的伸长，当肌球蛋白头部与肌动蛋白分子之间具有最大的重叠（以及结合能力）时，肌小节便会达到其最优的发力能力。然而，如果肌小节伸展过度，那么将不会有任何肌动蛋白与肌球蛋白的重叠，并且发力能力将会降低至零。

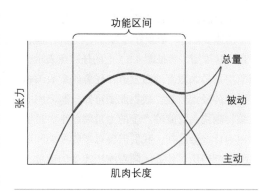

图 4.7　骨骼肌的长度 - 张力关系

随着肌小节的伸长超过了其最优潜力优势，被动因素便开始伸长，并且从力学上想要回弹。正如图 4.7 的长度 - 张力关系所示，随着肌肉的伸长，被动因素在持续增加，并且有助于补偿肌小节发力的损失。因此，肌肉总的发力能力要通过将主动和被动部分进行求和来计算。

用于生成长度 – 张力曲线（参见图 4.7）的数据，最初是采用等长收缩方式从独立的动物肌肉中收集而来的。那么后来长度 – 张力关系是如何应用到人体肌肉上的呢？图 4.7 中增加的竖线表示，在活体中关节不允许将某块肌肉缩短或伸长到这种极限，所有的肌小节在这一极限下都不能够产生力量。请注意，这些竖线的准确位置只是一个近似值，并且会因所分析的肌的不同而发生变化。图 4.7 表明，当某块肌肉最大限度地缩短时，它的发力能力仅仅归因于其主动部分，但是当相同的肌肉最大限度地伸长时，它的发力这时便同时取决于其主动和被动部分。

长度 – 张力关系在应用中更加容易理解。例如，使用站姿负重提踵，能否比坐姿举起更大的重量？腿部在骨盆前倾时能比骨盆平放在健身椅上时弯举起更大的重量吗？两个问题的答案都是能。为什么？在这两种情况下，你都在改变关节的位置来预伸长一块或数块正在被训练的主要肌肉。由于腓肠肌横跨踝和膝，伸展的膝伸长了肌肉，并且增加了其在进行站姿提踵时的发力能力。在坐姿负重提踵时，腓肠肌太短导致不能将发力最大化，从而使该项锻炼对比目鱼肌最为有效，该肌肉仅横跨踝关节，其长度不受膝屈曲和伸展的影响。

腿部弯举锻炼中前倾骨盆或屈曲髋部会拉长股二头肌长头、半腱肌和半膜肌，因此会增加它们在举起期间的发力能力。在腿部弯举期间，踝通常处于解剖学姿势或者轻微地背屈。由于腓肠肌既可屈膝又可跖屈踝，所以背屈延长了肌肉，并且增加了其发力能力。在骑行中会出现相同的动作，骨盆前倾不仅用于改善空气动力学特性，还用于通过增加长度的方式来提高腘绳肌和臀大肌的力量输出。

力量-速度关系

骨骼肌的发力能力在某种程度上依赖于其收缩的速度。这种依赖性称为力量 – 速度关系。力量 – 速度图（参见图 4.8）上的任一点表示，当肌肉被最大限度地激发时，任意给定收缩速度对应的最大力量。根据此图可知，肌肉向心收缩得越快，它能够产生的力量就越小。想要明白为什么会这样，我们需要思考收缩期间肌原纤维都经历了什么。随着缩短速度的增加，连接到肌动蛋白上的肌球蛋白头部数量会减少，因此肌肉产生的力量的能力会降低。当肌肉被最大限度地激发时，等长收缩产生的力量要多于以任何向心动作速度生成的力量。如图 4.8 所示，最大力量会在离心动作中产生。由于力量 – 速度图上的曲线表示肌肉最大限度地被激发，因此大部分日常活动中，肌肉都在曲线下方低于最大强度进行工作。

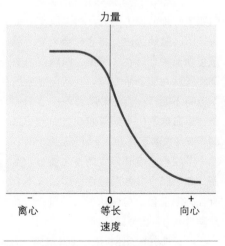

图 4.8　骨骼肌的力量 – 速度关系

要想体验力量 – 速度关系，可以尝试以下实验。进行一系列的哑铃肘部弯举。采用相同的运动范围和正确的姿势，以最大的用力（速度）执行每次重复。开始时不用哑铃，之后使用以 5 磅为增量递增的哑铃，对每种重量进行一次最大速度的弯举，允许在两次弯举之间进行充分的休息，以减少疲劳效应。采用主观术语对每次举的收缩速度进行评级，比如非常快、快速、适中和缓慢等。随着重量的增加，运动会出现什么变化？它会变缓。一旦你无法举起整个运动区间的重量，那么你便已经达到或者非常接近自己的等长极限了。在静态（静止不动）姿势下所保持的重量要大于任何你可以向心举起的重量。

出于演示的目的，假设你的哑铃肘部弯举等长极限为 50 磅。那么从一开始就使用 55 磅的哑铃将没有意义，因为该重量超过了你的向心极限。但是如果观察员将 55 磅的哑铃在最高位置处（即肘部屈曲极限的位置）递给你，那么重物的下降可以利用离心肌肉动作来控制。注意运动发生的方向与重力一致，但是速度要慢于重力让哑铃运动的速度。之后哑铃的重量每额外增加 5 磅，运动将不仅会变得更快，而且会更加难以控制。不久将会达到一个点，重量太重导致你无法抵抗，或者你若抵抗将会有受伤的风险。刚才已经证明，当肌肉被最大限度地激发时，它在离心动作期间可以比等长或向心动作期间应对更多的负荷，并且肌肉向心收缩得越快，它能产生的力量就越少。

伸展–收缩循环

伸展 – 收缩循环是一个紧随离心动作之后的向心动作。该循环的好处是，肌肉正常的向心发力能力会得以增强。人们提出了四种机制来解释这种强化：力量形成的时间、弹性势能、力势差和反射作用（Enoka，2015）。这些机制——以及它们的何种组合适用于特定的运动——仍然存在着争议。

让我们稍加深入地探讨一下其中一个机制——弹性势能。在离心阶段，弹性势能储存在肌联蛋白链和结缔组织鞘中，然后在向心动作期间得以释放。肌肉正常的发力通过额外释放的弹性势能得以加强。附加的好处是弹性势能的存储和释放不需要额外的三磷酸腺苷。向心动作要紧随在离心动作之后，否则有些存储的能量将会以热量的形式耗散。

通常，循环越具爆发性，存储的能量也会越多。如果关节运动的范围太小，存储的能量将会非常少。如果运动的范围过大，可能会存储更多的能量，但是肌肉的杠杆效应可能会受到限制。例如，思考一下用来最大化纵跳的技巧。正常情况下，跳跃者会快速迈几步，通过屈曲髋部、膝和脚踝来减重，接着向上爆发起跳或者是进入运动的向心阶段。如果减重阶段下降太深，髋部和膝伸肌的杠杆效应将会受到限制，从而使其难以在垂直方向爆发。

力量和爆发力型运动员经常会通过进行快速伸缩复合训练的方式在训练中利用伸展 – 收缩循环。快速伸缩复合训练是一种应用了伸展 – 收缩循环力量增强特点的锻炼形式。行走和跑步也利用了伸展 – 收缩循环。然而，由于跑步时关节的运动范围更大以及发力更快，所以跑步者从伸展 – 收缩循环中获得的益处通常要多于步行者。

概念应用

肌肉力量的极致

我们天性中的某些东西似乎在迫近人类表现的极限。无论是传统还是非常规的世界纪录都让我们着迷。在有关慌乱的父（母）亲将汽车抬离受困幼儿的报道中，我们看到了人类力量的极限。对于可以定量的情况，力量极限通过举重比赛的纪录来确定，比如奥运会。

一种测量人类力量的经典方式是硬拉——在双膝锁死及身体挺直的前提下将重物从地面举至某个位置。相对于体重的硬拉纪录由拉玛尔·甘特保持，他在1985年硬拉起了令人难以置信的661磅，成了有史以来第一位硬拉起自身体重5倍重量的人。甘特的体重仅为132磅。

纪录在持续被打破，这引发了非常有趣的问题，比如人类的表现有没有极限？如果有，这些极限是什么？

肌肉肥大

肌肉肥大涉及肌原纤维尺寸和数量的增加，这会增加肌纤维、肌束的尺寸，并最终增加整个肌腹的尺寸。此外，结缔组织必须扩张来容纳不断增加的肌肉尺寸。

为了应答反复的超负荷压力，肌原纤维内的肌小节里会加入新的肌动蛋白丝和肌球蛋白丝，位于肌浆网下方，直到肌原纤维约增加至其初始直径的两倍为止。接着，由于目前仍无法完全弄清楚的原因，肌原纤维会将其纵轴分解开，从而形成两条平行的肌原纤维。研究结果还表明，快肌纤维比慢肌纤维更容易肥大，并且程度更大。因此，相较于一个天生以慢肌纤维为主的人，以快肌纤维为主的人们可能会以更快的速度让肌肉肥大，并且会得到更多的肌肉量。在肌肉肥大期间，肌浆网尺寸必须增大来匹配肌原纤维直径的增加，并且肌小节必须生长来匹配肌纤维尺寸的增大。

尽管等长、向心和离心动作都可以产生肌肉肥大现象，但是离心动作能提供最大的刺激。当重物随重力在离心动作中下降时，神经系统募集的肌纤维较少。这会对涉及的纤维造成更多的肌肉和结缔组织损害，因此会为肌肉生长提供更大的刺激。

肌肉名称

既然已经具备了肌肉功能的基础，我们会继续详细地考查具体的骨骼肌，尤其是那些负责产生和控制躯干和肢体运动的骨骼肌。约600块骨骼肌中不到三分之一在负责大部分的身体运动（参见图4.9）。我们现在将要详细地学习这些肌肉。

肌肉的命名方式各种各样，并且通常名称中的某些词汇有助于描述该肌肉。肌肉的名称可能会描述其尺寸、形状、位置、动作、附着点、肌腹的数量，或者其纤维的方向，如以下各例所示。

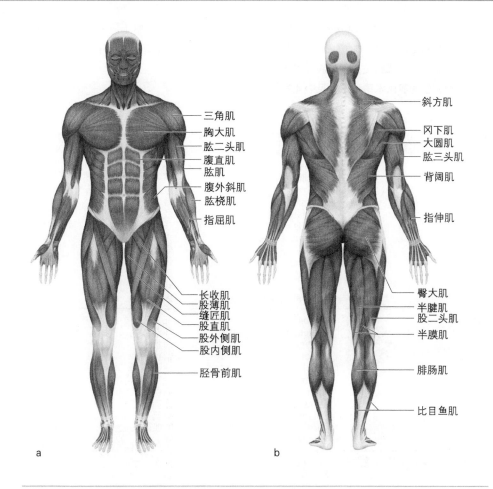

图 4.9 主要的表层骨骼肌：（a）前视图；（b）后视图

• 尺寸：胸大肌是胸前或者胸部区域中最大的肌肉。除了大，其他与尺寸相关的术语包括最大（意为"最大的"，例如臀大肌）、最小（意为"最小的"，例如臀小肌）、长（意为"长的"，例如腓骨长肌）和短（意为"短的"，例如腓骨短肌）。

• 形状：三角肌是一块形状像三角形的肩部肌肉，其名称来自三角形的希腊字母德尔塔"Δ"。斜方肌因其斜方（四边）的形状而得名。

• 位置：胫骨前肌位于小腿的前外侧，与胫骨相连。

• 动作：屈指/趾肌可以屈曲手指或脚趾。

• 附着点：胸锁乳突肌从胸骨和锁骨一直连接至乳突。

• 起点或肌腹的数量：上臂（肱部）前侧的肱二头肌有两个头部或腹部。肱三头肌有三个头部。

• 纤维方向：腹直肌（rectus abdominis）是一种纤维平行于躯干前表面中线的肌肉（rectus同straight，意为"直"）。其他的方向术语包括横向（垂直于身体中线，例如腹横肌）和斜向（与中线斜交，例如腹外斜肌）。

更加完整的肌肉术语清单参见表4.2。

表4.2　肌肉术语

要素	英文术语	含义
尺寸	Brevis	短
	Gracilis	薄
	Lata	宽
	Latissimus	最宽
	Longissimus	最长
	Longus	长
	Magnus	大
	Major	较大
	Maximus	最大
	Minimus	最小
	Minor	较小
	Vastus	大
形状	Deltoid	三角形
	Orbicularis	环形
	Pectinate	齿状
	Piriformis	梨状
	Platys–	扁平状
	Pyramidal	金字塔状
	Rhomboideus	偏菱形
	Serratus	锯齿状
	Splenius	夹肌
	Teres	圆肌
	Trapezius	斜方形
相对于身体轴线的位置或方向	Anterior	前面
	Externus	表层
	Extrinsic	外侧
	Inferioris	下方
	Internus	内部或深层
	Intrinsic	内侧
	Lateralis	侧面
	Medialis	内侧或中间
	Medius	内侧或中间
	Obliquus	倾斜状
	Posterior	后面
	Profundus	深层
	Rectus	笔直或平行
	Superficialis	表层
	Superioris	上方
	Transversus	横向

续表

要素	英文术语	含义
相对于身体部位的位置	Abdominis	腹部
	Anconeus	肘部
	Brachialis	肱部（上臂）
	Capitis	头部
	Capri	腕部
	Cervicis	颈部
	Cleido/clavius	锁骨
	Costalis	肋骨
	Cutaneous	皮肤
	Femoris	股骨
	Glosso/glossal	舌头
	Hallucis/hallux	大脚趾
	Ilio–	髂骨
	Lumborum	腰部
	Nasalis	鼻子
	Oculo–	眼睛
	Oris	嘴巴
	Pollicis	大拇指
	Popliteus	膝后方
	Radialis	桡骨
	Scapularis	肩胛骨
	Temporalis	太阳穴
	Thoracis	胸部
	Tibialis	胫骨
	Ulnaris	尺骨
动作	Abductor	外展肌
	Adductor	内收肌
	Depressor	降肌
	Extensor	伸肌
	Flexor	屈肌
	Levator	提肌
	Pronator	旋前肌
	Rotator	旋转肌
	Supinator	旋后肌
	Tensor	张肌
起点或肌肉头/腹的数量	Biceps	二头
	Triceps	三头
	Quadriceps	四头

　　肌肉有时总体上通过群组名来指代。当使用群组名时，要记住群组名代表的是肌肉的集合，而非某块单独的肌肉。例如，股四头肌是大腿前侧四块肌肉的群组名。股四头肌群包括股内侧肌、股外侧肌、股中肌和股直肌。类似地，腘绳肌群包括股二头肌、半腱肌和半膜肌。其他常见的群组名包括肩袖肌群（肩胛下肌、冈上肌、冈下肌和小圆肌）和小腿三头肌群（比目鱼肌和腓肠肌）。斟酌一下最后的群组名，小腿三头肌似乎与一个事实不符，即该群组只包含两块肌肉，而其名称（triceps）却意味着三个头；但注意腓肠肌有两个头部（内侧和外侧），如此名称便与事实相符了；腓肠肌的两个头部与比目鱼肌的一个头部组成了一个三头肌群或小腿三头肌。

在学习人体众多的肌肉时，注意肌肉名称中的提示可提升学习效能。此外，在学习过程中，尽量让每个肌肉的位置、附着方式和运动可视化，能够看到肌肉及其动作会有助于学习肌肉系统及其功能。只记住表格和清单的学生将自己置于了一个不利的境地，并且会使学习解剖学的任务变得更加困难。

肌肉的功能性动作

你可以通过若干种方式来确定肌肉的动作。最简单的方法之一称作触诊，其涉及皮肤对肌肉动作的感受。例如，当你屈曲肘部时，肱二头肌的隆起非常容易被摸到。显然，触诊只适用于表层肌肉，而不适用于被不同肌肉或其他组织覆盖的深层肌肉。

另一种方法会涉及对肌肉位置及其附着方式的评估。肌肉的动作可以通过对肌肉及其起点和止点进行连线的方式来推导分析（参见图4.10）。画一条连接起点和止点的直线，如有必要可画曲线（例如臀大肌）。回想一下，起点通常保持相对固定（不可移动），而止点通常会朝向起点运动。沿着画好的肌肉作用线标一个箭头，箭头的头部指向起点，让附着在止点处的骨骼朝着连接在起点处的骨骼移动，并观察所产生的运动。就是这么简单。对于双关节的肌肉（例如，半腱肌和股直肌），重复以上程序，但是这次让箭头指向止点。现在，让附着在起点的骨骼朝着附着在止点的骨骼移动，并观察第二个关节处的运动。

当可以用这种方式让关节运动可视化时，你便踏上了理解人体运动的道路。运动的可视化要比死记硬背容易得多。如果你能说出肌肉名称，写出它们的连接方式及功能，并且若有可能，在自己的身上触摸肌肉，那么你对肌肉及其功能的学习将会变得更加简单。最重要的是，尽最大的努力在脑海中形成生动的画面，并用自己的想象力观察运动。

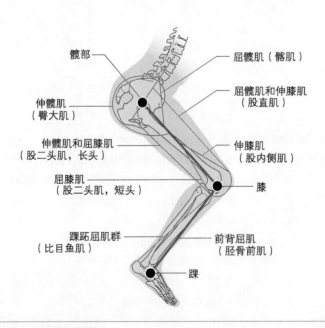

图 4.10 单关节和双关节的肌肉模型

双关节肌肉的功能

　　无数的研究人员（多到无法在此提及）在过去的 40 年甚至更多年间已经对单关节和双关节肌肉的功能进行了探索。大部分工作开始于 20 世纪 80 年代初，研究人员经常使用小腿三头肌群对双关节的腓肠肌和单关节的比目鱼肌进行对比研究。多项研究结果发现，跳跃时，腓肠肌将 25% 的能量从膝传向踝，短跑的跖屈阶段为 28%（Jacobs et al., 1996），并且双关节肌肉（髋部和膝处的股直肌；膝和踝处的腓肠肌）在下蹲垂直跳和跳跃着地期间从近端向远端传递能量（Prilutsky & Zatsiorsky, 1994）。

　　完整的出处请查阅参考文献：

Jacobs, Bobbert, & van Ingen Schenau, 1996.

Prilutsky & Zatsiorsky, 1994.

　　评估肌肉功能的另一种方法是采用肌电图（EMG）。EMG 测量肌肉的电活动，并可让研究人员和临床医师们探索各种运动中的肌肉动作。本章及后面章节中呈现的大部分信息都来自肌电图研究。

　　在我们继续讨论之前，务必要记住以下对术语和表述方式的注释。

　　• 若称肌肉穿过某个关节，意思是它们在该关节处有动作，或者可以产生运动。有些肌肉只在一个关节处有动作，被称作单关节。有些肌肉会穿过两个关节（双关节）、3 个关节（三关节）或者 3 个以上的关节（多关节）。双关节肌肉在人体内很常见。三关节肌肉则比较少见。多关节肌肉主要位于肢体的远端区域（例如，用以移动手指和脚趾的肌肉）。

　　• 通常用以下两种方式中的一种来描述关节动作或运动：利用识别被移动的关节（例如，肘部的屈曲）或者被移动的部位（例如，前臂的屈曲）来描述。两种方法都是正确的，并且每一种在其他文章中也都能见到。

　　• 肌肉动作指的是做向心动作时每块肌肉的动作。

　　• 在特定关节处起作用的所有肌肉在进行或者控制某个运动中的参与程度并不一样。每块肌肉的相对贡献度由许多因素决定，包括肌肉尺寸（横截面积）、神经刺激水平、肌纤维类型的组成、疲劳度、关节位置以及所进行的运动类型。做出最大贡献的肌肉称为原动肌。例如，在踝的跖屈中，相对较大的腓肠肌和比目鱼肌（原动肌）发挥的作用要远大于微小的跖肌。

主要关节的肌肉

　　为了了解肌肉彼此协作的方式，从表 4.3 到表 4.7 以及从图 4.11 到图 4.15 展示了体内每个主要关节处的主要运动，以及为产生和控制这些运动而发挥作用的肌肉。（注意，表中非斜体的肌肉被认为是原动肌。斜体的肌肉表示的是辅助肌。）提醒一下，所描述的肌肉动作是针对向心动作的。肌肉的离心动作控制各自向心动作的反向运动。例如，肱二头肌用向心动作来产生肘部屈曲，用离心动作来控制肘部伸展。

脊柱

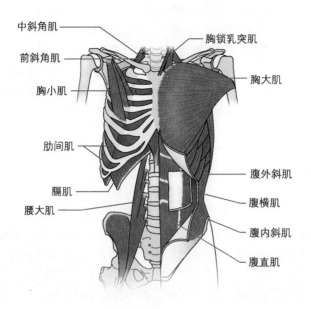

中斜角肌

前斜角肌

胸小肌

肋间肌

膈肌

腰大肌

胸锁乳突肌

胸大肌

腹外斜肌

腹横肌

腹内斜肌

腹直肌

图 4.11 脊柱肌肉

表4.3　脊柱肌肉动作

要素	术语
腹直肌 腹外斜肌 腹内斜肌 *腰大肌（腰部）*	竖脊肌
向同侧旋转	**向反侧旋转**
腹内斜肌	腹外斜肌
侧屈	
腹外斜肌 腹内斜肌 腰方肌 *腹直肌*	

肩带

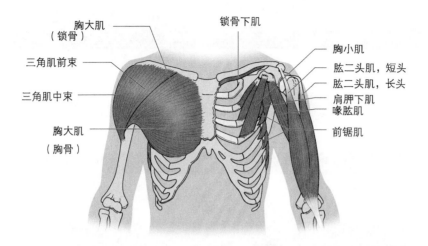

胸大肌
（锁骨）

锁骨下肌

三角肌前束

三角肌中束

胸大肌
（胸骨）

胸小肌

肱二头肌，短头

肱二头肌，长头

肩胛下肌

喙肱肌

前锯肌

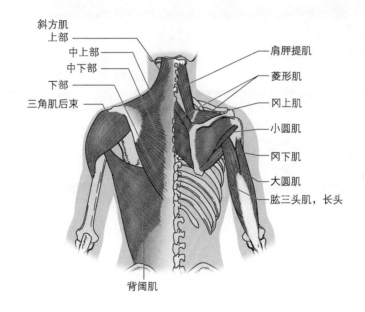

斜方肌
上部

中上部

中下部

下部

三角肌后束

肩胛提肌

菱形肌

冈上肌

小圆肌

冈下肌

大圆肌

肱三头肌，长头

背阔肌

图 4.12 肩带及肩关节的肌肉

表4.4 肩带及肩关节的肌肉动作

肩带	
上提	**下降**
肩胛提肌 上斜方肌 菱形肌	下斜方肌 胸小肌
内收	**外展**
菱形肌 中斜方肌	胸小肌 前锯肌
上回旋	**下回旋**
斜方肌 前锯肌	菱形肌 肩胛提肌 胸小肌
肩关节	
屈曲	**伸展**
胸大肌，锁骨端 三角肌前束 *肱二头肌，短头* *喙肱肌*	胸大肌，胸骨端 背阔肌 大圆肌 三角肌后束 *肱三头肌，长头*
内收	**外展**
背阔肌 大圆肌 胸大肌，胸骨端 *肱二头肌，短头* *肱三头肌，长头*	三角肌中束 冈上肌 三角肌前束 *肱二头肌*
内旋	**外旋**
背阔肌 大圆肌 肩胛下肌 *三角肌前束* *胸大肌* *肱二头肌，短头*	小圆肌 冈下肌 *三角肌后束*
水平屈曲（内收）	**水平伸展（外展）**
胸大肌 三角肌前束 喙肱肌 *肱二头肌，短头*	三角肌中束 三角肌后束 小圆肌 冈下肌 *大圆肌* *背阔肌*

肘、桡尺和腕关节

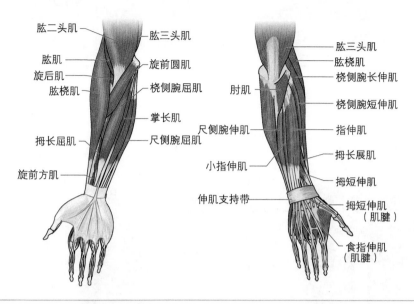

图4.13 肘、桡尺和腕关节肌肉

表4.5　肘、桡尺和腕关节的肌肉动作

肘关节	
屈曲	伸展
肱二头肌 肱肌 肱桡肌	肱三头肌 *肘肌*
桡尺关节	
旋后	旋前
肱二头肌 旋后肌 *肱桡肌** **发挥功能以将前臂旋转至中间或中立位*	旋前圆肌 旋前方肌 *肱桡肌** **发挥功能以将前臂旋转至中间或中立位*
腕关节	
屈曲	伸展
桡侧腕屈肌 尺侧腕屈肌 *指浅屈肌* *指深屈肌* *掌长肌*	桡侧腕长伸肌 桡侧腕短伸肌 尺侧腕伸肌 *食指伸肌* *小指伸肌* *指伸肌*

续表

桡侧屈（外展）	尺侧屈（内收）
桡侧腕屈肌 桡侧腕长伸肌 桡侧腕短伸肌	尺侧腕屈肌 尺侧腕伸肌

髋关节和膝关节

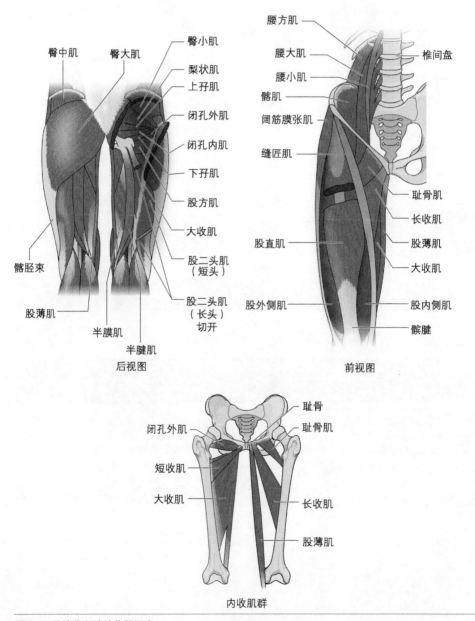

后视图

前视图

内收肌群

图 4.14 髋关节和膝关节的肌肉

表4.6　髋关节和膝关节的肌肉动作

髋关节	
伸展	**屈曲**
臀大肌 半腱肌 半膜肌 股二头肌，长头 大收肌，后侧纤维	腰大肌 髂肌 耻骨肌 股直肌 短收肌 长收肌 大收肌，后上侧纤维 阔筋膜张肌 缝匠肌 股薄肌
外展	**内收**
臀中肌 臀小肌 阔筋膜张肌 臀大肌，上部纤维 腰大肌 髂肌 缝匠肌	耻骨肌 短收肌 长收肌 大收肌 股薄肌 臀大肌，下部纤维
髋关节	
内旋	**外旋**
臀小肌 阔筋膜张肌 耻骨肌 短收肌 长收肌 大收肌，后上侧纤维 半腱肌 半膜肌	臀大肌 梨状肌 上孖肌 闭孔内肌 下孖肌 闭孔外肌 股方肌 腰大肌 髂肌 缝匠肌 股二头肌，长头
膝关节	
伸展	**屈曲**
股内侧肌 股中肌 股外侧肌 股直肌	半膜肌 半腱肌 股二头肌 缝匠肌 股薄肌 腘肌 腓肠肌 跖肌
内旋 *	**外旋 ***
腘肌 半膜肌 半腱肌 缝匠肌 股薄肌	股二头肌

* 只有当膝关节弯曲时才能旋转。

101

踝关节

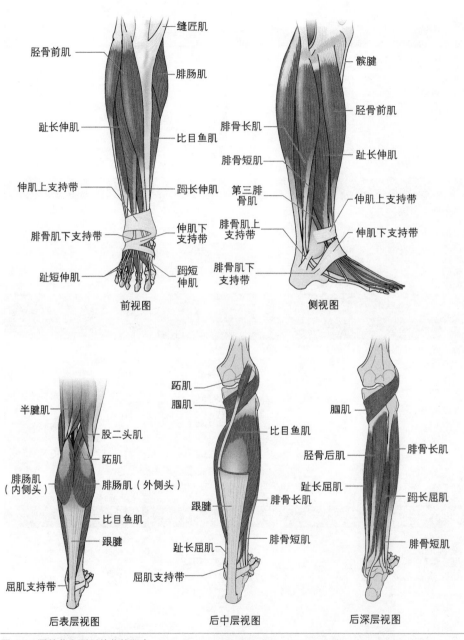

图 4.15 踝关节和距下关节的肌肉

前视图：缝匠肌、胫骨前肌、腓肠肌、趾长伸肌、比目鱼肌、伸肌上支持带、蹬长伸肌、腓骨肌下支持带、伸肌下支持带、趾短伸肌、蹬短伸肌

侧视图：髌腱、胫骨前肌、腓骨长肌、趾长伸肌、腓骨短肌、第三腓骨肌、伸肌上支持带、腓骨肌上支持带、伸肌下支持带、腓骨肌下支持带

后表层视图：半腱肌、股二头肌、跖肌、腓肠肌（内侧头）、腓肠肌（外侧头）、比目鱼肌、跟腱、屈肌支持带

后中层视图：跖肌、腘肌、比目鱼肌、胫骨后肌、跟腱、腓骨长肌、趾长屈肌、腓骨短肌、屈肌支持带

后深层视图：腘肌、腓骨长肌、蹬长屈肌、腓骨短肌

表4.7　踝关节和距下关节的肌肉动作

踝关节	
跖屈	背屈
腓肠肌 比目鱼肌 跖肌 *胫骨后肌* *拇长屈肌* *趾长屈肌* *腓骨长肌* *腓骨短肌*	胫骨前肌 趾长伸肌 第三腓骨肌 *拇长伸肌*
距下关节	
内翻	外翻
胫骨前肌 胫骨后肌 *拇长屈肌* *趾长屈肌* *腓肠肌* *比目鱼肌* *跖肌*	腓骨长肌 腓骨短肌 第三腓骨肌 趾长伸肌

肌肉损伤、疼痛和酸痛

　　尽管骨骼肌能够在不损伤的前提下产生巨大的力量，但是通过肌肉肌腱单元传递过多的力量可能并且经常会造成损伤。肌肉肌腱损伤称为拉伤（strain）。（注意，术语 strain 还可用来描述材料的物理变形，不管损伤或损害有没有发生。这种力学应变会在第 5 章中加以阐述。）

　　拉伤会伴随着撕裂的发生，它可以出现在肌腱和骨骼相连接的位置（骨骼 – 肌腱连接）、肌腱体内、肌腱和肌肉相连接的位置（肌 – 腱或肌肉 – 肌腱连接）或者在肌腹本身。近期的研究表明，肌 – 腱连接处以及与其紧邻的区域是常见的拉伤位置。

　　损伤通常出现在强力拉伸或者用来控制或制动高速运动（例如，冲刺、抛掷和跳跃）的离心运动期间，并且有许多因素会加重损伤，包括疲劳、肌肉不平衡、不灵活和热身不足。

　　某些肌肉似乎更加容易出现拉伤。腘绳肌（位于大腿后侧）的肌肉尤其容易受伤。这在某种程度上是由于这些肌肉是双关节肌（即在两个关节处产生动作）的缘故。这种结构排列方式决定了肌肉长度要由髋关节和膝关节的组合动作来确定。髋关节屈曲和膝关节伸展都会使腘绳肌拉长，同时进行髋关节屈曲和膝关节伸展会让腘绳肌处于一种伸长状态，这种状态会加大肌肉的损伤风险。如果快速地做出这些动作，就像短跑运动员腿部向前划过空中并将脚放在地上的时候，损伤的概率会大大增加。此类腘绳肌损伤通常出现在肌 – 腱连接处。因此，肌肉的宏观和微观解剖结构、双关节肌肉的排列方式以及伴随高速运动的控制都会加剧这部分肌肉拉伤的风险。

概念应用

延迟性肌肉酸痛

　　剧烈运动之后，个体经历肌肉酸痛的情况并不罕见。尽管肌肉酸痛可能在那些刚开始执行运动计划的人身上出现得更为频繁，但是如果显著地增加运动量，它也会发生在训练有素的运动员身上。延迟性肌肉酸痛（DOMS）通常在运动之后的48到72小时呈现。剧烈运动之后对骨骼肌拍摄的电子显微照片显示出了结缔组织、肌小节、肌浆网、肌动蛋白和肌球蛋白丝以及肌纤维Z线的撕裂。DOMS通常会伴随着水肿、压痛和僵硬的症状。

　　尽管我们还不了解产生DOMS的所有因素，但是肌肉损伤似乎是主要的原因。由于离心动作会比向心或等长动作产生更多的损伤，所以离心动作是导致DOMS的主要因素。因此，剧烈运动之后充分的恢复可以让肌肉在不产生持续酸痛的前提下适应运动压力。然而，如果运动员们大幅度地增加运动量，他们可能会再次经历DOMS。由于这种运动诱发的酸痛并不预示着任何严重的损伤或问题，他们通常可以降低强度继续运动。强度较小的运动会通过增加新陈代谢、供应所需营养素以及消除酸痛肌肉代谢产物的方式来加速修复过程。

　　运动期间及之后立即感受到的肌肉疼痛和酸痛通常要归因于组织肿胀（水肿）以及乳酸和其他代谢产物的累积。这些物质从肌肉中扩散出来，直接刺激游离神经末梢或引起水肿，从而导致疼痛。这种情况下的水肿通常是液体从血浆流入肌肉组织的结果。好消息是，正常情况下这类疼痛会在运动后的几小时内消失。

总结评论

　　肌肉是为所有身体运动提供动力的引擎。肌肉显著的特征包括其发力和适应训练的能力。本章为你理解人体骨骼肌的发力方式和影响该发力过程的因素提供了基础。我们沿着从宏观的整体肌肉层面向下到肌动蛋白 – 肌球蛋白层面所涉及的肌肉收缩的微观层面综述了肌肉结构的基础，并讨论了肌肉是如何通过兴奋 – 收缩耦联过程来产生力量的。我们讨论了许多有助于调节力量输出的因素，包括收缩类型、纤维类型、募集、纤维排列、肌肉长度和速度。

　　人体内没有其他组织会比肌肉对剧烈运动的反应更加明显。例如，顶级健美运动员给人的联想是一副完全不同于世界级马拉松运动员的画面。运动员肌肉的尺寸可以让我们很容易地确定，或者至少能使我们猜到他们进行的是耐力、力量、爆发力还是肌肉增大的训练。

　　我们的整体运动由体内600多块骨骼肌相对较小的子集进行控制。体内各个主要关节处的肌群以协调的工作方式来产生和控制运动。在多数情况下，我们几乎不会刻意地去关注它们的工作。我们的神经肌肉系统控制运动的能力非常了不起。通常只有当某件事情影响到了我们运动的能力，比如受伤或残疾，并影响了我们的日常活动，我们才会意识到肌肉每天工作得是多么高效。

在后续章节中，我们会利用该信息来考察肌肉在具体情况下是如何工作来进行日常运动的，以及错误使用和过度使用是如何造成肌肉损伤的。

推荐读物

Behnke, R.S. (2012). *Kinetic anatomy* (3rd ed.). Champaign, IL: Human Kinetics.

Enoka, R.M. (2015). *Neuromechanics of human movement* (5th ed.). Champaign, IL: Human Kinetics.

Floyd, R.T. (2018). *Manual of structural kinesiology* (20th ed.). New York: McGraw-Hill.

Jenkins, D.B. (2008). *Hollinshead's functional anatomy of the limbs and back* (9th ed.). Philadelphia: Saunders.

Levangie, P.K., & Norkin, C.C. (2011). *Joint structure and function: A comprehensive analysis* (5th ed.). Philadelphia: Davis.

Lieber, R.L. (2009). *Skeletal muscle structure, function and plasticity: The physiological basis of rehabilitation* (3rd ed.). Philadelphia: Lippincott Williams & Wilkins.

Martini, F.H., Tallitsch, R.B., & Nath, J.L. (2018). *Human anatomy* (9th ed.). London: Pearson.

MacKinnon, P., & Morris, J. (2005). *Oxford textbook of functional anatomy* (Vols. 1-3). Oxford: Oxford University Press.

McArdle, W.D., & Katch, F.I. (2014). *Exercise physiology: Energy, nutrition, and human performance* (8th ed.). Baltimore: Lippincott Williams & Wilkins.

Neumann, D.A. (2016). *Kinesiology of the musculoskeletal system*: *Foundations for physical rehabilitation* (3rd ed.). St. Louis: Mosby.

Tortora, G.J., & Derrickson, B.H. (2011). *Principles of anatomy and physiology* (13th ed.). New York: Wiley.

第二部分　生物力学及运动控制

　　人体运动必须遵守由艾萨克·牛顿爵士等人提出的力学定律。因此，我们以与运动力学相关的第 5 章（生物力学）开始第二部分的内容。本章对重要的力学术语和概念进行了定性的总结。有了这些基础之后，第 6 章（运动的肌肉控制和运动评估）描述了运动控制公式，这是一组识别负责产生和控制所有人体运动的肌肉的简单步骤。此外，我们认为，重要的运动理念和评估技巧对于全面理解人体运动是至关重要的。

第 5 章　生物力学

目标

学完本章之后，你将能够完成以下事项。

▶ 解释与人体运动相关的主要生物力学领域：运动力学、流体力学、关节力学和材料力学；描述肌肉动作的类型。

▶ 解释普通生物力学的概念和方法，包括线性运动和角运动、重心、稳定性、灵活性和运动平衡。

▶ 解释运动力学的概念：运动学、动力学、力、压力、杠杆系统、扭矩（力矩）、牛顿运动定律、功、功率、能量、动量和摩擦力。

▶ 解释流体力学的概念：流体流动和阻力。

▶ 解释关节力学的概念：运动范围、关节稳定性和关节灵活性。

▶ 解释材料力学的概念：应力、应变、刚度、弯曲、扭转和黏弹性。

运动让我们痴迷，一如数千年前我们祖先对运动的痴迷。艺术家们从人体运动中汲取艺术表现的灵感，科学家们已经让运动成了广泛的科学探究的对象。从科学的观点来看，运动可以从许多方面加以研究，包括解剖学、生理学、心理学和物理学。物理学的一个分支——力学，尤其适用于运动的评估和赏析。在人体运动方面，力学视角属于生物力学领域，其被广义地定义为力学原理在生物有机体和系统中的应用。

为什么说生物力学的研究对于理解人体运动很重要？或许最主要的原因是，我们的运动潜力和局限通常是由力学特性和力学变化来决定的。我们能够跑多快、跳多高以及举起多重的重量都取决于作用在身体内外的力量。生物力学影响人体运动方式的许多细节都会在本章中呈现，并且后续章节中也不断会出现有关力学影响因素的证据的主题。

本章包括了与理解人体运动动力学相关的若干个生物力学领域。我们会从基本的生物力学概念开始，接着再简要地讨论运动力学、流体力学、关节力学和材料力学。

生物力学的概念

许多优秀的文章都对人体生物力学进行了专门的讨论。在单个章节中，我们仅对与理解人体运动最相关的力学概念进行简要的概括。尽管生物力学从根本上来说是一个量化的学科，但是此处采取的方法是抛开数学方面的因素，而将精力放在为理解运动力学提供一个概念框架上面。

讨论生物力学时，我们通常将研究对象称作物体。在该语境下物体意指任何物质的集合。它可以指代整个人体、某个身体部位（例如，大腿或上臂）或者任何其他的物质集合（例如，一块木头）。

组成一个物体的物质数量称为质量。物体的质量与其重量不一样。质量无疑与重量有关，但是这两个术语不应该用作同义词。对于给定质量的物体，其重量取决于重力的影响。在没有重力的情况下（例如，在外太空中），物体没有重量，但是仍然具有自身的质量。地球上的万有引力为物体赋予了一定的重量。由于月球的万有引力较小，因此同一个物体在月球上的重量要比在地球上的轻。类似地，相同的物体在较大星球（例如，木星）上的重量要比在地球上的重，但是质量却是一样的。质量与重量的这种关系如图5.1所示。

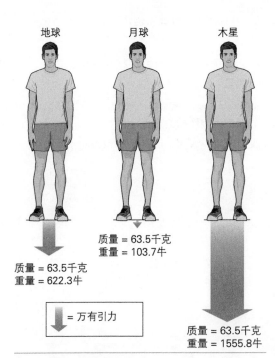

地球　　　月球　　　木星

质量 = 63.5千克
重量 = 103.7牛

质量 = 63.5千克
重量 = 622.3牛

= 万有引力

质量 = 63.5千克
重量 = 1555.8牛

图 5.1 质量与重量之间的关系

线性运动和角运动

在力学术语中，有两种基本的运动形式：（1）线性（亦称平移）运动——物体沿着一条直线（直线运动）或曲线（曲线运动）运动；（2）角（或旋转）运动——物体绕着一根称作旋转轴的固定线转动（参见图 5.2）。例如，行走时大腿绕着一根穿过髋部的旋转轴在矢状面内旋转，小腿绕着一根穿过膝的轴旋转，而足部绕着一根穿过脚踝的轴旋转。

许多人体运动在所谓的一般运动中结合了线性运动和角运动。例如，某人行走期间大腿的运动会涉及整个大腿部分向前的线性运动，以及髋部在屈曲和伸展交替时的角运动。

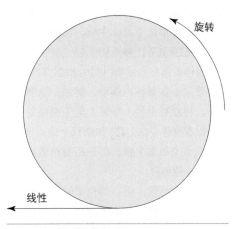

图 5.2 线性运动和角运动

无生命物体的运动也会表现出一般运动的特征。例如，抛出垒球的飞行由线性运动（球的曲线或弧线）和角运动（球的旋转）组成。

在我们探讨运动力学的过程中，线性运动和角运动的概念经常会反复出现。这两种简单运动形式的组合形成了我们日常生活中所表现出的及观察到的运动类型。

重心

任何物体都有一个点，称为质心或重心。尽管质心和重心的定义存在理论上的差异，但是实际上这两个点的意义是相通的，因此这两个术语可以互换使用。

如果将物体的质量浓缩成重心处的一个质点，该点的运动方式将会与物体在原始分布状态时的运动方式完全一样。这一概念在讨论人体运动时非常重要，因为给定物体内所有的点通常并不沿着相同的方向或以相同的速度运动。例如，图 5.3 展示了一名体操运动员在做跳马动作。她所执行的扭转和转动围绕着重心发生，同时重心也在沿着平滑的曲线或弧线运动。

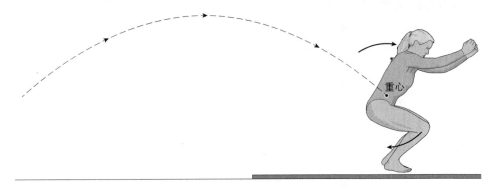

图 5.3 体操运动员从高处跳下时所做的线性运动和角运动

处于正常站姿（或解剖学姿势）时，人体的重心刚好位于第二腰椎的前面。从冠状面来看，重心通常位于身体中线、在地面以上 55% 到 57% 的身高处（参见图 5.4）。

身体各部分的运动（例如，抬起双臂和屈膝）会导致重心在身体内移动。例如，在解剖学姿势下，将双臂上抬（外展）至头顶位置会导致重心沿着身体中线上移。如果只上抬一只手臂，重心也会类似地上移，但是还会稍微地向手臂上抬的一侧偏移。

大多数时候，重心都位于体内。然而，与甜甜圈的重心位于甜甜圈体之外的情形（即，位于孔内）一样，当做出弯腰或屈体姿势（例如在体操动作或跳水动作中）时，人体的重心会位于身体之外（参见图 5.5）。

稳定性、灵活性和运动平衡

站立时，我们通常要用两只脚与地面接触。如果双脚并拢在一起，我们会觉得不如双脚分开时稳定。增加双脚之间的距离会增加所谓的支持面，或者全部与地面相接触的点的轮廓内的面积。几种支持面如图 5.6 所示。支持面对于有效移动和稳定性方面的重要性会在这一部分加以讨论，并且会在第 8 章和第 9 章中再次进行更加详细的讨论，我们会在这两个章节中探讨诸如行走、跑动、跳跃和抛掷等运动。

在任何情况下，在准备运动时，几乎是下意识地，我们都会让自己处在所谓的稳定性—灵活性连续体上。在即将与他人或他物碰触的情况下，我们会尽量加强自己的稳定性；当想要快速运动时，我们会尽量增加自己的灵活性。例如，在准备开始与对手撞击时，美式橄榄球运动员会尽力通过扩大自己的支持面和屈膝来稳定自己。另一方面，如果运动员想要避免碰撞，那么他将会采用另一种身体姿势来加强自己灵活性。

从力学角度来看，影响稳定性和灵活性水平的因素有 5 个。

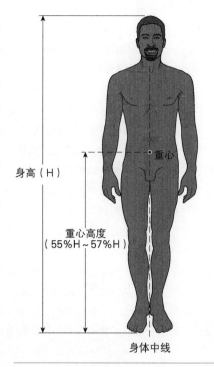

图 5.4 人体重心的位置

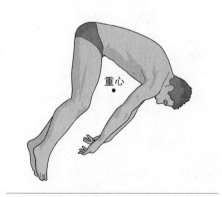

图 5.5 当身体处于弯腰或屈体姿势时，重心处于身体之外

1.*沿受力或即将受力方向的支持面的大小*。通常，增加支持面会增加稳定性。在准备迎接冲击时，我们往往会分开双脚。然而，我们会沿着受力的方向这样做。如果你将遭受来自前方的撞击，你会通过外展髋部的方式朝侧面分开双脚吗？大概不会吧。最有可能的是，你将通过双脚前后交错或前后站立的方式来增加支持面。仅仅增加支持面未必会让你变得更加稳定，支持面必须要沿着受力或即将受力的方向增加。支持增加可以通过将双脚摆成某个姿势，就像前面例子中的那样，或者通过增加触地点的方式来实现。额外的接触点可以通过利用其他的身体部位的方式来实现，就像婴儿用双手和双膝贴着地面爬行或者运动员摆成三点或四点姿势时的情形（参见图 5.7）。年长或受伤的人们也可以通过利用手杖或拐杖来增加接触点，从而增加支持面的方式来增强自身的稳定性（参见图 5.6c）。

2.*重心在支持面以上的高度*。当通过下蹲来提高稳定性时，你降低了重心或者减少了重心在支持面以上的高度。相反，挺直站立会增加重心在支持面以上的高度并降低稳定性。

3.*重心投影在支持面内的位置*。想象你从重心位置径直朝下悬挂一根铅锤线（即一端连有重物的线）。这条线称为重心在支持面内的垂直投影或投影。如果投影移到了支持面之外，你就会变得不稳定，并且要是没有矫正的肌肉动作你将会跌倒。正常站立时，当重心投影位于或靠近支持面的中心时，会比投影靠近支持面的边缘时更加稳定。当另外一个身体就要与你的身体相撞时，你往往会朝着要碰撞的身体倾斜。这种倾斜让投影移到靠近支持面边缘的位置，这样在遭遇冲击时，重心投影需要移动较大的距离才能在另一侧离开支持面并导致你跌倒。

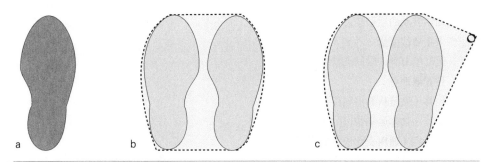

图 5.6 俯视时的支持面示例：（a）单腿站立；（b）双腿站立；（c）挂手杖站立

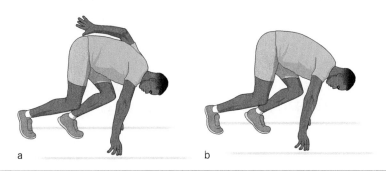

图 5.7 运动员摆成三点或四点姿势时的情形：（a）三点示例；（b）四点示例

4.*物体质量或物体重量*。物体的质量（或重量）会影响稳定性。简而言之，越重的物体越难以移动，因此越稳定。越轻的物体越容易移动，并且越不稳定。

5.*摩擦力*。地面与所有接触点（例如，脚或鞋）之间的交界面上的摩擦阻力会影响稳定性和灵活性。一名年轻的篮球运动员在刚刚擦亮的体育馆地面上试穿自己的新鞋将会遇到相对较高的摩擦力，该摩擦力会增强他的稳定性。相比之下，冬季在结冰的人行道上奔跑时，由于较低的摩擦力将会导致较低的稳定性，并且将会更有可能滑倒。

总之，高稳定性（低灵活性）的特征是支持面大、重心低、重心投影居于支持面中间、物体质量大以及与地面的摩擦力大。相比之下，低稳定性（高灵活性）会在支持面小、重心高、重心投影靠近支持面边缘、物体质量小以及低摩擦力的情况下出现。

运动力学

人体运动源自力学因素，这些因素导致从体内产生或控制运动（内部力学），抑或从外部影响身体（外部力学）。内部力学因素的例子包括由肌肉产生的力量以及由韧带提供的关节稳定性。外部力学因素包括重力、空气阻力和其他施加在身体上的力量（例如，直接冲击）。

运动可以通过描述性的方式进行评估或者通过研究基本受力的方式来加以评估。不考虑所涉的受力而对运动的空间和时间特征所做的描述称为运动学，考虑所涉的受力并对运动所做的评估称为动力学。

运动学

运动学涉及的运动描述会考虑空间和时间，而不考虑产生或控制运动的力。运动学涉及以下 5 个主要的变量。

1. 运动的节奏、时间或特征。
2. 位置或地点。
3. 位移（度量从起点到终点的运动）。
4. 速度（物体运动快慢的量度）。
5. 加速度（速度变化快慢的指标）。

我们可以针对二维或三维的运动来考虑运动学。有些运动模式，比如行走，主要是平面动作，所以进行二维考虑可能就足够了。其他的模式，比如抛掷，是需要进行三维考虑的多平面运动。

时间

运动学变量"时间"为特定事件的持续时长提供了一个量度。在一个跨步期间，某人的脚与地面接触了 0.5 秒，该事件可以作为这种时间（时域）量度的示例。持续时间或者时长有可能较长（例如，马拉松跑可能需要几小时），也可能很短（例如，足球运动员踢球时发力的时间）。

位置

任意时刻某人全身或某部位的位置在决定身体系统的力学特征方面发挥着重要的作用，身体各部位的位置可以定性（例如，腿部外展）或定量（例如，肘部屈曲 90 度时前臂的位置）地加以描述。

位移

当物体从一个位置移动到另一个位置时，我们会沿直线测量从起点到终点位置的位移。这称为线位移。一个物体绕着轴转动则会经历角位移，它用旋转的角度值来度量（例如，膝屈曲了 30 度）。在运动学中，位移和距离之间存在区别。正如已经定义过的，位移需沿着从一点到另一点的直线加以测量。相比之下，距离代表物体在从起点到终点的过程中运动轨迹的总体量度。图 5.8 展示了位移与距离之间的差异。

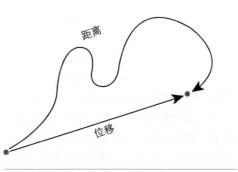

图 5.8 位移与距离的对比

速度

速度是物体运动快慢以及运动方向的量度。例如，奥运会短跑运动员可能会以 10 米 / 秒的线速度沿直线从起跑架跑到终点线。速度还可以用来测量角运动，比如垒球投手以每秒 1000 度的角速度沿逆时针方向甩动手臂时的情形。通常在习惯用语中，术语速度和速率经常可以互换使用。然而，在力学术语中，它们尽管相关但却具有截然不同的含义。速度是一个矢量（有大小和方向），而速率是一个标量（只有大小）。跑步者的速率可能是 5 米 / 秒。要想将运动量度转变为速度，我们必须表明跑动的方向（例如，向北 5 米 / 秒）。

加速度

加速度度量的是物体速度的变化。线加速度用线速度的变化量除以变化的用时来计算。类似地，角加速度通过角速度的变化量除以变化的用时来计算。影响人体运动最常见的加速度之一是重力加速度。重力加速度的作用方向朝下，正如在丢球示例中所见的。当球被握住时，它的速度为零。一旦丢开，球便会通过增加其向下的速度来加速。只要有重力的作用，球就会越来越快，直到其达到终端速度为止。线加速度通常以 gs 为单位来表示，其中 1gs 是由地球万有引力产生的加速度（约为 9.81 米 / 秒²）。因此，如果拳击手的头部被对手击中，经历了 5gs 的加速度，那么拳击手承受的击打力足以让头部以 5 倍的重力加速度进行加速。

动力学

运动学描述是分析任何运动重要的第一步。然而，运动学只限于描述运动的空间和时间特征，而不研究所涉及的基本力。由于力导致运动，所以动力学（研究力及其效应）是一个值得学习的领域。我们现在要介绍与力相关的重要概念。

惯性与惯性矩

处于静止状态的物体具有抵抗运动的趋势。由于运动形式有两种（线性运动和角运动），逻辑上就会有两种形式的运动阻力。线性运动的阻力称为惯性，而角运动的阻力称为惯性矩。

正如之前提到的，质量是物质的量。在 SI 单位制（国际单位制）中，质量用千克（kg）来度量。依据常识，物体的质量越大，被移动的难度就越大。抵抗线性移动的阻力称为惯性，它是物质的特性，物质靠它来维持静止或运动状态。为了线性地移动静止的物体，我们必须要克服它的惯性，或者克服它处于其固有位置的倾向。为了将一个箱子从静止位置滑过地面，必须有足够的力推或者拉它，以克服其惯性。

与抵抗线性运动的方式一样，物体也倾向于抵抗各种形式的角运动，包括旋转、弯曲和扭曲（扭转）。用以描述这种抵抗角度或角运动状态变化的阻力的一般术语是惯性矩。在此有必要提醒一句，用于描述角阻力的术语"惯性矩"中使用了"惯性"一词（它刚才被定义为抵抗物体线性位置或运动状态变化的阻力），因此有时会引起混淆。

3 种类型的惯性矩对应 3 种形式的角运动。首先，质量惯性矩描述的是用以抵抗物体绕轴旋转的阻力。拥有固定轴的静止物体（例如，钟摆）会抵抗旋转运动，正如一个已经以恒定角度旋转的物体倾向于维持该角速度，并抵抗其速度发生变化。该理念当然也适用于人体运动。例如，在正常的站姿中，双臂会自然下垂。为了让肢体从该姿势外展或屈曲，它们必须要通过肩关节处的肌肉动作来克服角运动的阻力（即它们的质量惯性矩）。

回想一下，线性运动阻力的大小取决于物体的质量。至于角运动，阻力的大小取决于物质的质量以及质量相对于旋转轴的位置或分布。随着质量远离旋转轴，阻力或质量惯性矩会增加。例如，相比手握在较高位置的球棒（参见图 5.9b），握在端部的球棒（参见图 5.9a）会产生更大的质量惯性矩（即更大的旋转阻力）。

让一个肢体部位的质量靠近或远离关节轴会对整体运动产生较大的影响。例如，一名短跑运动员，在空中摆腿后、准备用脚接触地面时，会尽可能地屈膝，让小腿和脚部的组合质量更加接近髋关节处的旋转轴，从而降低旋转的阻力（质量惯性矩），并让整条腿尽快地摆完自己的弧线。

第二种形式的角阻力——截面惯性矩，是对抗屈曲的阻力。由于我们的肢体在大部分正常的运动中，刚度相对较大（即它们很少会弯曲），因此我们很少考虑到截面惯性矩。然而，如果损伤使某个部位及其包覆的骨骼严重变弯，截面惯性矩将会发挥重要的作用。如果骨骼的强度不足以抵抗弯曲的力，它们就会发生骨折。

第三种形式的阻力——极惯性矩，描述的是对扭曲或扭转的阻力。与弯曲时一样，身体部位的扭转荷载通常较低，极惯性矩的影响极小。但是考虑一下滑雪者在摔倒期间雪橇剧烈扭曲的情况，扭曲的雪橇会向小腿传递一个扭力（扭矩），并且可能会导致胫骨的骨折。在这种情况下，极惯性矩决定着是否会出现伤病以及骨折的严重程度。

后面的材料力学部分会更加全面地讨论抵抗弯曲和扭转的力。

力

力作为人体运动力学的关键因素，是一个施加到人体上并倾向于产生加速度的力学动作

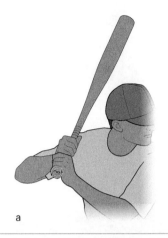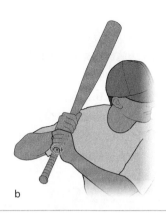

图 5.9 垒球击球手的握拍位置对球棒质量惯性矩的影响

或效果。简单来说，力可以描述成推力或拉力。力的标准（SI）单位是牛（N），它表示将 1 千克的质量沿着力的方向加速至 1 米 / 秒 ^{2} 所需的力（1 牛 =1 千克·米·秒 $^{-2}$ ）。1 磅的力等于 4.45 牛，所以用英制单位测量体重为 180 磅的人在 SI 单位下重 801 牛。

在深入讨论力之前，我们引入了理想力矢的概念。例如，我们考虑某人在站立姿势下施加在股骨头上的力时，关节表面上会分布有无数个单独的力矢量。每个力矢量都有其各自的大小和方向。要分析所有的力矢量将会是一个复杂的任务，需要复杂的仪器仪表和计算机建模。我们可以创建一个代表所有其他矢量净效应的单一力矢量（理想力矢），通过简化来从根本上将该情况理想化。力分布描述信息中丢失的内容可以通过创建具有单一矢量的模型来获取，相关计算和评估可以借助该模型来实现。

理想力矢的概念在许多情况下都是有用的。例如，思考一下物体重心的概念。利用理想力矢，我们可以用一个从身体重心投射下来出的单一矢量来代表身体重量（参见图 5.10）。

动作分析中固有的力是那些作用在人体内或人体上的力，其中有重力（倾向于将身体加速至 9.8 米 / 秒 ^{2} 的下向力）、脚落地时的冲击力、物体与身体碰撞的力（例如，扔过来的球或另一个人的身体）、

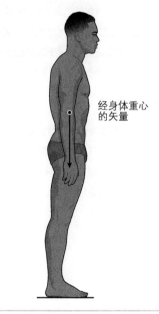

经身体重心的矢量

图 5.10 用作用在身体重心处的理想力矢表示的身体重量

源自：W.C. Whiting and R.F. Zernicke, Biomechanics of musculoskeletal injury, 2nd ed. (Champaign, IL:Human Kinetics, 2008), 48.

肌肉 - 肌腱力、与地面的摩擦力、用来稳定关节的韧带力以及作用在下肢长骨上的压缩力。

力对运动的影响结果取决于以下 7 种与力相关的因素的综合效应（Whiting & Zernicke，2008）。

1. 大小（施加的力是多少？）。
2. 位置（力施加在身体或结构的哪个位置上？）。
3. 方向（力指向哪里？）。
4. 持续时间（是在什么样的时间区间内施加力的？）。
5. 频率（力多久施加一次？）。
6. 变异度（力的大小在施加间隔内是恒定还是变化的？）。
7. 速率（力施加的快慢？）。

概念应用

力和人工关节

假体是一种代替或弥补缺失或受损身体部位的人工装置。假体装置精密的设计和构造，使它能最大限度地像健康肢体那样承受运动中所产生的力。例如，某个小腿截肢的人可能会穿戴一副专门设计的假肢来代替缺失的小腿和脚。假体必须能够以允许人有效行走或跑动的方式来吸收和传递步态支撑期内由地面施加的力。

在重度退化性骨关节炎（OA）病例中，关节可能需要用假体或人造关节来代替。关节置换的过程称为关节成形术。OA 最常影响的是下肢的承载关节。全髋关节置换术（THR），又名全髋关节成形术（THA），以及全膝关节置换术（TKR），又名全膝关节成形术（TKA），是最常见的关节置换术。

在所有的关节置换术中，假体装置会模仿健康的关节。例如，在髋关节处，假体装置的髋臼部分和股骨头组成了一个人造关节（参见图 5.11），该关节非常接近健康髋关节的功能，并且会在负荷活动期间（比如行走、跑动和跳跃）承受关节处的压力。

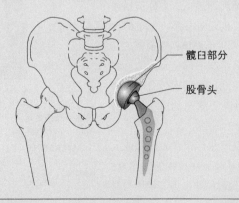

髋臼部分

股骨头

图 5.11 全髋关节置换术

压强

在很多情况下，了解力在接触面上的分布情况非常重要。例如，行走时，足部的接触面积（例如，足跟与足中部）会影响力的分布和损伤风险。一般的损伤机制原则表明，随着受力面积的增加，损伤的可能性会降低。例如，用一定的力让一个锋利的物体与皮肤碰触，与用相同的力让钝物体与皮肤碰触所产生的效果不同。前一种情况可能会导致刺伤，而后一种情况会留下一道瘀伤。

力及其分布的量度是压强（P）。压强为施加的总力（F）除以力受力面积（A）（$P=F/A$）。压强的标准单位帕斯卡（Pa）等于 1N 的力施加到 1 平方米的面积上（1 帕斯卡 =1 牛 / 米^2）。在英制中，压强用磅每平方英寸（psi）来度量。

杠杆系统

多数关节处的大部分动作都是人体结构充当力学杠杆系统的结果。杠杆是固定于单个点上的刚性结构，两种力通过不同的两个点施加到杠杆上。其中一个力通常称为阻力（R），而另一个力称为外加力或作用力（F）。固定点称为轴心（亦称支点或轴心点），是杠杆绕着转动的点（或线）。在人体中，这 3 个要素通常会涉及外加的阻力（R），比如重力，肌肉力量（F）和关节的旋转轴（A）。

这 3 个杠杆系统的要素可能会在空间中以三种不同的配置方式相互关联，从而形成了三种杠杆类别。这些类别之间的差异取决于每个要素相对于其他两个要素的位置（参见图 5.12）。在一类杠杆中，轴心（A）位于阻力（R）和作用力（F）之间。二类杠杆的 R 位于 F 和 A 之间，而三类杠杆的 F 位于 R 和 A 之间。人体内的关节主要是三类杠杆，也有一些一类杠杆和极少的二类杠杆。

人体内的杠杆系统发挥两个重要的功能。首先，它们会增加作用力的效果，因为外力和阻力通常作用在距离轴心不同的位置上，和利用长杆将一块大石头从地面上撬开时的原理一样。在一类杠杆中，增加作用力到轴心的距离会增加轴心另一侧上的力的效果（即更加易于移动石头）。

杠杆的第二个作用是增加运动的有效速率（或速度）。例如，在伸膝过程中（参见图 5.13），给定的角位移使小腿上的各点产生不同的线位移。距膝关节轴较远的点沿着弧线移过的距离要大于距膝关节轴较近的点。因为小腿上所有的点都以相同的角速度运动，所以越远端的点具有的线速度也越高。这在棒球和排球运动中很容易见到。双臂较长的棒球投手投出球的速度有可能要快于双臂较短的投手。在排球运动中，双臂较长的人扣球时手的速度可能会更快。

在完成日常生活中的众多任务中，人体有效地利用了杠杆系统所提供的力量和速度优势。

扭矩（力矩）

在线性运动中，力是产生和控制运动的机械原动力。对于角运动来说，该原动力称作扭矩（T）或者力矩（M）。力矩通常指的是倾向于引起绕轴旋转或扭转的作用效果（参见图 5.14a）。扭矩和力矩的数学定义相同。然而，二者之间存在理论上的差异。扭矩通常指的是由力产生的扭转运动（参见图 5.14b），而力矩与力的弯曲或旋转动作有关（参见图 5.14c）。尽管存在该差异，但是这两个术语仍然经常互换使用。

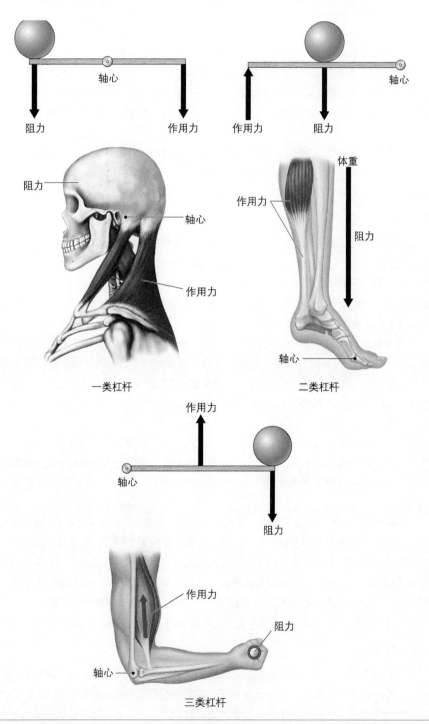

图 5.12 杠杆类别

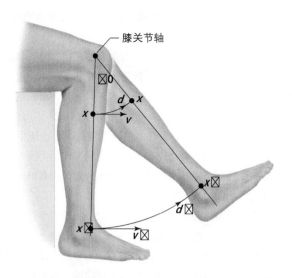

图 5.13 杠杆在增加远端点速度方面的效果

源自：W.C. Whiting and R.F. Zernicke, Biomechanics of musculoskeletal injury, 2nd ed. (Champaign, IL: Human Kinetics, 2008), 78.

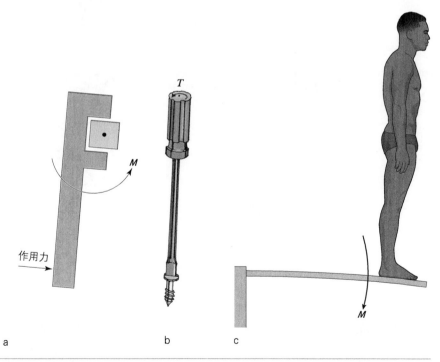

图 5.14 力矩（M）或扭矩（T）的应用示例。（a）施加在扳手的力来拧动螺栓上的螺母；（b）螺丝刀的扭转动作表现出的扭矩；（c）跳水运动员的体重产生了弯曲跳水板的力矩

源自：W.C. Whiting and R.F. Zernicke, Biomechanics of musculoskeletal injury, 2nd ed. (Champaign, IL: Human Kinetics, 2008), 61.

扭矩的大小等于作用力（F）乘以从旋转轴到力作用线的垂直距离（d）。该垂直距离称为力矩臂、扭矩臂或杠杆臂（参见图5.15）。

扭矩的生物力学示例包括：肱二头肌产生绕肘关节的屈曲力矩、伸膝练习时小腿上的重物产生的力矩以及滑雪下落时施加在胫骨上的扭矩（参见图5.16）。扭矩或力矩的标准单位来源于两个术语的积：以牛（N）为单位的力乘上以米（m）为单位的力矩臂，得到的单位是牛顿·米（Nm）。

进一步观察力矩方程（力矩 = 力 × 力臂）可以发现几个在运动生物力学中应用力矩概念时的重要普遍规律。首先，力和力臂之间存在明显的相互作用，该作用会直接影响所施加力矩的大小。要增加力矩，我们可以选择增加力，增加力臂，或者同时增加二者。要减小力矩，我们可以降低力或力臂中的任意一项，或者两项。

与力矩相关的第二个概念虽然叙述起来很简单，但是在应用中却非常重要。这个概念就是：当作用力通过旋转轴或平行于旋转轴施加时，不会产生力矩（扭矩）。该概念可以直接从力矩方程中得出。如果作用力通过旋转轴，那么力臂为零，因此不会产生力矩。通过推门的铰链就可以观察到这一概念的应用。铰链充当门的旋转轴，施加在铰链上的力不会产生力矩，门将不会转动。

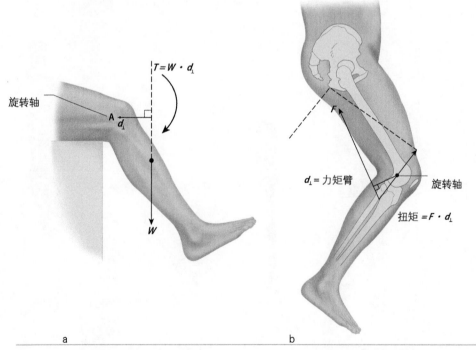

a   b

图5.15（a）力的作用线垂直时膝处扭矩的计算方法；（b）力的作用线不垂直时扭矩的计算会涉及三角函数

源自：W.C. Whiting and R.F. Zernicke, Biomechanics of musculoskeletal injury, 2nd ed. (Champaign, IL: Human Kinetics, 2008), 62.

在体内的关节处，该定律的存在会使组织承受极大的力，但却不会产生力矩。例如，穿过椎骨体中心的压缩力将不会引起椎骨的旋转，但是可能会增加椎骨压缩性骨折的风险。

第 3 个力矩概念源于一项事实，即大多数情况下，所施加的力矩不止一个。系统所做出的反应依据的是净力矩（又作净扭矩）或是将绕着给定轴作用的所有力矩叠加在一起的结果。这一概念的示例可参见简单的肩关节外展练习（参见图 5.17）。作用在手臂和哑铃上的重力会绕着肩关节旋转轴产生一个倾向于内收手臂的力矩。

假如这是唯一的一个力矩，手臂将会在重力效应下立即内收。为了将手臂保持在外展姿势，肩关节必须产生一个沿反向作用的力矩来

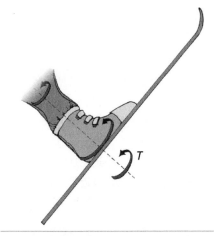

图 5.16 从滑雪板传递并施加到滑雪运动员小腿上的扭转载荷

源自：W.C. Whiting and R.F. Zernicke, Biomechanics of musculoskeletal injury (Champaign, IL: Human Kinetics, 1998), 50.

抗衡由重力产生的力矩。这种抗衡力矩称为反力矩或反扭矩。反力矩在这种情况下倾向于外展手臂。

最终产生的运动取决于这两个力矩的相对大小。将所有绕着给定轴作用的力矩叠加在一起就会得到净力矩。如果两个力矩的大小相等（但方向相反），那么净力矩为零，并且不会产生运动。如果重力产生的力矩超过了外展肌产生的力矩，净力矩就会偏向于重力，并且手臂会内收。另外，如果由外展肌产生的力矩大于由重力产生的力矩，净力矩会有助于肌肉动作，并且手臂会外展。

在我们探讨人体运动的产生和控制细节的过程中，这些与力矩或扭矩相关概念的重要性将会在接下来的章节中变得更加明显。

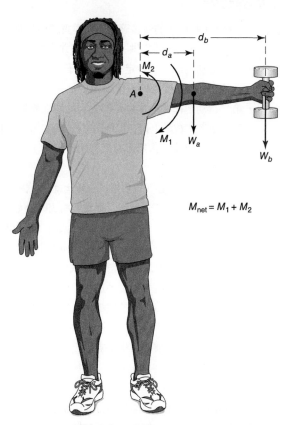

$$M_{net} = M_1 + M_2$$

图 5.17 净力矩按所有绕关节轴作用的分力矩之和计算

机制研究

垂直跳中的运动学和动力学

　　无数的调查研究考察了垂直跳的力学特征，这是一种在许多运动中常见的基础运动技巧，包括篮球和排球运动。举例来讲，邱与同事们（2014）分析了16名在手臂摆动和不摆动前提下进行垂直跳的男子排球运动员。研究人员采用了测力台（测量地面的反作用力）和一套运动分析系统（测量身体各部分的运动学）。他们的研究结果发现，成功的垂直跳表现要求有一定的运动技巧，尤其是由近及远顺序策略的使用。该策略会加强跳跃期间的手臂摆动。此外，他们还发现，由近及远顺序策略的使用可以让伸髋肌、伸膝肌和踝跖屈肌产生更大的净力矩，这会导致下肢关节较大的角加速度，并使骨盆的加速度最大化。

　　完整的出处请查阅参考文献：

Chiu, Bryanton, & Moolyk, 2014。

牛顿运动定律

　　艾萨克·牛顿爵士的众多著名的科学贡献中最重要的是运动定律。牛顿三大运动定律组成了经典力学的基础，并提供了控制运动方式的法则。

- 第一运动定律（惯性定律）：处于静止或运动状态的物体将会倾向于维持静止或运动状态，除非受到外力作用。
- 第二运动定律（加速度定律）：作用在物体上的力将会产生一个与力成正比的加速度，或者从数学上讲，即$F=m \times a$（即，力=质量乘以加速度）。
- 第三运动定律（作用力与反作用力定律）：任何作用力都存在大小相等、方向相反的反作用力。

　　牛顿三大运动定律适用于所有的人体运动。牛顿第一运动定律的本质是，需要力来开始、停止或改变一个物体的运动状态。要是没有力（例如，重力和摩擦力），物体将会持续处于静止或运动状态。例如，溜冰运动员滑过冰面，直到溜冰鞋与冰面之间的摩擦力让她最终停下为止。一名舞者通过向地面施加力来跃向空中开始腾空动作。一旦处于空中，他向上的速度就会被重力的作用减缓，直到他到达跳跃的最高点；接着他会在重力的持续影响下落回地面。

　　牛顿第一定律在太空宇航员的运动中也非常常见。由于失重，宇航员会在航天器舱内四处漂浮。他们其实是通过借助舱壁推或者拉自己的力来保持运动。

　　常见的升降活动为牛顿第二运动定律提供了一个很好的例子。在从地面举起箱子的过程中，举物者必须使出足够的力量来克服重力，并使箱子加速向上。第二运动定律根据施加的力来确定加速度的大小（$F=m \times a$）。对于给定质量（m）的箱子，较大的力（F）会按比例产生更大的加速度（a）。

　　力矩或扭矩的应用会以类似的方式改变物体角运动的状态。为了在抛球时给上肢提速，肩部肌肉和上肢必须产生绕着各自关节轴的力矩来让上肢移动得更快。

牛顿第三运动定律提出，每个作用力都会产生一个大小相等、方向相反的反作用力。这可以在长跑选手的身上见到，他们的脚要与地面接触成千上万次。每次脚接触地面时，脚向地面施加力的同时也会受到来自地面施加的相等的力，因此才有了术语地面反作用力，用以描述地面作用在脚上的力。增加地面反作用力的大小和频率会增大损伤的可能性。

平衡状态

术语平衡状态表示一种物体处于平衡的状况。从力学角度来讲，当力和力矩（扭矩）平衡时物体就会处于平衡状态。通常，静止或者以恒定线速度和角速度运动的物体处于平衡状态。作用在物体上的净力和净力矩等于零。在这种情况下，我们称物体处于静态平衡。受到会引起加速度的外力及外力矩作用的运动物体处于动态平衡状态。静态平衡和动态平衡的概念对于第 7 章讨论论姿势和平衡非常重要。

功与功率

英文术语 work 的使用方式有许多种，在不同的语境下可以指代体力劳动（"我在努力地工作"）、生理能量消耗（"我消耗掉了 200 千卡热量"）或者上班的地方（"我要去上班"）。然而在力学术语中，work 具有特定的含义（中文称为功）。机械功（work）通过力沿着力的方向作用一段位移来实现。根据定义，线性功（W）等于力（F）与物体位移（d）的乘积（参见图 5.18a）。功的标准（SI）单位是焦耳。如果不是所有的力都沿着运动的方向作用（参见图 5.18b），那么只有沿着运动方向作用的力才能用于计算所做的功。

在图 5.19 的例子中，将杠铃从 A 点举到 B 点的过程中所做的功等于杠铃重量（W_b）与 A 到 B 位移（d_{AB}）的乘积。例如，若杠铃重 800 牛，并且升举了 0.5 米，所做的功则是 400 焦耳（800 牛 × 0.5 米）。

功的计算通常不能完全描述出一个物体运动或活动时所表现出的力学机制。例如，以两名材料搬运工为例，他们的工作要求是将箱子从地面抬到转动的输送带上。如果每个箱子重 200 牛，并且输送带距离地面的高度为 1.5 米，那么抬起每个箱子要做的功为 300 焦耳。然而，第一名搬运工可以在 1.2 秒内抬起每个箱子并放在输送带上，而第二名搬运工需要 1.4 秒才能完成任务。由于箱子重量相同，并且移过的距离相同，每个搬运工做了等量的机械功。然而，一名搬运工可以更快地完成任务，所以他们的搬运方式中存在一些力学区别。区别在于做功的速率。功的速率称为功率，按所做的总功除以做功所用的时间来计算（功率＝功 ÷ 时间）。功率用单位瓦特来表示。

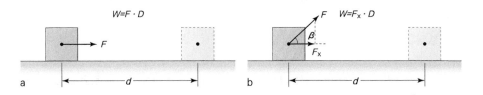

图 5.18 机械功：（a）力沿着位移方向时的线性功；（b）只有部分力沿着位移方向时的线性功

源自：W.C. Whiting and R.F. Zernicke, Biomechanics of musculoskeletal injury, 2nd ed. (Champaign, IL: Human Kinetics, 2008), 67.

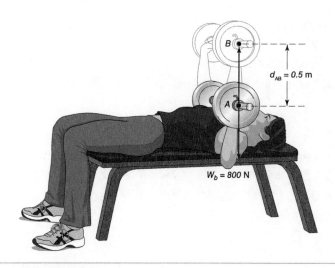

图 5.19 说明所做机械功的卧推

源自：　W.C. Whiting and R.F. Zernicke, Biomechanics of musculoskeletal injury, 2nd ed. (Champaign, IL: Human Kinetics, 2008), 67.

在之前的例子中，两名工人都做了 300 焦耳的功。在 1.2 秒内将箱子抬到输送带上的工人以 250 瓦的功率抬箱子，而用时 1.4 秒的工人以约 214 瓦的功率抬箱子。通常，在更短的时间内完成给定量的功会产生更大的功率输出。

功率还可以表示为力与速度的乘积。许多运动任务（例如，跳跃和抛掷）的成功执行都需要高水平的功率输出。为了提高效率，执行者必须提高输出力，并且要迅速地进行（即高速）。例如，铅球运动员必须既要强壮（高输出力）又要迅速（高速）才能够取得成功。其他需要高功率输出的示例会在后续章节中加以讨论。

能量

能量是另一个具有多种不同含义的术语。一个人可能具有高能量的特征，但如果累了就会耗尽能量。不过，与功一样，能量具有更加具体的含义。能量有很多种形式，包括热能、化学能、核能、电磁能和机械能。机械能是最常见的用于描述和评估人体运动的形式。机械能是做机械功的能力。

- 一个物体的机械能可以根据其动能（运动的能量）或势能（位置或变形的能量）进行归类。
- 给定物体的线动能（E_k）定义为 $E_k=1/2 \times m \times v^2$，其中 m 等于质量，v 等于质心的线速度。
- 角动能（E_k）定义为 $E_k=1/2 \times I \times \omega^2$，其中 I 等于质量惯性矩，ω 等于角速度。能量用焦耳来度量，相同的单位也用于度量功。

在人体运动中，从动能方程中得出的最重要的概念之一是能量是速度（v 或 ω）的平方关系。随着速度的增加，能量按速度平方的函数增加。例如，一名体重为 60 千克的速降滑雪运动员，她的下坡速度由 20 米 / 秒增加到了 25 米 / 秒。她的速度增加了 25%，但是她的线动能增加了 56% 以上。乍看似乎相对较小的速度增加会极大地增加她的动能。如果滑雪运动员意外（不幸）地撞到了其他滑雪运动员或树，较高的能量则会导致严重的损伤。

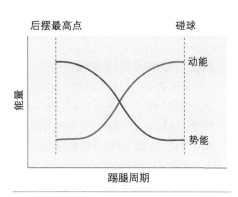

图 5.20 踢腿期间的能量组成

势能也有两种形式。重力势能（位置势能）度量的是物体被抬离基准面高度而做功的势能，基准面通常是地面。描述重力势能的方程是 $Ep=m \times g \times h$，其中 m 等于质量，g 等于重力加速度（约为 9.81 米 / 秒^2），h 等于基准面以上的高度（单位是米）。

势能的第二种形式是变形时储存在物体内的变形（又作应变）能。变形的形式可以是物体被拉伸、压缩、弯曲或扭转。常见的应变能示例包括拉伸的橡胶带或肌腱、撑竿跳运动员的撑竿、箭离弦之前拉弯的弓以及被压缩的椎间盘。当移除引起变形的力时，一部分储存的应变能得以重新利用，而其他的应变能会以热能的形式耗散。

科学家对全身或身体各部分运动动力学的研究通常都假设每个部位都是刚性的（即不能变形）。做了这一简化的假设后，系统中就不会存在应变能的部分。在这些情况下，总机械能仅仅是线动能、角动能和位置势能之和（注意，总机械能还包括热能项，但是由于它相较于其他项可以忽略，所以我们在此省略）。

因此，总机械能等于线动能加上角动能，再加上位置势能。例如，一名足球运动员摆腿踢球的过程。每个下肢部分（大腿、小腿和脚）都具有持续变化的总机械能。让我们关注小腿来解释如何度量总机械能。正如图 5.20 中的数值所示，在腿部后摆的最高点处，动能基本上为零，因为小腿几乎静止不动，而位置势能处于最高值。随着腿部向前朝着足球摆动，位置势能会降低（即小腿下降），并且随着腿部摆动得越来越快，动能会增加。脚与球接触时，腿部的大部分能量被传递到了足球上，足球会朝着目标加速。更多关于踢腿动力学的细节将会在第 9 章中加以叙述。

动量

在体育竞赛中，当一个队表现得非常出色，并且得到了所有的暂停休息时间时，我们就说势头（momentum）在该队选手的这一边。然而，从力学角度出发，动量（momentum）的定义则不同，其可描述为物体运动量的度量。通常，物体越大，并且运动得越快，其动量也就越高。在力学术语中，线动量是质量（m）与速度（v）的乘积。无论增加物体的尺寸（质量）还是速率（速度）都将会增加其线动量。

类似地，角动量或者角运动的量是质量惯性矩（I）与角速度（ω）的乘积。

机制研究

截肢人群跑步步态中的能量传递

研究表明，截肢人群行走和跑步的力学机制与未截肢的人群不同。例如，切尔尼茨基与同事们（1996）开展的一项研究对比了截肢跑步者与非截肢对照者之间的能量传递机制。5 名膝以下截肢并穿戴 SACH（硬踝软跟）假体的研究对象和 5 名对照对象以 2.8 米 / 秒的受控速度跑动，同时收集运动学及地面反作用力的数据。研究人员测量了两组各自通过髋关节的能量，并得出了如下结论。

从完整摆动期中肢体传递出的能量结合该能量流的时域特征表明，能量传递可能是一种自适应的机制，这种机制容许能量在躯干上进行重新分布，而能量的重新分布会在一定程度上补偿支撑期中假肢较低的功率输出。

本质上，健康的肢体在力学上有助于弥补截肢肢体的不足。

完整的出处请查阅参考文献：

Czerniecki, Gitter, & Beck, 1996.

守恒和传递定律

两条定律制约着能量和动量对人体运动的影响：守恒和传递定律。首先，让我们了解一下这些定律是如何应用于动量中的。动量守恒表明，在给定的时间内，系统的线性和角动量的组合或者运动的量有多少是守恒的，以及得到或者失去了多少。该定律是牛顿第一定律的结果，它意味着一个物体的动量是守恒的（即保持相同），除非物体改变了自身的质量或者受到了外力的作用。

例如，沿着沙滩跑步的人根据其体型（质量）和跑步的快慢（速度）会具有一定量的动量。如果停下，他就会失去所有的动量，因为他的速度降为了零。相比之下，当一名短跑运动员在起跑架处等待发令枪时，她的动量为零，因为她静止不动。当发令枪响起时，她会蹬着起跑架并加速。随着速度的增加，她的动量也会增加。在这两种情况下，动量都不守恒。在第一种情况下，动量损失了；在第二种情况下，动量增加了。

动量传递是动量守恒的姊妹定律，其机制是将某个物体的动量传递到另一个物体上。该定律在人体运动中有多种表现形式。在抛掷动作中，抛掷动作期间的动量传递会在动量从近端部位（例如，上臂）向较远端部位（例如，前臂和手）转移的过程中出现。

动量也可以在不同的物体之间传递，例如撞车或者美式橄榄球运动员阻挡或阻截对手时的情形。当传递的动量超过其中一方或两者身体组织的容许范围时，动量传递通常就会造成损伤。

守恒和传递定律同样也适用于能量。能量守恒定律表明，物体的总能量是守恒的（即保持不变），除非物体改变了自身的质量或者受到了外力的作用。与动量传递的方式类似，能量传递解释了能量是如何从一个物体传向另一个物体的。

摩擦力

牛顿第一运动定律告诉我们，运动中的物体倾向于保持所处的运动状态，除非受到外力的作用。外力有可能施加得很突然，比如碰撞，或者强度较小、持续时间较长，比如摩擦力。摩擦力是互相接触的两个物体在接触面上产生的阻力，并且作用方向与即将或实际运动的方向相反。摩擦阻力源自于对立面的微观不规则性，称为表面粗糙度。表面粗糙度倾向于让两个面相互附着，而移动物体的作用力会引起与运动方向相反的微小阻力。

以位于表面上的静止物体为例，静摩擦力会阻止运动，直到施加的力足以克服摩擦阻力为止。随着施加到静止物体上的力不断增加，它会达到克服静摩擦阻力的水平并使物体开始沿着表面滑移。一旦物体开始移动，摩擦力会略有降低，并被称为动摩擦。

摩擦力（F_f）的大小取决于两个因素。第一个因素是摩擦系数（μ），它是一个无量纲的数，通常介于 0 到 1 之间，用来作为两个互相接触表面的材料特性的指标。μ 值接近 0 表明摩擦力非常小（例如，溜冰者滑过结冰的水塘），而 μ 值接近 1 是高摩擦的特征（例如，穿着新鞋的篮球运动员跳步急停在洁净的体育馆地面上）。第二个因素是法向力（N），或者反作用力（R）。通常，法向力是合力垂直作用在表面上的分力。因此，在水平地面上，法向力就仅仅是物体的重量。然而，在斜面上，垂直分力要小于物体的重量。斜面越陡，法向力越小。

概念应用

人造草皮与天然草皮

球场表面的类型和质量在一定程度上决定了运动员的发挥水平和损伤风险。自人造草皮于 1965 年出现以来，有关到底是人造草皮（AT）还是天然草皮（NT）在运动员发挥和损伤风险方面更有利的话题就一直在坊间和调查研究中争议不断。第一代 AT（最初名为"化学草皮"，但随即又更名为"阿斯特罗草皮"）证实效果良好，但同时也存在问题。20 世纪 80 年代的第二代 AT 被大幅度地改善，目前第三代 AT 的设计甚至更好。尽管如此，争议却一直在继续。

有关损伤方面，最重要的变量之一是表面摩擦力。与 NT 场地相比，AT 表面更高的摩擦力可能会提高发挥水平（因为有更大的牵引力），但是更迅速的减速过程可能会潜在地增加损伤风险。研究结果各行其是，不能统一。一项研究（Dragoo et al.，2012）表明，2004 年到 2009 年 NCAA 美式橄榄球运动员"在人造草皮上比赛时，发生了更多 ACL（前交叉韧带）损伤"，同时也强调需要额外的研究来证实这一研究结果。近期由巴拉兹等人（2015）所做的关于在人工合成草皮上比赛的运动员前交叉韧带（ACL）损伤风险的系统综述表明，"高质量的研究确认人工合成橄榄球赛场上的 ACL 损伤率会增加，但是足球的损伤风险没有明显的增加。需要进一步的研究来弄清造成这一明显差异的原因"。最后，由威廉姆斯与同事们（2013）进行的综合分析表明，"在 AT 上损伤的风险在某些情况下可能要比在 NG（天然草坪）上低"。该研究附加了一条声明："然而，在了解更多关于外部因素如何（可能）影响损伤率之前，关于 AT 对运动员安全的影响难以做出最终的结论。"总而言之，需要持续关注。

概念应用

滑膜关节中的摩擦

　　滑膜关节（例如，髋关节、膝关节、踝关节和肘关节）由外层纤维关节囊组成，关节囊的内衬——滑膜会产生滑液。该液体充当润滑剂使两个关节面之间的摩擦最小化并促进关节的运动。滑液降低摩擦的效果有多好呢？相当地出色！研究估计滑膜关节内的 μ_s 大约为 0.01，μ_k 竟低至 0.003。相比之下，冰块滑过冰块的 μ 值介于 0.02 ~ 0.09 之间。

　　计算摩擦力的方程为，$F_f = \mu \times N$，其中 μ 是摩擦系数，N 是法向力。

　　正如前面所提到的，动摩擦要小于最大静摩擦。其结果是，静摩擦系数（μ_s）要大于动摩擦系数（μ_k）。简单来说，$\mu_s > \mu_k$。

　　如果汽车轮胎的转动被阻止（例如，猛踩刹车的时候），汽车会沿着公路滑行。在这种情况下，动摩擦（如前所述）在发挥作用。然而，大多数时候，轮子能够自由地转动，并且汽车会向前行驶。即便是在滚动运动中也有摩擦存在。滚动阻力不如滑动阻力那么明显，因为滚动摩擦要低得多，通常要低 100 ~ 1000 倍。滑动和滚动摩擦阻力的实际值取决于物体的材料特性和接触面以及作用在接触面之间的力。

　　在有些情况下，摩擦力对我们是有利的。实际上，要是没有鞋子与地面之间的摩擦力，我们将无法行走。太少的摩擦可能会导致跌滑和摔倒，比如当某人在结冰的地面上行走时。另一方面，太多的摩擦可能会促成其他类型的损伤。较高的摩擦会导致突然减速，这会引起力和身体组织的较高极限负载。

　　我们所举的例子到目前为止都集中在摩擦力从外部作用在物体上。摩擦力在人体内也发挥着重要的作用。例如，在正常的肢体动作期间，滑膜关节内的摩擦很低，从而可以让肢体在极小的阻力下自由运动（参见本页中的"概念应用"）。

流体力学

　　流体力学是探讨气体和液体特性及行为的力学分支，它在我们对人体运动的研究中发挥着重要的作用。表现生物力学（研究运动力学）、组织生物力学（研究组织的力学反应）和血流动力学（研究血液流动）等不同的领域都依赖于流体力学的基本定律。

　　我们在不同的流体环境内运动，其中空气是主要的气体，而水是主要的液体（例如，在水中游泳）。我们要考虑两种重要的力学特性：流动和阻力。流体流动指的是可以让其运动并制约运动性质的流体（不论是液体还是气体）特征，血液流经动脉可以作为流动的范例。流体还会提供阻力，比如我们在迎风奔跑或在泳池中游泳时遇到的阻力。理解流体流动和阻力对于理解人体运动至关重要。

流体流动

流体流动可以表现出多种运动模式。层流的特征是平稳、基本上平行的运动模式，例如缓缓流动的河流中的水。相反，紊流表现出了一种更加混乱的模式，其特征是存在紊流区和多向的流体运动。动脉血流为这些不同的流动类型提供了一个很好的范例。在动脉血管的中间，血流可能是层流，与动脉血管壁相接触或者动脉血管分支处的血液可能呈现出紊流的样态。影响紊流的因素包括流体流经表面的粗糙度、血管的直径、障碍和流速。

流体阻力

流体阻力有多种表现形式，有些有利于人体运动，而有些被证实是有害的。流体阻力有正效应的例子包括允许人浮在水中的浮力、保持物体处于飞行状态的空气动力以及影响物体在空气中旋转轨迹的马格纳斯力。流体阻力的负效应在迎风骑行的情况下很明显，因为迎风骑行需要骑手额外的体力来抵抗来自风的阻力或在风暴期间作用在悬挂式滑翔翼上的严重和不可预测的力。

流体阻力称为黏度。有时描述为"流体摩擦"，黏度使得流体能够产生和维持流动的阻力，阻力的大小取决于流动的速度。黏度的影响以及其对速度的依赖性可以在一个常见的事例中得到验证。当你的手缓慢地从水中划过时，阻力非常小，增加运动速度则会显著地增大阻力。阻力的增大是由于液体与黏度有关的特性或者是黏性。

流体力学的效应在人体运动（比如游泳）中发挥着不可或缺的作用，流体力学定律在游泳中的具体应用会在第 11 章中讲述。

关节力学

人体运动依赖于人体内数百个关节的动作。正如前面章节中讨论的，运动量取决于每个关节的结构。没有任何两个关节在结构方面是一样的；每个关节都有其独特的组织组合、组织构型和运动潜力。这种关节结构和功能的多样性使人体能够做出复杂的运动模式。

体内的每个关节都有决定关节灵活性的关节活动范围（ROM）。ROM 既因关节而异，也因人而异。能够在不止一个平面内运动的关节在每个特定的运动平面内都有 ROM。注意，不同个体之间的 ROM 相差很大，因此进行个体测量是确定精确关节 ROM 最稳妥的方法。参阅表 3.4 来获取具体关节的平均关节活动范围。与 ROM 密不可分的概念是关节稳定性，或"关节在整个运动范围内维持适当功能性姿势的能力"（Burstein & Wright，1994，p. 63）。

判断关节稳定性的一种方式是考察关节抵抗脱位的能力。稳定的关节对脱位具有较高的抵抗力。不稳定的关节往往更加容易脱位。通过第 3 章中的综述，回想一下，通常关节可以根据稳定性—灵活性连续体来分类，该连续体表明，拥有紧密结合的骨头以及无数根韧带和其他支撑结构，或者被较大肌群包围的关节会非常稳定，并且相对不灵活。骨头结合较松、有限的外部支撑结构有限的或者有极小外围肌肉组织的关节往往非常灵活和不稳定。这种分类方法的典型例外是髋关节，它既非常灵活（在三个主平面上都具有较大的 ROM 潜力）又非常稳定（可由其脱位的罕见性来证明）。

材料力学

到目前为止，我们的讨论主要集中在物体的运动以及影响这些运动的外力上面。在这一部分，我们会暂时将注意力转移到人体的内部力学上面，从而专注于研究组织对外部所施加负荷的内部反应。尽管不与运动力学直接相关，但是基本的材料力学定律确实会影响肌肉骨骼结构的完整性以及损伤的易发性。与损伤有关的受损组织会以多种方式影响运动。因此，了解材料力学的基础知识对于人体运动的研究至关重要。

生物材料（即组织）的人体测量学和力学特性会影响材料对力的反应。力学特性包括尺寸、形状、面积、体积和质量。前面章节中所讨论的组织的结构组成和形式也在其力学反应中发挥着重要的作用。

外界施加的力称为负荷，有三种类型：拉力、压力和剪切力（参见图 5.21）。拉伸（拉力）负荷倾向于将两端拉开，压缩（压力）负荷倾向于将两端压在一起，剪切负荷倾向于产生一层在另一层之上的滑移。

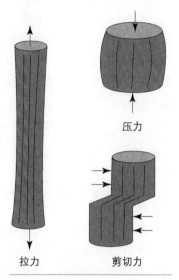

压力

拉力　　　　剪切力

图 5.21 负荷类型

应力和应变

承受外加负荷的组织会产生一个抵抗负荷的内在阻力。在薄薄的橡胶带上，这种阻力极小。相反，钢棒产生的阻力会很大。这种抵抗负荷的内在阻力称作机械应力，是所有材料共有的属性。尽管有时我们察觉不到，但是材料会改变其形状以对外加负荷做出反应。这种形状的改变称为变形或机械应变。

应力和应变之间存在直接的关系，并且这种关系在某个组织中的结果决定其对负荷的反应。例如，承受压力的骨骼会产生很高的阻力，同时变形又非常小。相比之下，皮肤在受到非常小的力时就会变形得相当厉害。肌腱、韧带和软骨的应力－应变反应介于骨骼和皮肤之间。

应力－应变关系可以总结为一个单一的量度，即两个值的比率。该应力－应变比率被定义为材料的刚度。刚度的反面或倒数称作柔度。刚度大的物体，比如骨骼，具有较高的应力－应变比率。更加柔性的材料，比如皮肤，具有较低的应力－应变比率。

弯曲和扭转

之前讨论惯性矩时，我们简单地提到了抵抗弯曲和扭曲（扭转）的阻力。任何相对长细的结构（例如，一根长骨）从力学上讲都可以视为梁，任何力或力矩都倾向于让梁弯曲。弯曲时，结构凹侧（内侧）表面上的材料会承受压应力，而凸侧（外侧）表面的材料会承受拉应力（参见图 5.22）。这些拉伸和压缩应力在梁的外表面处最大，并且朝着梁的中心递减。

任何施加在结构上的扭转动作都会产生扭转负荷，参见从罐子上拧开盖子的简单示例。当扭转负荷施加到某个物体上时就会涉及角阻力。例如，当滑雪者的腿部扭曲时，他的胫骨就会承受扭转负荷（或扭矩）。为应对扭转负荷而产生的内应力会形成阻力以抵抗外界所施加的扭矩。

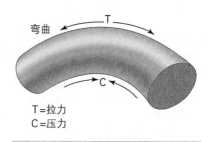

图 5.22 弯曲—凸侧表面上产生拉力，凹侧表面产生压力

黏弹性

正如在材料力学的开始部分所谈到的，材料的力学反应取决于其成分，例如生物组织中包含的流体成分（例如，水）。组织的黏性会提供流动阻力，并且会让组织的力学反应在一定程度上取决于负荷的速率。因此，我们就称该组织的力学反应是与应变速度相关的，这意味着其反应取决于组织变形的速率。例如，快速伸展的肌腱将会比更加缓慢伸展的同一根肌腱更有力和结实。这种应变速率的相关性非常重要，因为组织应变速率与运动速度有关。与较慢的动作相比，迅速的动作会引起不同的组织反应。

另一个重要的组织特性是弹性，它是当负荷移除时组织恢复其原始形状或形态的能力。生物组织很大程度上因其流体成分而兼有黏性和弹性的反应。因此，我们经常将组织描述为具有黏弹性。组织的黏弹特性在其力学反应中发挥着重要的作用，并且间接地会对运动产生较大的影响。例如，快速伸展的肌腱可以存储能量，其中有些会随着肌腱之后的缩短而释放。存储能量的释放可以提高运动表现。例如，一个进行纵跳的人如果在向上跳的前一刻通过快速下蹲来快速地伸展腿内的肌肉 – 肌腱结构，那么她就会跳得更高。之后的章节会讨论更多关于组织特性如何影响人体运动的示例。

总结评论

本章中谈到的大部分力学概念会随着后续章节对人体运动的探讨而变得更加明确。记住，尽管此处的信息被划分成了单独的部分来加以叙述，但是这些概念以复杂、令人着迷的方式相互关联。研究人体运动生物力学的基本挑战之一是辨别出运动、流体、关节和材料力学的突出特征，并将它们融合成通俗易懂且有用的整体。

推荐读物

Enoka, R.M. (2015). *Neuromechanics of human movement* (5th ed.). Champaign, IL: Human Kinetics.

Flanagan, S. (2013). *Biomechanics: A case-based approach*. Burlington, MA: Jones & Bartlett Learning.

Hall, S.J. (2014). *Basic biomechanics* (7th ed.). New York: McGraw-Hill.

Hamill, J., Knutsen, K., & Derrick, T. (2014). *Biomechanical basis of human movement* (4th ed.). Philadelphia: Lippincott Williams & Wilkins.

Knudson, D. (2007). *Fundamentals of biomechanics* (2nd ed.). New York: Springer.

McGinnis, P.M. (2013). *Biomechanics of sport and exercise* (3rd ed.). Champaign, IL: Human Kinetics.

Neumann, D.A. (2016). *Kinesiology of the musculoskeletal system: Foundations for rehabilitation*. St.Louis: Mosby.

Nordin, M., & Frankel, V.H. (2012). *Basic biomechanics of the musculoskeletal system* (4th ed.). Philadelphia: Lippincott Williams & Wilkins.

Whiting, W.C., & Zernicke, R.F. (2008). *Biomechanics of musculoskeletal injury* (2nd ed.). Champaign, IL: Human Kinetics.

第6章　运动的肌肉控制和运动评估

目标

学完本章之后，你将能够完成以下事项。

▶ 描述肌肉功能的概念：主动肌、中和、稳定、拮抗肌以及协同作用。

▶ 利用肌肉控制公式确定动作的肌肉收缩模式。

▶ 解释协调性、有效性和经济性等运动概念。

▶ 描述运动无效的根源。

▶ 描述运动学、动力学和肌电图运动评估方法。

我们在第 4 章中了解到，特定肌肉产生的力会受到多种因素的影响，包括任务的性质、运动的速度、外界阻力的大小、激活水平以及肌肉的长度与速度。此外，肌肉所需的力必须在其他肌肉动作以及力学和肌肉生理学定律的限制下确定。

在大多数运动中，力学和生理学变量在整个运动过程中都在不断地变化，从而使神经系统的工作非常复杂。尽管肌肉控制的方式和原因在一定程度上仍然是未解之谜，但是神经肌肉系统确实在实施动作控制这一事实毋庸置疑。它控制得很完美吗？并非如此。但是在大多数情况下，我们的身体能够很好地完成运动控制工作。

运动肌肉的控制类似于三只熊的儿童故事，这个故事的寓意是东西不能太热或太冷，而应该"恰到好处"。相同的规则也适用于肌肉动作，太多或太少的力都会妨碍动作控制。用未来学家阿尔文·托夫勒的话来说，"过度控制与控制不足一样危险"（1990，p.463）。

有时候，产生太多的力与未产生足够的力一样不利于运动表现，就像某个人刚刚学习执行一项任务时的情形：对特定动作不熟悉的新手可能会过度地募集肌肉，并做出迟疑、滞涩和无效的运动。相比之下，熟练的执行者会合理地利用他们的肌肉，并做出自信、流畅和协调的动作。在运动方面，有时候少即是多。

太多刻意的思考会妨碍运动的有效性，该定律有时被戏称为"分析致瘫症"。在思维及其对运动控制的影响方面，著名的演员兼导演斯坦尼斯·拉夫斯基评述道，"面临巨大压力时，实现肌肉的完全放松尤为重要"（1948，p.94）。

肌肉功能

即便是控制最简单的关节运动，通常也需要若干肌肉作为单个单元协同产生动作。该系统动作称为肌肉协同作用。发挥协同作用的肌肉一起协作，但是其他具有相反功能的肌肉可能会对特定的运动不利。所有肌肉作用在一个关节上的整体或净效应决定了最终的力学效果或动作。

有几个肌肉功能的概念对于理解肌肉协作及肌肉竞相控制动作的方式非常重要：主动肌、中和、稳定、拮抗肌和协同作用。

- *主动肌*　主动产生或者控制单个关节运动或维持单个关节姿势的肌肉称为主动肌。在大多数运动中，几种肌肉一起充当主动肌，并且有些肌肉发挥的作用要大于其他肌肉。

- *中和*　肌肉经常在某个给定的关节上发挥不止一个运动功能。例如，在踝关节处，一块肌肉可能既充当跖屈肌又充当内翻肌（例如，胫骨后肌）。为了产生纯粹的跖屈动作，其他可以产生跖屈及外翻动作的肌肉（例如，腓骨长肌）也需要参与其中。第二种肌肉的外翻动作就会抵消或中和第一种肌肉的内翻动作。这种抵消多余的次要动作的过程称作中和。

- *稳定*　在向心运动期间，肌肉会试图通过将其两个骨附着点拉向一起的方式缩短。在大多数情况下，运动抗性（惯性）最小的骨骼将会移动。当两个骨骼的惯性大小相近时，两个骨骼都会倾向于移动。如果只需要一端运动，另一端必须避免移动或者加以稳定。这种稳定作用由其他肌肉或外力提供。例如，由大腿前侧肌肉做出的髋部屈曲动作，在试图移动股骨使髋屈曲的过程中，髋屈肌也会让骨盆前倾。如果不需要骨盆前倾，那么必须通过腹肌的等长收缩来稳定骨盆，并阻止其运动。

概念应用

超人类力量

我们偶尔会听到有关某人展现出巨大力量的报道，比如将汽车从受困的人身上抬开。这些惊人的壮举涉及了所谓的"超人类力量"或者"精神力量"。这类极限肌肉力量的壮举可能吗？答案并不完全确定。在某些情况下，比如生死存亡的时刻或者受到某种药物影响的时候，人类可以产生远大于一般情况下最大自主收缩中所用的肌力。为什么我们会有这种储备的力量？主要是为了安全起见。极限力量很容易损伤肌肉、肌腱、韧带和骨骼。

在日常生活中，精神（即心理因素）通常是肌肉募集的一个限制因素。例如，当精神被恐惧或药物控制时，身体就可以产生超常的力量，这在很大程度上是由于超常的肾上腺素水平。话虽如此，但是一个人真的可以举起整辆重3000磅的汽车吗？不太可能！在这类传说的实例中，抬车者可能只抬起了汽车的一角，或者仅是汽车总重的一部分。许多有关超人类力量的问题仍然有待解答，因为这类情况下（例如，模拟一个事关生死存亡的情形）可受控的科学研究并不可行。

- *拮抗肌* 抵抗肌肉运动或姿势的肌肉称为拮抗肌。为了更加有效地进行运动，当主动肌在向心动作中主动缩短时，相应的拮抗肌会被动地伸长。当主动肌在离心动作中主动伸长时，相关的拮抗肌会被动地缩短。因此，在许多运动中，主动肌和稳定肌是主动的，而拮抗肌是被动的。

- *协同作用* 主动肌和拮抗肌同时产生动作称作协同作用（又作协同收缩）。例如，协同作用可能出现在一位不熟练的执行者对必要的肌肉募集策略不确定时。然而，熟练的执行者并非没有协同作用。针对熟练执行者的协同作用至少存在4种可能的解释：（1）当肌肉要在维持一定活动水平的前提下变化方向时，运动中主动肌-拮抗肌所需的整体力量可能较少，正好与开-关的工作方式相反。（2）协同作用会增加关节的刚度，从而增加大负荷的运动中所需要的关节稳定性。（3）单关节肌肉（例如，臀大肌）和双关节肌肉（例如，股直肌）的协同作用会增加双关节肌肉作用的关节（例如，膝关节）上的扭矩。（4）考虑到前臂和手部神经的复杂性，手指的精细运动需要复杂的协同作用策略（Enoka，2002）。

注意，术语协同作用仅限于主动肌和拮抗肌的同时作用，不应该用于描述多个主动肌的同时动作。例如，肘部弯举练习期间肱二头肌与肱三头肌的同时活动可以被认为是协同作用。相反，如果肱二头肌处于被动状态（即不活跃），三个肘屈肌（肱二头肌、肱肌和肱桡肌）便不能被认为是协同作用。

脑海中有了这些概念，我们现在要思考一个简单但基本的问题：我们如何确定在产生和控制某个特定运动的过程中有哪些肌肉在起作用？

机制研究

肌肉协同作用

协同作用是一种常见的用于各种运动的神经肌肉控制策略，协同作用的一个主要目的是提供或加强关节稳定性。过去数十年内的无数调查研究对协同作用的考察遍及众多群体、任务和情况，包括行走（Falconer & Winter，1985）和跑动（Osternig et al.，1986）、与年龄相关的平衡变化（Benjuya et al.，2004）、中风之后的步态（Lamontagne et al.，2000）和落地跳（Kellis et al.，2003）。

完整的出处请查阅参考文献：

Benjuya, Melzer, & Kaplanski, 2004.

Dimiano, Martellotta, Sullivan, Granata, & Abel, 2000.

Falconer & Winter, 1985.

Kellis, Arabatzi, & Papadopoulos, 2003.

Lamontagne, Richards, & Malouin, 2000.

Osternig, Hamill, Lander, & Robertson, 1986.

Unnithan, Dowling, Frost, Volpe Ayub, & Bar–Or, 1996.

肌肉动作

运动分析最基本和重要的目标之一是识别出在产生和控制某个特定关节运动的过程中具体是哪些肌肉在起作用。在第4章中，我们陈述了特定的肌肉及其向心收缩。然而，我们知道肌肉可以按三种模式收缩：等长、向心和离心。因此，眼下的任务是要确定特定关节运动下的（1）控制运动所涉及的具体肌肉以及（2）肌肉动作的类型。

下面的肌肉控制公式为确定任意关节运动中所涉及的肌肉及其动作提供了具体步骤。表面上看，该公式似乎有些烦琐和复杂。然而加以练习，你应当就能够迅速地掌握它。最终（通过足够的练习），这将会变为无意识和本能的过程，并且你将不需要刻意地完成公式中的每个步骤就能够分析运动。不过，在形成这些运动分析的本能之前，使用公式还是会有帮助的。

肌肉控制公式

我们以问题陈述来开启对肌肉控制公式的讨论：给定一个具体的关节运动（或姿势），识别出运动（或姿势）的名称、运动平面、外力作用在系统上的效果、肌肉动作类型（即，缩短或向心，伸长或离心，或者等长）以及所涉及的肌肉（即，在产生或控制动作，或者维持姿势的过程中，哪块肌肉或者哪些肌肉在积极地参与）。

现在，我们继续讨论公式本身，它涉及以下6个步骤。

步骤 1：识别出*关节运动*（即，屈曲和外展等）或者*姿势*。

步骤 2：通过询问下面的问题来识别出外力（例如，重力）对关节运动或姿势的影响：
如果没有肌肉动作（即，如果没有激活的肌肉），外力会产生怎样的运动？

步骤 3：根据*步骤 1（#1）*和*步骤 2（#2）*的答案识别出肌肉动作的类型（向心、离心或等长）如下。

　　a. 如果 #1 和 #2 的方向*相反*，那么肌肉便是在*向心动作*中主动地收缩。运动速度不是影响因素。

　　b. 如果 #1 和 #2 的方向*相同*，那么问问你自己，"运动速度如何？"

　　c. 如果运动速度*快于*外力单独作用时产生的速度，那么肌肉便是在*向心动作*中主动地收缩。

　　d. 如果运动速度*慢于*外力单独作用时产生的速度，那么肌肉便是在*离心动作*中主动地伸长。

　　e. 如果没有出现运动，但是如果外力单独作用时会产生运动，那么肌肉在进行*等长运动*。

　　f. 与*重力方向相交*的运动（即，平行于地面）由*向心动作*产生。当重力不会影响所讨论的关节运动时，即需要收缩（向心）动作拉动骨骼来对抗其自身的惯性。运动速度不是影响因素。

至此，我们已经确定了肌肉动作的类型。下一个步骤是识别出哪些肌肉在控制运动。

步骤 4：识别出*运动平面*（冠状面、矢状面或水平面）和*旋转轴*（即，关节绕着转动的线）。该步骤的目的是识别出控制运动的肌肉分布在关节的哪一侧（例如，屈肌跨过关节的某一侧，而伸肌跨过关节的另一侧）。

步骤 5：问问自己，"运动期间，肌肉在关节轴的哪一侧伸长，又是在关节轴的哪一侧收缩？"

步骤 6：结合从步骤 3 到步骤 5 的信息，确定*哪些肌肉必定在产生或控制运动*（或姿势）。例如，如果（从步骤 3 中得出）需要向心（收缩）动作，并且（从步骤 5 中得出）关节前侧的肌肉在收缩，那么前侧肌肉必定在主动地产生运动。在第 4 章中学过的内容让我们可以说出具体肌肉的名称。

肌肉控制公式的应用

让我们通过对一些简单的单关节运动进行逐步的分析来了解一下如何运用肌肉控制公式。对于所有的这些示例，我们都假设不存在拮抗肌的协同作用，该假设通过无须再考虑拮抗肌效应的方式来简化分析过程。主动肌 – 拮抗肌的协同作用会使关节僵硬，并会使关节的运动更加困难。

示例1：**肱二头肌弯举**

思考一个人将关节从姿势 A
（肘关节完全伸展）活动至姿势 B
（肘关节屈曲）过程中简单的肘关
节屈曲动作（参见图 6.1）。

步骤 1：动作为屈曲。

步骤 2：外力（重力）倾向于
伸展肘关节。

步骤 3：运动（屈曲）与由外
力产生的运动相反，
所以肌肉在*向心动作*
中主动地收缩。

步骤 4：运动绕着肘关节出现
在矢状面内。

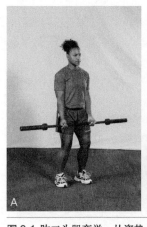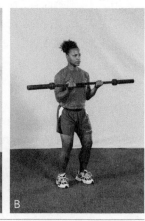

图 6.1 肱二头肌弯举：从姿势 A 到姿势 B 的肘关节屈曲；从
姿势 B 到姿势 A 的肘部伸展

步骤 5：运动期间，关节前面
的肌肉在收缩，而关节后侧的肌肉在伸长。

步骤 6：（从步骤 3 得出）肌肉动作属于向心动作，并且（从步骤 5 中得出）关节前侧
的肌肉在收缩。因此，前侧肌肉在主动地产生运动。利用第 4 章中的信息，我
们得知肱二头肌、肱肌和肱桡肌是负责产生该运动的肌肉。

现在思考一个人将关节从姿势 B（肘关节屈曲）活动至姿势 A（肘关节完全伸展）过程
中的肘关节伸展动作（参见图 6.1）。运动速度缓慢，意味着运动发生的速度要慢于外力单
独作用（即，没有肌肉动作）时的运动速度。

步骤 1：动作为伸展。

步骤 2：外力（重力）倾向于伸展肘关节。

步骤 3：运动（伸展）与由外力产生的运动相同，所以问问你自己，"运动速度如何？"
运动速度缓慢，表明控制动作的肌肉在*离心动作*中主动地伸长。

步骤 4：运动绕着肘关节出现在矢状面内。

步骤 5：关节前面的肌肉在伸长，而关节后侧的肌肉在收缩。

步骤 6：（从步骤 3 得出）肌肉动作属于离心动作，并且（从步骤 5 中得出）关节前侧
的肌肉在伸长。因此，前侧肌肉在主动地控制运动。再次利用第 4 章中的信息，
我们识别出肱二头肌、肱肌和肱桡肌是负责产生该运动的肌肉。

在本例中我们看到，通常被视作肘屈肌的肌肉（即，肱二头肌、肱肌和肱桡肌）可以通
过向心动作来使肘关节屈曲，也可以通过离心动作来控制肘关节伸展。起初，"屈肌"可以
控制伸展的理念似乎有点违反常理。为什么所谓的肘伸肌（即肱三头肌）不控制肘部伸展
呢？答案在于运动速度。比外力产生（没有肌肉动作）的运动更慢的运动由肌肉的离心动作
加以控制，这些肌肉位于会产生向心运动的肌肉的对侧。这种离心控制的理念怎么强调都不
为过。

现在思考一个人将关节从姿势 B（肘关节屈曲）活动至姿势 A（肘关节完全伸展）过程中相同的肘关节伸展动作（参见图 6.1），但是这次活动进行得很快，意味着运动发生的速度要快于外力单独作用（即，没有肌肉动作）时的运动速度。在该动作中，手臂迅速地变为伸展状态。

步骤 1：动作为伸展。

步骤 2：外力（重力）倾向于伸展肘关节。

步骤 3：运动（伸展）与由外力产生的运动相同，所以问问你自己，"运动速度如何？"运动速度很快，表明控制动作的肌肉是在*向心动作*中主动地收缩。

步骤 4：运动绕着肘关节出现在矢状面内。

步骤 5：关节前面的肌肉在伸长，而关节后侧的肌肉在收缩。

步骤 6：（从步骤 3 中得出）肌肉动作属于向心动作，并且（从步骤 5 中得出）关节后侧的肌肉在收缩。因此，肘伸肌，主要是肱三头肌，是负责产生该运动的肌肉。

在这种情况下要重点注意的是，运动速度（快）决定了运动（肘关节伸展）是由肘伸肌的向心动作产生的。在之前的情况下，运动速度（慢）决定了需要肘屈肌的离心动作来控制关节。

示例2：坐姿腿屈伸

思考图 6.2 所示的腿部伸展动作。关节从姿势 A（膝关节屈曲）伸展至姿势 B（膝关节完全伸展）。

步骤 1：动作为伸展。

步骤 2：外力（重力）倾向于屈曲膝关节。

步骤 3：该运动（伸展）与由外力产生的运动相反，所以肌肉在*向心动作*中主动地收缩。

步骤 4：运动绕着膝关节发生在矢状面内。

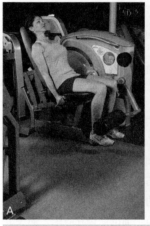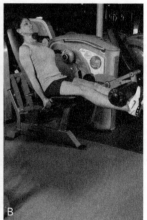

图 6.2 坐姿腿屈伸：膝关节从姿势 A 伸展至姿势 B；膝关节从姿势 B 屈曲至姿势 A

步骤 5：运动期间，关节前面的肌肉在收缩，而关节后侧的肌肉在伸长。

步骤 6：（从步骤 3 得出）肌肉动作属于向心动作，并且（从步骤 5 中得出）关节前侧的肌肉在收缩。因此，前侧肌肉在主动地产生运动。所以，股四头肌（股内侧肌、股外侧肌、股中肌和股直肌）在产生运动。

现在思考将关节从姿势 B（膝关节伸展）活动至姿势 A（膝关节屈曲）过程中的膝关节屈曲动作（参见图 6.2）。运动速度缓慢，意味着运动发生的速度要慢于外力单独作用（即，没有肌肉动作）时的运动速度。

步骤 1：动作为屈曲。

步骤 2：外力（重力）倾向于屈曲膝关节。

步骤 3：该运动（伸展）与由外力产生的运动相同，所以问问你自己，"运动速度如何？"运动速度缓慢，表明控制肌肉是在*离心动作*中主动地伸长。

步骤 4：运动绕着膝关节发生在矢状面内。

步骤 5：关节前面的肌肉在伸长，而关节后侧的肌肉在收缩。

步骤 6：（从步骤 3 得出）肌肉动作属于离心动作，并且（从步骤 5 中得出）关节前侧的肌肉在伸长。因此，前侧肌肉在主动地控制运动。所以，股内侧肌、股外侧肌、股中肌和股直肌在控制运动。

思考将关节从姿势 B（膝关节伸展）活动至姿势 A（膝关节屈曲）过程中相同的膝关节屈曲动作（参见图 6.2），但是这次移动得很快，意味着运动发生的速度要*快*于外力单独作用（即，没有肌肉动作）时的运动速度。在该动作中，腿部迅速地变为屈曲状态。

步骤 1：动作为屈曲。

步骤 2：外力（重力）倾向于屈曲膝关节。

步骤 3：该运动（屈曲）与由外力产生的运动相同，所以问问自己，"运动速度如何？"运动速度很快，表明控制动作的肌肉在*向心动作*中主动地收缩。

步骤 4：运动绕着膝关节发生在矢状面内。

步骤 5：运动期间，关节前面的肌肉在伸长，而关节后侧的肌肉在收缩。

步骤 6：（从步骤 3 得出）肌肉动作属于向心动作，并且（从步骤 5 中得出）关节后侧的肌肉在收缩。因此，后侧肌肉在主动地产生运动。所以，膝屈肌（例如，股二头肌、半腱肌和半膜肌）在产生运动。

示例3：哑铃侧平举

该示例涉及将手臂从体侧（姿势 A）举至与地面平行（姿势 B），如图 6.3 所示。

步骤 1：动作为外展。

步骤 2：外力（重力）倾向于内收手臂。

步骤 3：运动（外展）与由外力产生的运动相反，所以肌肉在*向心动作*中主动地收缩。

步骤 4：运动绕着穿过肩关节的轴发生在冠状面内。

步骤 5：运动期间，关节上面的肌肉在收缩，而关节下侧的肌肉在伸长。

步骤 6：（从步骤 3 得出）肌肉动作属于向心动作，并且（从步骤 5 中得出）关节上侧的肌肉在收缩。因此，上侧肌肉（外展肌）在主动地产生运动。所以，三角肌前束、三角肌后束和冈上肌在产生运动。

现在考虑将关节从姿势 B（外展）移动至姿势 A（内收）过程中的肩关节内收动作（参见图 6.3），这次运动进行得很缓慢。

步骤 1：动作为内收。

步骤 2：外力（重力）倾向于内收手臂。

步骤 3：该运动（伸展）与由外力产生的运动相同，所以问问你自己，"运动速度如何？"运动速度缓慢，表明控制动作的肌肉在*离心动作*中主动地伸长。

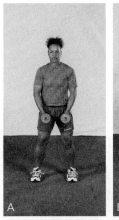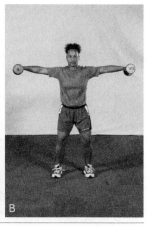

图 6.3 哑铃侧平举：手臂从姿势 A 外展至姿势 B；手臂从姿势 B 内收至姿势 A

步骤 4：运动绕着穿过肩关节的轴发生在冠状面内。

步骤 5：关节上面的肌肉在伸长，而关节下侧的肌肉在收缩。

步骤 6：（从步骤 3 得出）肌肉动作属于离心动作，并且（从步骤 5 中得出）关节上侧的肌肉在伸长。因此，上侧肌肉在主动地控制运动。所以，三角肌和冈上肌在控制运动。

思考相同的肩关节内收动作（参见图 6.3），但是这次移动得很快。在该动作中，手臂迅速地从外展姿势落至体侧。

步骤 1：动作为内收。

步骤 2：外力（重力）倾向于内收手臂。

步骤 3：运动（内收）与由外力产生的运动相同，所以问问你自己，"运动速度如何？"运动速度很快，表明控制动作的肌肉在*向心动作*中主动地收缩。

步骤 4：运动绕着穿过肩关节的轴发生在冠状面内。

步骤 5：运动期间，关节上面的肌肉在伸长，而关节下侧的肌肉在收缩。

步骤 6：（从步骤 3 得出）肌肉动作属于向心动作，并且（从步骤 5 中得出）关节下侧的肌肉在收缩。因此，下侧肌肉在主动地产生运动。所以，肩部内收肌（例如，胸大肌、背阔肌和大圆肌）在产生运动。

示例4：**卷腹**

当进行卷腹练习的时候，锻炼者将躯干从姿势 A（躯干完全伸展）屈曲至姿势 B（躯干屈曲），如图 6.4 所示。

步骤1：动作为屈曲。

步骤2：外力（重力）倾向于伸展躯干。

步骤3：该运动（屈曲）与由外力产生的运动相反，所以肌肉在*向心动作*中主动地收缩。

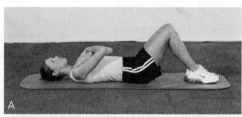

步骤4：运动绕着穿过脊柱不同椎骨的多根轴发生在矢状面内。

步骤5：运动期间，关节前面的肌肉在收缩，而关节后侧的肌肉在伸长。

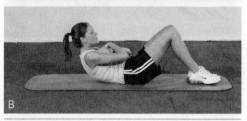

步骤6：（从步骤3得出）肌肉动作属于向心动作，并且（从步骤5中得出）关节前侧的肌肉在收缩。因此，前侧肌肉在主动地产生运动。所以，腹直肌、腹内斜肌和腹外斜肌在产生运动。

图 6.4 卷腹：躯干从姿势 A 屈曲至姿势 B；躯干从姿势 B 伸展至姿势 A

为了回到起始姿势，锻炼者以缓慢可控的方式将躯干从姿势 B（躯干屈曲）伸展至姿势 A（躯干完全伸展）。

步骤1：动作为伸展。

步骤2：外力（重力）倾向于伸展躯干。

步骤3：该运动（伸展）与由外力产生的运动相同，所以问问你自己，"运动速度如何？"运动速度缓慢，表明控制该动作的肌肉在*离心动作*中主动地伸长。

步骤4：运动绕着穿过脊柱不同椎骨的多根轴发生在矢状面内。

步骤5：关节前面的肌肉在伸长，而关节后侧的肌肉在收缩。

步骤6：（从步骤3得出）肌肉动作属于离心动作，并且（从步骤5中得出）关节前侧的肌肉在伸长。因此，前侧肌肉在主动地控制运动。所以，腹直肌，加上腹内斜肌和腹外斜肌的辅助，会再次控制运动。

肌肉动作分析表明，卷腹（及相关）的练习需要几乎连续的腹部肌肉活动，抬起阶段内向心地活动，受控放下阶段内离心地活动。由于存在受伤的风险，因此以快于重力的速度迅速将躯干落回地面既困难又不可取。因此我们不会分析这种情况。

示例5：**站姿提踵**

一个常见的用以强化小腿后方肌肉的练习涉及脚踝单独的跖屈，通常会采用负重或者为此设计的举重机来增加阻力。进行该练习（通常称为提踵或者小腿上提）时，通常脚掌位于较高的平面上，以让脚的后部在下降阶段降低。首先思考从姿势 A（脚踝处于中立的解剖学姿势）到姿势 B（脚踝跖屈）的动作，如图 6.5 所示。

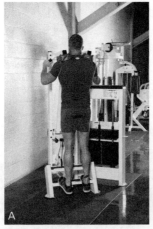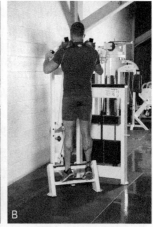

图 6.5 站姿提踵：脚踝从姿势 A 跖屈至姿势 B；脚踝从姿势 B 背屈至姿势 A

步骤 1：动作为跖屈。

步骤 2：外力（重力）倾向于背屈脚踝。

步骤 3：该运动（跖屈）与由外力产生的运动相反，所以肌肉在*向心动作*中主动地收缩。

步骤 4：该运动绕着穿过脚踝的轴出现在矢状面内。

步骤 5：运动期间，关节后面的肌肉在收缩，而关节前侧的肌肉在伸长。

步骤 6：（从步骤 3 得出）肌肉动作属于向心动作，并且（从步骤 5 中得出）关节后侧的肌肉在收缩。因此，后侧肌肉在主动地产生运动。所以，比目鱼肌和腓肠肌在其他足跖屈肌（腓骨长肌、腓骨短肌、胫骨后肌、踇长屈肌、趾长屈肌和踇肌）的略加辅助下产生运动。

在运动的下降阶段，脚踝缓慢地从姿势 B（脚踝跖屈）运动到 A（脚踝中立位）。

步骤 1：动作为背屈。

步骤 2：外力（重力）倾向于背屈脚踝。

步骤 3：运动（伸展）与由外力产生的运动相同，所以问问你自己，"运动速度如何？"运动速度缓慢，表明控制该动作的肌肉在离心动作中主动地伸长。

步骤 4：运动绕着穿过脚踝的轴出现在矢状面内。

步骤 5：关节后面的肌肉在伸长，而关节前侧的肌肉在收缩。

步骤 6：（从步骤 3 得出）肌肉动作属于离心动作，并且（从步骤 5 中得出）关节后侧的肌肉在伸长。因此，后侧肌肉在主动地控制运动。所以，比目鱼肌和腓肠肌（还是在其他跖屈肌的辅助下）控制运动。

示例6：**屈臂转肩**

到目前为止的示例中，重力一直都是外力。现在思考一个外力不是重力的示例，如宇航员在外太空微重力环境中使用橡皮（弹力）绳，或者是一位利用弹力带作为阻力的理疗病人。在本例中，示范对象在努力强化肩关节处的旋转肌。在对抗由弹力带提供的阻力（参见图6.6）

的同时，示范对象将她的手臂
从姿势A（肩关节外旋状态）
活动至姿势B（内旋状态）。

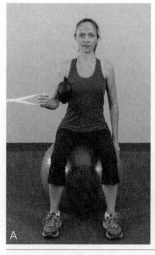
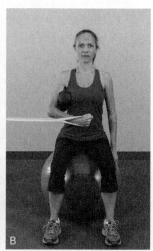

步骤1： 动作为内旋。

步骤2： 外力（弹力带）倾
　　　　向于外旋肩关节。

步骤3： 运动（内旋）与
　　　　由外力产生的运
　　　　动相反，所以肌
　　　　肉在*向心动作*中
　　　　主动地收缩。

步骤4： 运动绕着穿过肩
　　　　关节的垂直轴出
　　　　现在水平面内。

图6.6 屈臂转肩：肩关节从姿势A内旋至姿势B；肩关节从姿势B外旋至姿势A

步骤5： 运动期间，关节
　　　　前面的肌肉在收
　　　　缩，而关节后侧的肌肉在伸长。

步骤6：（从步骤3得出）肌肉动作属于向心动作，并且（从步骤5中得出）关节前侧的肌肉在收缩。因此，前侧肌肉在主动地产生运动。所以，肩胛下肌、胸大肌、三角肌前束、背阔肌和大圆肌在产生运动。

如果示范对象缓慢地从姿势B返回至起始姿势A，那么肌肉动作按下列步骤确定。

步骤1： 动作为外旋。

步骤2： 外力（弹力带）倾向于外旋肩关节。

步骤3： 运动（外旋）与由外力产生的运动相同，所以问问你自己，"运动速度如何？"运动速度缓慢，表明控制该动作的肌肉在离心动作中主动地伸长。

步骤4： 运动绕着穿过肩关节的垂直轴出现在水平面内。

步骤5： 关节前面的肌肉在伸长，而关节后侧的肌肉在收缩。

步骤6：（从步骤3得出）肌肉动作属于离心动作，并且（从步骤5中得出）关节前侧的肌肉在伸长。因此，前侧肌肉在主动地控制运动。所以，相同的内旋肌（肩胛下肌、胸大肌、三角肌前束、背阔肌和大圆肌）在控制运动。

如果外旋进行得很快，肌肉将会导致外旋的速度快于弹力带能够产生张力的速度。肌肉基本上会让弹力带发挥不了提供阻力的作用，并且弹力带会变得很松弛。这种情况下的肌肉动作按下列步骤确定。

步骤 1：动作为外旋。

步骤 2：外力（弹力带）倾向于外旋肩关节。

步骤 3：运动（外旋）与由外力产生的运动相同，所以问问你自己，"运动速度如何？"运动速度很快，表明控制动作的肌肉在*向心动作*中主动地收缩。

步骤 4：运动绕着穿过肩关节的垂直轴出现在水平面内。

步骤 5：运动期间，关节前面的肌肉在伸长，而关节后侧的肌肉在收缩。

步骤 6：（从步骤 3 中得出）肌肉动作属于向心动作，并且（从步骤 5 中得出）关节后侧的肌肉在收缩。因此，后侧肌肉在主动地产生运动。所以，外旋肌（冈下肌、小圆肌和三角肌后束）在产生运动。

将弹力带放在另一侧（即，使它从内侧方向提供拉力）会使肌肉做相反的动作。外旋肌（冈下肌、小圆肌和三角肌后束）将会通过向心作用来克服弹力带的阻力以向外旋转，弹力带的阻力倾向于内旋关节。在缓慢返回起始（内旋状态）姿势的过程中，相同的外旋肌将会通过离心作用来控制内旋。

示例7：站立飞鸟

有些运动平行于地面发生，因此不会直接受到重力的影响。思考一个练习（参见图6.7），锻炼者使用弹力带，并且使双臂处于外展姿势（A）。注意，尽管需要肩部外展肌（三角肌和冈上肌）的动作来保持双臂处于抬高的姿势，但是水平面内的运动不会直接受到重力的影响。肌肉控制公式的应用如下：

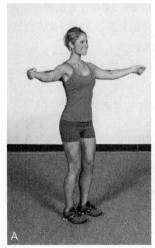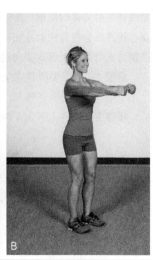

图 6.7 站立飞鸟：肩关节从姿势 A 水平内收至姿势 B；肩关节从姿势 B 水平外展至姿势 A

步骤 1：动作为水平内收（又称水平屈曲）。

步骤 2：由于运动与地面平行（水平面内的运动没有重力的影响），所以重力不会影响该运动。弹力带提供一个倾向于水平外展双臂的力。

步骤 3：运动（水平内收）与重力相交，所以肌肉在*向心动作*中主动地收缩以克服肢体的惯性和弹力带的阻力。

步骤4： 运动绕着穿过肩关节的垂直轴出现在水平面内。

步骤5： 运动期间，肩关节前面的肌肉在收缩，而后侧的肌肉在伸长。

步骤6： （从步骤3得出）肌肉动作属于向心动作，并且（从步骤5中得出）关节前侧的肌肉在收缩。因此，前侧肌肉在主动地产生运动。所以，主要是胸大肌和三角肌前束在产生运动。

在从姿势B返回至起始姿势A（参见图6.7）的过程中，按照下列步骤确定肌肉动作：

步骤1： 动作为水平外展（又称水平伸展）。

步骤2： 外力（弹力带）倾向于水平外展肩关节。

步骤3： 该运动（水平外展）与由外力产生的运动相同，所以问问你自己，"运动速度如何？"运动速度缓慢，表明控制动作的肌肉在离心动作中主动地伸长。

步骤4： 运动绕着穿过肩关节的垂直轴出现在水平面内。

步骤5： 运动期间，关节前面的肌肉在伸长，而关节后侧的肌肉在收缩。

步骤6： （从步骤3得出）肌肉动作属于离心动作，并且（从步骤5中得出）关节前侧的肌肉在伸长。因此，前侧肌肉在主动地控制运动。所以，相同的肩部内收肌（胸大肌和三角肌前束）在主动地控制运动。

示例8：背部伸展

让我们在思考一下该部分中的最后一个示例，以涵盖没有出现动作，但却需要肌肉力量来维持关节姿势的情形。图6.8中的人需要什么肌肉动作来保持躯干处于所示的姿势呢？（注意：该练习会向脊柱上施加较高的负荷，所以一般不建议练习。在此陈述只是为了展示肌肉控制公式可以用来确定肌肉功能。）

步骤1： 躯干姿势是完全伸展（即，解剖学姿势）。

步骤2： 外力（重力）倾向于屈曲躯干。

步骤3： 没有发生运动，但是如果顺其自然，外力就会产生运动，所以肌肉在进行等长动作。

步骤4： 如果容许运动，重力将会绕着穿过脊柱不同椎骨的多根轴在矢状面内屈曲躯干。

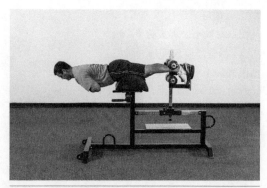

图6.8 背部伸展：背部保持中立姿势，同时悬于地面之上

步骤 5：运动（如果容许发生）期间，关节前面的肌肉会收缩，而后侧的肌肉会伸长。

步骤 6：（从步骤 3 得出）肌肉动作属于等长动作。（从步骤 5 中得出）为了防止肌肉长度在躯干两侧发生变化，后侧肌肉（竖脊肌）必须主动地防止躯干屈曲，并抵抗重力的作用。

单关节运动与多关节运动

目前为止，我们的示例所涉及的都是单关节的运动。我们现在要考虑双多关节的运动，以体现肌肉控制公式的多重应用，并全面地分析更为复杂的多关节运动。更多关于多关节运动的示例会在后续章节中加以讨论。

示例9：深蹲

许多日常活动以及体育运动都要求我们从挺直站立姿势运动至某种形式的下蹲。一种典型的下蹲运动如图6.9所示，某个人从姿势 A（挺直站立）运动至姿势 B（深蹲）。该运动始终缓慢地进行。深蹲是一个多关节运动，主要涉及髋关节、膝关节和踝关节。

在锻炼者从姿势 A 运动至姿势 B 的过程中，按照下列步骤确定肌肉动作：

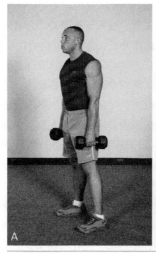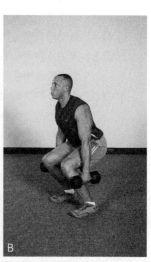

图 6.9 深蹲：从姿势 A 到姿势 B 的下降阶段；从姿势 B 到姿势 A 的上升阶段

步骤 1：动作为髋关节、膝关节的屈曲和踝关节的背屈。

步骤 2：外力（重力）倾向于屈曲髋关节及膝关节，并背屈踝关节。

步骤 3：运动与由外力产生的运动相同，所以问问你自己，"运动速度如何？"运动速度缓慢，表明三个关节处控制动作的肌肉都在*离心动作*中主动地伸长。

步骤 4：运动绕着穿过髋关节、膝关节和踝关节的轴出现在矢状面内。

步骤 5：髋关节前面的肌肉在收缩，而后面的肌肉在伸长。膝关节处，前面的肌肉在伸长，后面的肌肉在收缩。踝关节处，前面的肌肉在收缩，后面的肌肉在伸长。

步骤 6：（从步骤 3 得出）肌肉动作属于离心动作，（从步骤 5 中得出）髋关节和踝关节后面的肌肉在伸长，（从步骤 5 中得出）膝关节处，前面的肌肉在伸长。因此，深蹲的下降阶段由伸髋肌（臀大肌、半腱肌、半膜肌、股二头肌长头和大收肌后侧纤维）、伸膝肌（股内侧肌、股外侧肌、股中肌和股直肌）和踝跖屈肌（比目鱼肌和腓肠肌，借助腓骨长肌、腓骨短肌、胫骨后肌、蹬长屈肌、趾长屈肌和跖肌的略加辅助）的离心动作进行控制。

在从深蹲姿势（B）返回至挺直站立（姿势 A）的过程中，按照下列步骤确定肌肉动作。

步骤 1：动作为髋关节及膝关节的伸展和踝关节的跖屈。

步骤 2：外力（重力）倾向于屈曲髋关节及膝关节，并背屈脚踝。

步骤 3：运动（内旋）与由外力产生的运动相反，所以所有三个关节处的肌肉都在向心动作中主动地收缩。

步骤 4：运动绕着穿过髋关节、膝关节和踝关节的轴出现在矢状面内。

步骤 5：髋关节前面的肌肉在伸长，而后面的肌肉在收缩。膝关节处前面的肌肉在收缩，后面的肌肉在伸长。踝关节处前面的肌肉在伸长，后面的肌肉在收缩。

步骤 6：（从步骤 3 得出）肌肉动作属于向心动作，（从步骤 5 中得出）髋关节和踝关节后面的肌肉在收缩，（从步骤 5 中得出）膝关节处，前面的肌肉在收缩。因此，深蹲的上升阶段由伸髋肌（臀大肌、半腱肌、半膜肌、股二头肌长头和大收肌后侧纤维）、伸膝肌（股内侧肌、股外侧肌、股中肌和股直肌）和踝跖屈肌（比目鱼肌和腓肠肌，借助腓骨长肌、腓骨短肌、胫骨后肌、蹬长屈肌、趾长屈肌和跖肌的略加辅助）的向心动作产生。

你可能已经在几个示例中注意到了，紧随肌肉离心动作之后的是相同肌肉的向心动作。这种离心－向心耦联模式便是隐含在伸展－收缩循环（如第 4 章所述）之中的机理。其他伸展－收缩循环的功能性应用（例如，垂直跳）会在后续章节中呈现和阐述。

示例10：**过顶推举**

在有些情况下，有必要将物体从肩膀高度举至或推至头顶以上位置。例如，在仓库中，工人们经常要举起箱子把它们放在高架子上。在健身房中，一个常见的练习是利用杠铃进行过顶推举，如图 6.10 所示。推举运动涉及肩带和肩、肘关节的同时动作。锻炼者开始时将杠铃放在胸部高度（姿势 A），接着将杠铃过顶推举至姿势 B。在本例中，我们将运动限制在冠状面内，并且只分析肩关节和肘关节处的动作。

步骤 1：动作为肩关节的外展和肘关节的伸展。

步骤 2：外力（重力）倾向于内收肩关节和屈曲肘关节。

步骤 3：运动与由外力产生的运动相反，所以肌肉在向心动作中主动地收缩。

步骤4：运动绕着穿过肩关节和肘关节的轴出现在冠状面内。

步骤5：运动期间，肩关节上面的肌肉在收缩，而下方的肌肉在伸长。肘关节处，后面的肌肉在收缩，前面的肌肉在伸长。

步骤6：（从步骤3得出）肌肉动作属于向心动作，（从步骤5中得出）肩关节上面的肌肉

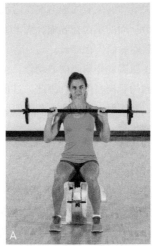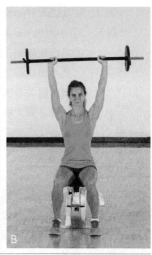

图6.10 过顶推举：从姿势A到姿势B的上升阶段；从姿势B到姿势A的下降阶段

和肘关节后面的肌肉在收缩。因此，过顶推举的上升阶段由肩外展肌（冈上肌、三角肌前束和三角肌中束）和肘伸肌（主要是肱三头肌）的向心动作产生。

在以缓慢可控的方式将杠铃从姿势B返回至姿势A的过程中，按照下列步骤确定肌肉动作。

步骤1：动作为肩关节的内收和肘关节的屈曲。

步骤2：外力（重力）倾向于内收肩关节和屈曲肘关节。

步骤3：运动（水平外展）与由外力产生的运动相同，所以问问你自己，"运动速度如何？"运动速度缓慢，表明两个关节处控制动作的肌肉都在离心动作中主动地伸长。

步骤4：运动绕着穿过肩关节和肘关节的轴出现在冠状面内。

步骤5：运动期间，肩关节下面的肌肉在收缩，而上方的肌肉在伸长。肘关节处，前面的肌肉在收缩，后面的肌肉在伸长。

步骤6：（从步骤3得出）肌肉动作属于离心动作，（从步骤5中得出）肩关节上面的肌肉和肘关节后面的肌肉在伸长。因此，过顶推举的下降阶段由肩外展肌（冈上肌、三角肌前束和三角肌中束）和肘伸肌（主要是肱三头肌）的离心动作控制。

为了加深理解，在这里思考一下，以更快的速度完成该动作会如何。在该动作中，双臂和杠铃会迅速地回到胸部位置。由于损伤风险高，因此这是一个不可取的运动方式。

步骤1：动作为肩关节的内收和肘关节的屈曲。

步骤2：外力（重力）倾向于内收肩关节和屈曲肘关节。

步骤3：运动与由外力产生的运动相同，所以问问你自己，"运动速度如何？"运动速度很快，表明两个关节处控制动作的肌肉都在向心动作中主动地收缩。

步骤 4：运动绕着穿过肩关节和肘关节的轴出现在冠状面内。

步骤 5：运动期间，肩关节下面的肌肉在收缩，而上方的肌肉在伸长。肘关节处，前面的肌肉在收缩，后面的肌肉在伸长。

步骤 6：（从步骤 3 得出）肌肉动作属于向心动作，（从步骤 5 中得出）肩关节下面的肌肉和肘关节前面的肌肉在伸长。因此，过顶推举下降阶段的快速运动将由肩内收肌（胸大肌、背阔肌、大圆肌）和肘屈肌（肱二头肌、肱肌和肱桡肌）的向心动作产生。

运动的协调性

熟练的运动者通常被描述为具有协调性。当然，我们对协调性会有一个直观的理解，但是协调性究竟是什么呢？一般来说，协调性是不同部位为得到有效结果的协调作用。这个定义能够非常好地切合运动实际。只有通过身体各部位（解剖学结构和系统）的协调作用，我们才能够得到有效的结果（平滑、有效的运动）。具体地说，协调性需要各种肌肉以正确的时序和强度共同工作来产生或控制某个运动。从简单到复杂的所有运动都需要肌肉的协调性。各类项目的熟练的运动者都拥有在正确的时机、以正确的激活强度募集合适的肌肉来产生和控制单个部位及整个身体的特殊能力。后续章节会提供许多由身体神经系统加以控制的协调动作的示例。

运动的有效性和经济性

在生物力学术语中，有效性指的是给定量的代谢输入（能量）能够产生多少的机械输出（功）。可以用机械输出与代谢输入之比描述一个过程的有效性。例如，肌肉的整体有效性约为 25%，意味着仅有四分之一的代谢能量用来做机械功，而其他四分之三转变为了热量或者用作了恢复过程的能量。研究表明，肌肉在离心动作期间要比在向心动作期间更有效（e.g., Ryschon et al., 1997）。有效运动的特征在于以较低的代谢能量消耗得到相对较高的输出功。

一个相关的量度是运动经济性，它并不是有效性的同义词。经济性指的是做给定量的功需要多少的代谢能量。简而言之，有效性适用于恒能量情况（即，利用给定量的能量可以做多少功），而经济性对应的是恒功情况（做恒定量的功需要多少能量）。有效性与经济性之间的关系如图 6.11 所示。

在大多数情况下，运动有效性是理想之选。常识告诉我们要用最少的代谢能量消耗产生尽可能多的功。然而，在有些情况下，有效性可能并不是第一要务。例如，当遭遇危险情况时，目标可能是尽可能迅速地运动，或者产生尽可能多的力量，而极少或根本不考虑有效性。然而，通常情况下，可以把运动有效性视为重要的目标，低效会减少运动的有效性。

概念应用

由坐到站的动作

日常生活的活动之一是功能灵活性或者转移。从坐姿起立至站姿（即由坐到站，或者 STS）是一项至关重要的转移任务，它需要躯干、髋部、双臂和脚踝的协调关节运动。通常，开始从坐姿起立时躯干会前倾（即，屈髋），紧接着会同时出现髋关节及膝关节的伸展和踝关节的跖屈。

这种协调的模式可能会被各种各样的状况改变。例如，肥胖人群躯干前倾的幅度较小，并且会从起始位置向后移动双脚。这样做，肥胖人群表现出的膝关节扭矩要大于髋关节扭矩，正好与不肥胖的人群相反，非肥胖人群进行 STS 时，髋关节扭矩大于膝关节扭矩（Sibella et al.，2003）。相较于非肥胖的对照组，肥胖人群在 STS 运动期间表现出的髋关节外展角度大于 50%（Huffman et al.，2015）。

医学疾病也可能会改变由坐到站的策略。研究表明，相较于健康的对照组，患有帕金森病（PD）的人群进行 STS 时会有不同的运动模式。例如，患有 PD 的人们在 STS 中会产生更低、更持久的髋关节扭矩（Mak et al.，2003），并且起身时两侧膝关节的角度、最大竖直地面反作用力和最大扭矩都会表现出差异（Ramsey et al.，2004）。拉姆西与同事们总结道，不能在两条小腿上产生相等的力可能是帕金森病患病人群摔跤倾向增加的一项指标。

若干种动作或情况会导致运动低效：

- **肌肉协同作用。** 执行某个给定运动时，在某个关节处所需的净扭矩由所有在该关节处作用的肌肉产生的力矩之和决定。产生所需扭矩最有效的方法是只激活关节一侧的肌肉（即，没有对侧肌肉的协同作用）。拮抗肌的协同作用会抵抗主动肌试图移动关节的动作，严格来讲会导致低效。不过要记住，协同作用可以产生某些表现优势（如前所述）。

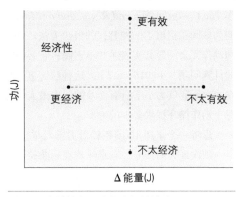

图 6.11 有效性和经济性之间的关系

- **忽动忽停的运动。** 以快速启动和停止或改变方向为特征的运动是低效的，因为减速和加速身体各部位需要代谢能量。如果机械功通过一点到另一点的整体运动来确定，那么在相同路径中进行忽动忽停的运动会导致低效应。例如，脑瘫儿童的步态可能会包含痉挛性的肢体运动，这些运动需要消耗相当多的代谢能量，因此会增加从一个地方走到另一地方所需的气力。

- 多余的运动。虽然非必需的运动对完成某项运动任务没有直接贡献，但却会消耗代谢能量，因此是低效的。例如，一名采用奇特跑步方式（以风车方式摆动双臂）的跑步者就在进行低效的跑动，因为双臂绕圈与跑动没有直接联系。当然我们需要一定的手臂运动来协助平衡以及有效地跑步，但是过度的手臂运动会降低有效性。

- 等长动作。正如在第5章中所描述的，机械功按照力与位移的乘积来计算。由于等长肌肉动作不涉及运动，所以它们不会产生机械功。因此，从产生机械功的方面来看，产生等长力所消耗的代谢能量被浪费掉了，但是在确保稳定性方面这可能是必要的。

- 大幅度的重心偏移。抬起和降低身体重心都需要代谢能量。例如，行走中，从一个地点水平移动到另一个地点时，重心竖直方向的振荡是必需的。然而，重心过度地上下移动对于预期的任务是多余的，并且会使得运动更加低效。

肌肉冗余和丰度

有关确定某块肌肉需要产生多少力时涉及的诸多力学和生理学因素的详细探讨超出了本书的范畴（参见推荐读物），但是对这类因素的介绍将会让你对神经系统任务的复杂性有一个概念上的理解。

思考一个简单的单平面滑车关节，比如肘关节。要想屈曲该关节，最少需要多少块肌肉？当然是一块。然而，体内的大部分关节每侧都横布着不止一块肌肉。例如，肘关节处有三块肌肉（肱二头肌、肱肌和肱桡肌）在执行屈曲动作。拥有的肌肉多于最少的需求量会出现史称的肌肉冗余（或者更通俗地来讲，动作冗余），正如尼古拉斯·伯恩斯坦在其经典著作 The Co-ordination and Regulation of Movements（1967）中所描述的。在过去 20 年间，人们为该问题提出了一种替代的解决方法。知名的神经生理学家马克·拉塔什总结道，"著名的动作冗余问题其实表述并不正确；它必须由丰度原则替代，这样才不会引起中枢神经系统的计算问题"（2016, p.7）。这种肌肉丰度状况为神经系统提出了一个富有挑战性的问题。在一个所需气力小于所有涉及的肌肉最大气力的任务中，神经系统如何决定每块肌肉应该为每个动作循环提供多少的力？

思考一个采用 10 磅哑铃做肘部弯举（屈曲）练习的简单例子。对于大多数人来说，这是一项次最大的任务，它意味着在屈曲关节的过程中，三种屈肌都没有被最大限度地激活。弯举哑铃需要一定的净力或扭矩。每种肘屈肌都提供了该力矩的一部分。每种肌肉的力矩由各自的力与力矩臂的乘积来确定，正如之前章节中描述的。那么神经系统如何确定肱二头肌、肱肌和肱桡肌将要提供多少力呢？任务是否被平均分成了三份，每种肌肉要做出同等的贡献吗？每种肌肉在每次练习重复期间做出的贡献相等吗？神经系统是否采用了某些优化策略？随着肌肉的疲劳，劳力分工要如何改变才能满足任务的持续需求？这些以及其他许多问题都不容易解答。并且如果考虑多关节运动在三维空间中的动力学时，问题会变得愈发复杂。神经系统决策领域仍然是人体运动研究的挑战之一。

幸运的是，从实际的角度来讲，我们不需要过多地担心神经系统是如何完成这些复杂任务的。在大多数情况下，我们的神经元回路会在无意识的前提下应对这些挑战。身体会考虑多种因素，比如肌肉纤维长度、横截面积、附着位置及拉力角、纤维类型以及关节角度等，并决定每种肌肉贡献多少力量。不可思议的是，身体的神经系统丝毫不用有意识的努力就可以处理这些细节。

运动评估

我们所有人都要评估运动。有些人会像临床医师、治疗师、教练员或运动科学家一样评估得非常专业。有些人仅仅通过观察人体运动（无论是观看婴儿迈出的第一步，还是 80 多岁老人拄着手杖的缓慢的步态）来非正式地评估运动。大多数运动评估都是定性的评估，就像教练员评测自己的运动员并且纠正他们的运动技巧那样。然而，在某些情况下，需要精确的定量测量来找出运动之间的细微区别。运动科学家以及临床医师就属于那些需要用这类定量分析所提供的结果来诊断问题、评估运动功能异常、提高表现或者增加特定运动安全性的人。

定量分析通常属于生物力学的范畴，这是一种将力学定律应用于研究生物有机体及系统的交叉学科。经过生物力学训练的专业人士拥有进行详细定性分析人体运动诸多方面的工具。有些研究测量的是某个特定运动模式的运动学特性（即，不考虑所涉及的力及力矩的运动描述）。通常，更为复杂的研究测量的是执行某种任务或运动模式时的动力学（即，与力相关）因素。一些用于测量人体运动学和动力学特性的工具会在本部分进行描述。

运动学评估

在 19 世纪及 20 世纪开发出合适的技术以前，实质性的定量运动评估是不可能的。19 世纪 30 年代开发的摄影术可以捕捉到静态影像，从中可以对姿势加以测量。19 世纪的科学家，比如具有影响力的法国科学家艾蒂安 – 朱尔斯·马雷，利用摄影技术（辅以其他技术）来捕捉人体运动。诸如马雷这样的先驱为摄影或影片的发展奠定了基础。尽管大多数人会将影片与娱乐电影联系在一起，但有趣的是，学术摄影实际上要早于娱乐摄影。

谁发明了影片呢？历史证据描绘出了一幅模糊的画面，各种人物都得到了赞誉。不过，有两个人无疑发挥了重要的作用。第一位是马雷，另一位是 19 世纪末期著名的摄影家埃德沃德·迈布里奇。迈布里奇搜集的关于人类及动物运动的摄影资料是该领域内的经典（参见图 6.12）。

迈布里奇公布了无数组连续的静态照片，这些照片描述了各种各样的运动。借助合适的设备能使这样的图像序列连续快速地放映，并被转换为影片。迈布里奇在这段发展中的作用是一段有趣且重要的历史（参见第 157 页中的"概念应用"）。虽然缺乏科学的严谨性，但是他的贡献是持续性的。"其丰富的录像资料证实了图像语言，尤其是动态影像，将会在科学研究、证明文件和现代通信中具有的重要性"（Tosi，1992，p.57）。

摄影已被证实是 20 世纪大部分时间内观察、记录和评估人体运动不可或缺的手段。近几十年内，摄影在很多情况下都被视频图像技术取代了。尽管有些实验室仍然采用胶卷进行图像捕捉和运动分析，但是录像带的诸多优势（例如，低成本、无须冲洗胶卷）使得录像技术成为了近几十年内的主要媒介。

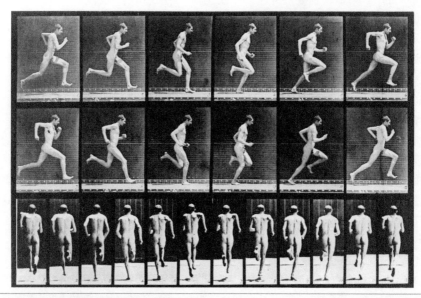

图 6.12 由迈布里奇拍摄的人类跑步的连续照片

源自：Library of Congress. LC-USZ62-115103.

现在，复杂的计算机分析系统能够进行详细的人体运动评估。目前的系统基于几种不同技术中的一种。每种技术都有自身的优势和局限，而科研人员必须确定哪种系统最适合自己的特殊需求。由于有些系统非常的昂贵，因此可用资源通常会决定着使用的系统类型。

过去一段时间里，许多系统都采用录像技术来对标准摄像机或者更为复杂（且更贵）的高速摄像机捕捉的图像进行逐帧的分析。标准摄像机以大约 30 帧 / 秒（fps）的速率捕捉连续的图像。有些分析系统可以导入这些 30fps 的图像，并用电子方法将它们分解并得到 60fps 有效帧率。该速度足以分析许多（但并不是全部）的人体运动。例如，以 60fsp 的帧率就可以对走动和举重进行合理的评估。

更快的运动，比如抛掷或踢腿，或者爆发性的体育运动（例如，挥动高尔夫球杆或棒球棍）需要更高的帧率。要想有效地分析这些运动，运动科学家需要能够达到 120fps、240fps 或者更高帧率的摄像机。

逐帧的视频图像借助计算机系统在名为数字化的过程中加以分析。对每张图像进行数字化来识别出自己感兴趣的解剖标志的具体位置（坐标）。接着就可以用数字化的坐标来描述运动的力学特征（运动学）。例如，要描述一个脑瘫儿童的下肢运动，临床研究者可能会关注髋关节、膝关节和踝关节的运动模式。为了量化这些模式，关节中心位置将会被数字化，然后就可以用得到的信息来描述关节运动。

已经出现了能够实现更快、更复杂的运动分析的新技术。例如，光电学在多镜头系统中结合了电子学和光学的使用，该系统可以提供实时的三维运动学数据。新技术的快速发展，比如运动传感器、虚拟现实（VR）和可穿戴应变传感器等，将会把人体运动分析带到一个更高的复杂程度和认识层面。

概念应用

迈布里奇和斯坦福实验

19世纪后期，赛马既是一项流行的运动也是一种社交活动。富有的美国实业家利兰·斯坦福是这项活动的众多爱好者之一。故事是这样的，知晓埃德沃德·迈布里奇工作的斯坦福委托迈布里奇提供照片证据来解决一个据称是关于马的所有四个马蹄在奔跑周期内的某个时刻是否都离地的赌局。迈布里奇在斯坦福位于加州帕洛阿尔托的农场上设置了一系列的相机，并证实了马确实会有一个腾空期（虽然很短暂），在此期间马蹄都不与地面接触。作为历史的旁注，迈布里奇拍摄照片的农场后来成了现今国际知名的斯坦福大学的所在地。

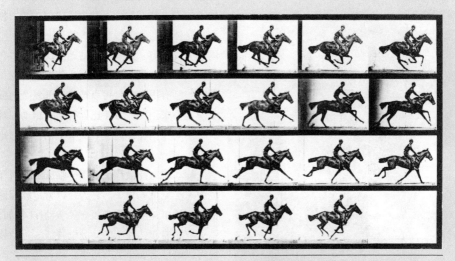

迈布里奇的照片：显示一匹飞奔的马有一个短暂的不与地面接触的时期（第一排）

源自：Library of Congress.LC−USZ62−119473.

对运动分析的需求横跨众多学术、工业和娱乐领域。临床医师利用运动分析系统评估特殊人群（例如，中风患者）的运动模式，以更好地识别出合适的治疗干预方法和康复计划，体育科学家利用运动分析识别顶级运动员运动模式的细微差别，期望找到提高运动表现和使损伤风险最小化的方法，而人体工程学专家采用运动分析来评估工作场所中的运动，以改进工作人员的生产力和效率。

近年来，运动分析最显著的应用一直在娱乐行业。成像和计算机技术的快速发展为动画艺术家、电影摄影师和游戏开发人员提供了工具来制作极为生动的动态影像。这些领域内的专家利用复杂的动作捕捉技术搜集真人演员运动模式的详细数据，接着利用这些数据以动画的形式复制运动。动作捕捉和计算机动画领域内科技进步的惊人速度预示了未来会有更加引人注目的运动成像。

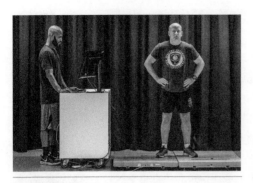

图 6.13 测力板

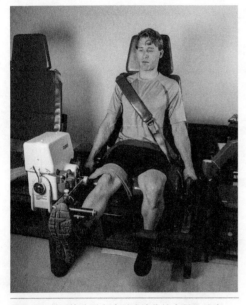

图 6.14 利用等动测力计测试关节的力量和速度

动力学评估

描述性的信息（运动学）有时是回答或者解决运动分析师问题所需的全部工具。然而，在有些情况下，了解潜藏在所观察到的运动之下的原因或机制也很重要。运动中所涉及的与力相关（动力学）的变量可通过各种各样的方式加以测量。

测试力最常用的两个工具是测力板和等动测力计。测力板（参见图 6.13）是刚性的金属平台，内嵌有传感器来测量施加到平台上的力。利用牛顿运动第三定律，测力板测量身体（通常通过脚部）与地面之间产生的等大反向力。这些测得的地面反作用力在帮助我们理解某些活动期间身体所经历的负荷时非常有用，并且可以被整合到复杂的数学模型中来预测任务（比如行走、跑动和跳跃）期间作用在体内主要关节上的力和扭矩（弯矩）。

等动测力计被广泛地用于临床和科研环境中（参见图 6.14）。测力计以特定和理论上恒定的角速度来测量孤立关节动作（例如，膝关节屈曲和伸展）的动力学特征。等动装置可以测量诸如净关节扭矩、功和功率之类的数据，并且用来评估受控、动态情况下的肌肉力量。等动测力计在过去的 25 年内一直被广泛地应用于众多研究领域，包括康复和体育医学。

肌电图

在第 4 章中，我们讨论了骨骼肌兴奋 – 收缩耦联过程的电特性，并且提到了如何利用肌电图（EMG）测量发力过程中由肌肉产生的电活动。肌电图的应用横跨各种学科，从骨骼肌力学的基础研究到职业、体育和临床的应用。

作为一种临床工具，EMG 在评估正常随意肌激活的特征，并将此特征同患有肌无力、瘫痪、痉挛或神经肌肉损伤的病人的活动进行对比时非常有用。在临床上，EMG 还可被用于测量神经传导速度。临床肌电图为医生或临床医师提供了宝贵的资料来辅助诊断、治疗以及神经肌肉障碍的康复。

肌电图还可用于评估运动任务期间肌肉的协调性（时机和激活等级）。肌电讯号系统（该领域内的称呼）采用 EMG 测量体育、职业和康复情况下的肌肉活动模式，以协助找到用以提高运动表现的合适训练计划。

肌电图学作为一个研究领域可以追根溯源到意大利解剖学家路易吉·伽伐尼（1737～1798），他于 18 世纪后期在青蛙的腿上观察到了电活动。肌电图学仪器和实验研究的进步，以及我们对神经肌肉生理学和力学的理解在 19 和 20 世纪得到了迅速的发展。从事肌电图研究的著名科学家中包括早期的拓荒者，比如埃米尔·杜布瓦－雷蒙和杜彻尼·德博洛尼。大部分我们已经了解到的有关 EMG 在运动控制功能性方面的应用都总结在了经典著作 *Muscles Alive*（Basmajian & DeLuca, 1985）之中。在各种文献源（Criswell, 2010；Kamen & Gabriel, 2009； Preston & Shapiro, 2012）中都对更多其近期的发展进行了充分地讨论。

肌电图是考察反射和随意运动中骨骼肌动作的主要方法之一。EMG 本质上是骨骼肌主动收缩之前或收缩期间瞬时电活动的复合记录。为了记录肌肉收缩的电活动，小电极被放置在了肌肉内部（称为内置电极或肌内电极），或者放在了覆于表层肌肉或肌肉群之上的皮肤上面（表面电极）。每种电极都有各自的优点与缺点。

内置电极通常由细丝构成，利用皮下针头将它直接插入到目标肌肉中。优点包括：可在没有时间延迟或信号衰减的前提下现场测量、可进入深层肌肉以及没有串扰（即，来自相邻肌肉的电"噪声"）。缺点包括：疼痛与不适、插入的电极可能导致运动的改变、成本问题、由手术的侵袭性引起的感染风险以及需要一名受过训练的持证技术员。

相比之下，表面电极性价比高、易于执行并且相对安全。缺点包括仅限用于表层肌肉、来自相邻肌肉的串扰风险、信号到达电极的时间延迟以及信号衰减。

电极通常放在肌腹内部或上面（即，肌肉的中间部分）。在实验研究开始时，通常会以最大自主收缩（MVC）的形式测得一个标准的对照记录。实验参与者受指示产生尽可能多的力，与此同时搜集 EMG 数据。MVC 可以通过抵抗固定阻力（IMVC）来等长地测得，或者在 DMVC 中在活动关节的同时抵抗阻力来动态地测得（例如，采用等动测力器，参见图6.14）。接着，用所述运动任务期间的 EMG 值与 MVC 进行对比。尽管 MVC 被称作最大自主收缩，但是考虑到自主的性质，某些运动可以得到超过 100% MVC 的值。

在我们探索基本人体运动、临床实践中的运动障碍以及锻炼、运动和舞蹈等专业领域的过程中，许多专门针对运动的肌电图研究会在后续章节中加以叙述。

总结评论

我们的肌肉不用刻意地努力就能够奇迹般地控制运动。神经系统控制这些身体引擎，并且在需要执行所有日常运动任务的时候召唤它们。例如，在一个简单的升举示例中，我们不必有意地说，"好了，肱二头肌该你工作了。嗨，肱三头肌不要太用力，悠着点。"我们的神经系统自己会处理这些复杂的事务——并且通常在处理时，从表面上看似乎很容易。

推荐读物

Basmajian, J.V., & DeLuca, C. (1985). *Muscles alive* (5th ed.). Baltimore: Williams & Wilkins.

Bernstein, N.A. (1967). *The co-ordination and regulation of movements*. Oxford: Pergamon Press.

Cappozzo, A., Marchetti, M., & Tosi, V. (Eds.). (1992). *Biolocomotion: A century of research using movingpictures*. Rome: Promograph.

Latash, M.L. (2008). *Neurophysiological basis of movement* (2nd ed.). Champaign, IL: Human Kinetics.

Latash, M.L., & Zatsiorsky, V. (2016). *Biomechanics and motor control: Defining central concepts*. Cambridge, MA: Academic Press.

Robertson, D.G.E., Caldwell, G.E., Hamill, J., Kamen, G., & Whittlesey, S.N. (2014). *Research methods in biomechanics* (2nd ed.). Champaign, IL: Human Kinetics.

第三部分　基本运动

第三部分的 3 个章节总结了基本的人体运动。第 7 章（姿势与平衡）考察了与姿势和平衡相关的基本术语和概念，包括姿势及姿势控制的类型、姿势控制的机理以及姿势的改变和变化。本章还包括对发育因素和姿势障碍的讨论。第 8 章（步态）叙述了与人体步态（行走和跑动）相关的术语和概念，包括步态周期的讨论、寿命问题、病理性步态和与跑步相关的损伤。最后是第 9 章（基本的运动模式），该章节探讨了与跳跃、踢腿、升举、抛掷和挥击等基本运动模式相关的一般概念及应用。

第 7 章　姿势与平衡

目标

学习本章之后，你将能够完成以下事项。

- ▶ 描述与姿势和平衡相关的概念。
- ▶ 描述站姿、坐姿和躺姿。
- ▶ 解释姿势控制的机理。
- ▶ 描述运动和平衡障碍的发育特征。

无论是在微观层面还是全身运动方面，运动对于所有的生命机能都至关重要。例如，在体内，血液经过心血管系统，以及空气经过呼吸系统的运动都发挥着维持生命的作用。诸如吃饭等基本任务也涉及运动。从更大的范围上讲，最需要我们做的事情之一就是从一个地方移动到另一个地方，无论是婴儿的爬行、成年人的走动还是运动员的冲刺或跳跃。

为什么要运动？我们运动是因为它是我们生存所必需的，我们运动是因为它对于我们执行日常生活的任务至关重要，我们运动是因为它可以让我们体验到舞蹈、体育锻炼和竞技体育的喜悦与兴奋。正如英国作家劳伦斯·斯特恩指出的，"运动有多少，生命就有多少，快乐也会有多少"（1980，p.345）。

本章要探讨姿势和平衡的基本运动形式。我们在本章以及后续章节中对每种运动形式的描述会包括对肌肉动作的评估，并且会采用生命周期的方法，该方法包括对发育层面以及儿童、成年人和老年人运动方式的不同之处所进行的讨论。我们还要考虑由损伤、疾病或先天因素引起的运动障碍。

姿势与平衡的基础

从 1 岁孩童最初的蹒跚学步到马戏团演员和极限运动挑战者身上见到的平衡壮举，人体通常必须要努力维持自身的平衡。为此，人们利用来自几个感官系统的信息来调整他们身体的各个部位。身体的这种定位或排列方式是姿势的本质。与歪曲地堆积木会得到容易倒塌的不稳定结构大致一样，歪曲的身体姿势可能也会不稳定。为了得到稳定的姿势，身体部位必须正确地排列，就像摩天大楼的建造师必须在结实的基础之上动工，并且将后续每个楼层都精确地排列在前一层之上。

正确的姿势和平衡对于简单的日常任务和较为复杂运动模式的表现都至关重要。不合适的姿势以及失去平衡会导致不良的运动表现、运动损伤甚至死亡。

姿势可以简单地定义为身体及其部位的排列或定位方式，或者更加宽泛地定义为"身体的一种位置或姿态，身体部位针对具体活动的相对排列方式，或者身体行为举止的特征"（Smith，Weiss，& Lehmkuhl，1996，p.401）。显然，这些定义并不局限于单个排列方式或姿势，反而暗示出了无限个可能的姿势。例如，某人可能摆出站姿、坐姿或躺姿，或者其他针对具体目的或任务的不同姿势。

维持某个特定姿势或从一个姿势变为另一个姿势要求对身体的对齐方式加以控制。这种对姿势的控制称为平衡。平衡可以定义为姿势稳定性的维持，或者平衡状态，并且通常用作术语姿势控制的同义词。

尽管两者截然不同，但是姿势和平衡的概念紧密地相互依存。静态姿势通常难以维持，因为身体及其部位在不断地响应倾向于改变身体排列方式和破坏系统静态平衡的力（例如，重力和肌肉运动）。身体必须不断地通过肌肉动作做出细微的调整，以维持姿势稳定所需的平衡。

姿势与平衡的功能

姿势与平衡显然对于我们执行的所有任务都至关重要。不合适的姿势或失去平衡会对运动表现产生负面影响、降低运动的有效性以及增加受伤的风险。合适的姿势可以发挥三个功能：（1）在任何姿势中维持身体部位的排列方式：仰卧、俯卧、坐和站立；（2）预判变化以执行自主、目标导向的运动；（3）对平衡过程中意想不到的扰动或干扰做出反应（Cech & Martin，2011）。

姿势不应当被看作是一种静态的现象。即便在人们站着或坐着不动的时候，他们的位置或姿势都会有不可避免的波动，只是姿态被维持在运动范围以内而已。对于竭力纹丝不动的白金汉宫警卫来说，这些波动几乎察觉不到；对于排队等待买电影票的人来说，运动幅度会相当大。因此，从这一刻到下一刻的姿势会涉及不断变化的运动量，这称为姿势摇摆，姿势摇摆由肌肉动作掌控。

姿势类型

我们大多数人从小就收到了关于姿势的建议。父母告诫幼儿要站直挺胸。军训教官吼着让新兵立正。老师建议学生们坐直，并告诉他们不要向后靠在椅子上。这些劝告都是在试图说服我们维持良好的姿势。同时它们也表明了有若干种不同的姿势类型。

静态姿势

我们大部分醒着的时间要么站着要么坐着。由于这些姿势通常涉及极少的运动，因此我们将它们称为静态姿势。在休息或睡觉时，我们通常会做出某种类型的静态卧姿。注意，静态姿势并不是完全不动。静止不动或静态的姿势通常涉及轻微的运动或者摆动。因此，它们有时候也被称作稳态姿势。

站姿

正常姿势的概念可能被错误地解读为最佳的姿势只有一种。考虑到解剖结构和生理机能的变异性（参见第 1 章），没有一种姿势可以推荐给所有人。个体的正常姿势取决于许多因素，包括体型、关节结构和松弛度，以及肌肉强度。尽管会有这些与生俱来的个体间差异，但是某些特征与良好的直立姿势相关。在挺直站立中，这些特征包括以下几个方面。

- 头部保持直立姿势。
- 体重均匀地分布在双脚之间。
- 从冠状面来看，两边的结构（例如，髂嵴和肩峰）处在同一水平面上。
- 从矢状面（侧面）来看，重力作用线经过颈椎和腰椎的后方、胸椎的前方、髋关节的后方以及膝关节和踝关节的前方（参见图7.1和表7.1）。
- 颈椎、胸椎和腰椎区域明显具有合适的脊柱弯曲。

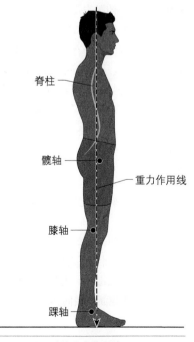

脊柱

髋轴

重力作用线

膝轴

踝轴

图 7.1 站立时的重力作用线

表7.1 矢状面内正常的排列方式

关节	作用线	重力运动	反力	
			被动反力	主动反力
寰枕关节	前方 在涉及屈曲与伸展的横轴之前	屈曲	项韧带 耳蜗覆膜	颈后肌
颈椎	后方	伸展	纵韧带之前	
胸椎	前方	屈曲	纵韧带之后 黄韧带 棘上韧带	伸肌
腰椎	后方	伸展	纵韧带之前	
骶骨关节	前方	屈曲类运动	骶结节韧带 骶棘韧带 骶髂韧带	
髋关节	后方	伸展	髂股韧带	髂腰肌
膝关节	前方	伸展	后关节囊	
踝关节	前方	背屈		比目鱼肌

源自：levangie & Norkin（2011）。

　　长时间保持直立姿势会让人感到不适。大多数必须要长时间站立的人会采用各种替代方式以及更加舒适的姿势（Houglum & Bertoti，2012）。一种替代姿势是非对称站立，其特征是将重量转移到一条完全伸展的腿上。通过完全伸展膝关节，重力作用线会穿过膝关节前方，从而产生一个伸肌力矩，并减少股四头肌所必须做的活动（参见图 7.2）。

　　另一种替代姿势有较宽广的支持面积，为双腿完全伸展、双臂背在身后或交叉于胸前。第三种替代姿势是尼罗式站立，身体的一条腿站立，另一腿用来支撑站立腿的膝关节（即，像火烈鸟一样）。

坐姿

　　无论在家、上班还是上学，许多人都长时间地坐着。正确的坐姿可以降低脊柱负荷和损伤风险。相反，不正确的姿势会增加损伤风险。长期以来，理想坐姿的特征是坐骨结节充当主要的支撑基础、骨盆前倾（这会保持合适的腰椎弯曲）、由微微倾斜的靠背给脊柱提供支撑以及双脚接触地面来共同支撑身体的重量（参见图 7.3a）。

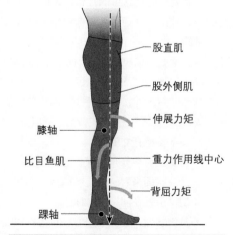

股直肌

股外侧肌

伸展力矩

膝轴

比目鱼肌

重力作用线中心

背屈力矩

踝轴

图 7.2 完全伸展膝关节对股四头肌活跃程度的影响

长时间站立

　　或许最熟悉的关于长时间纹丝不动站立的例子要算英国伦敦白金汉宫的皇家守卫了。他们每班次要静止不动地站 2 小时。尽管令人印象深刻，但是守卫的表现与无援助的长时间站立记录相比就显得苍白无力了。该项记录由巴博（印度）保持，他在 2003 年一动不动地站了让人吃惊的 30 小时 12 分钟。在 2015 年，巴博试图打破自己的纪录。他静止地站了 35 小时 22 分钟。然而，他的静止姿势被昆虫叮咬短暂地打断了一下。因此，巴博在 2003 年的记录仍然有效。

　　许多职业中常见的长时间站立（不论静止与否）已经与无数生物力学和生理后果联系在了一起，包括弯腰驼背的姿势、肌肉疲劳、双脚酸痛、双腿肿胀、腰部疼痛、静脉曲张、颈动脉硬化、关节压迫以及颈部和肩部僵硬。

　　以懒散姿势为特征的糟糕坐姿（参见图 7.3b）会导致骨盆后倾（这会使腰椎屈曲并减少腰椎曲度）、牵张力增加并使后纤维环弱化以及增加因重力作用线前移而产生的屈肌力矩（Neumann，2016）。这些特征都可能会增加腰椎间盘损伤以及腰部疼痛的概率。懒散的姿势还会影响腰椎以外的区域。腰前屈程度的增加会导致胸椎的过度弯曲（脊柱后凸）以及使头部探出或前伸（参见图 7.3b）。这种头部姿势会向颈部和脊椎、肌肉和韧带施加额外的压力。

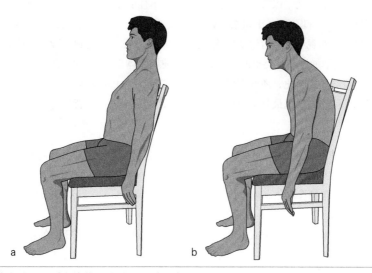

图 7.3 坐姿：（a）正确的姿势；（b）不正确的姿势

久坐的影响

有些工作要求人们长时间地坐着。使用交通工具从一个地方转移到另一个地方也会涉及久坐。并且有些人会选择长时间坐着来看电视、阅读或者什么都不干。短时间地坐着当然会很放松，但是久坐会产生有害的影响。有记录的影响包括静脉曲张、肌肉无力、姿势障碍、颈部和肩部酸痛、预期寿命缩短以及心脏病、糖尿病和某些癌症等风险的增加（Zhu & Owen，2017）。

那么解决方法是什么呢？用间歇性的站立和伸展活动打断久坐、工作时用站姿代替坐姿或者变化坐姿。但即便是这样可能也不够。研究表明，即便是定期的锻炼可能都不足以抵消久坐的负面效应。例如，在一项针对200000成年人的研究中，范德普罗格与同事们总结道，"久坐是全因死亡的风险因素，而与是否体育锻炼无关。除了提高体育锻炼的水平，公众健康项目还应当专注于减少坐着的时间（2012，p.494）。"

完整的出处请查阅参考文献：

Van der Ploeg, Chey, Korda, Banks, & Bauman, 2012.

Zhu & Owen, 2017.

设计优良的座椅有助于保持合适的坐姿，而设计不佳的座椅会让人难以保持良好的坐姿，并且可能会导致肌肉骨骼疾患，比如椎间盘退变、腰部疼痛、不灵活以及关节运动范围的降低。

存在理想坐姿的观念已经遭到了挑战。麦吉尔令人信服地论证道，腰部疼痛的最大风险之一是久坐，它会增加椎间盘突出的风险。合理地使用人体工程学座椅有助于维持腰部健康，它可以促进坐姿的经常变化，还要定期离开座椅并采取放松的站姿以及在工作日的某一时间进行例行锻炼，但这些锻炼最好不要在早上进行，因为那个时候后背更容易受伤。

卧姿

休息或睡觉时，我们通常会采用躺姿或卧姿，因为该姿势对生理上的要求最低。这种姿势将重力的作用从站着（参见图7.4a）和坐着时的纵向定位旋转成了相对于身体长轴的横向定位。基本的卧姿包括脸朝下趴着（俯卧）、脸朝上躺着（仰卧）以及侧卧（参见图7.4b）。每种卧姿各有利弊。

接触面的特点对脊柱排列方式以及力作用到身体上的方式发挥着重要的作用。在非常坚硬的表面上，只有特定的身体区域（例如，髋部和肩膀）与表面接触（参见图7.5a）。这会形成令人不适甚至致伤的局部压力点。睡在太软的表面上也会引发问题，包括仰卧姿势时腰椎的过度屈曲、俯卧姿势时腰椎的过分伸展以及侧卧时的脊柱的侧向屈曲（参见图7.5b）。接触面和头部的支撑（例如，枕头）应当与维持合适的脊柱排列方式相符（参见图7.5c）。

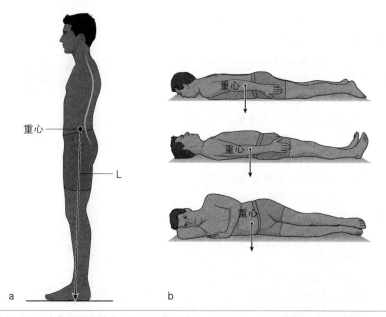

图 7.4 站着时的重力作用线与躺着时的重力作用线：（a）站立；（b）俯卧、仰卧和侧卧

动态姿势

　　动态姿势是运动的姿势，正如行走、跑动、跳跃、抛掷和踢腿中见到的那样。每种运动都需要躯干和肢体姿势的不断变化，必须控制躯干和肢体以维持完成任务所需的动态平衡。失去动态姿势的控制会导致任务失败（例如，翘趄或摔倒）以及潜在的损伤。

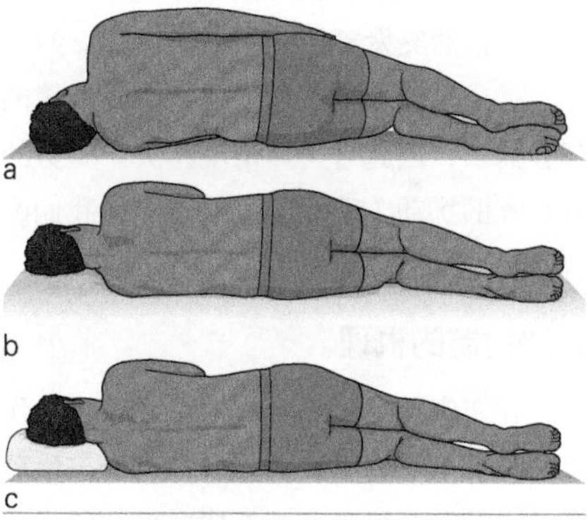

姿势控制的类型

　　平衡或姿势控制是动态情况以及维持静态（固定）姿势所必需的。姿势控制有 4 种：静态性、反应性、预期性和适应性（Cech & Martin，2011）。

　　静态性姿势控制涉及保持身体重心（即，重

图 7.5 卧姿和接触面：（a）坚硬表面；（b）松软表面；（c）与枕头及表面的适当排列

力作用线）的垂直投影位于支持面（BOS）内部的策略。在正常的直立中，身体通常会前后左右轻微地摇摆。当身体沿着一个方向摇摆时，身体的重力作用线会轻微地从 BOS 中心移向边缘。抑制该动作并将重力作用线移回中心就需要肌肉的动作。例如，如果身体向前摇摆，在脚踝处就会产生一个重力背屈力矩（扭矩），那么必须募集比目鱼肌以产生一个跖屈恢复力矩（参见第 5 章）来让重力作用线重新回到中心位置（参见图 7.6）。类似地，后倾身体会在脚踝处产生一个重力跖屈力矩，必须募集胫骨前肌以产生一个背屈恢复力矩来将重力作用线移回 BOS 的中心并重新建立姿势平衡。

当突发事件（例如，脚滑或绊倒）引起重力作用线偏离支持面的中心时，反应性姿势控制对于维持平衡和防止摔倒来说很有必要。如果重力作用线偏离了 BOS 中心，但是没有超出 BOS，神经肌肉系统便会迅速地募集肌肉以通过所谓的矫正反应来重新获取稳定性。相反，如果重力作用线移到了支撑基础以外，那么身体必须采取不同的策略来维持平衡。该策略通常涉及 BOS 的改变，比如当某个人被绊了一下，会向前倾倒并通过跨一步来防止摔倒的情形。通过跨这一步来重新形成更大的 BOS，则这个人正在进行反应性姿势控制。

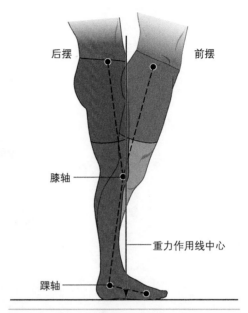

图 7.6 姿势摇摆：前摆和后摆

预期性姿势控制涉及预料到某个事件将会引起姿势变化或可能失去平衡而做出动作。例如，用右手从地面上提起一只重行李箱之前，提物者会向对侧（左侧）倾斜躯干来抵抗预期的行李箱负荷；预计到公交车的加速，站在过道中的乘客会向前倾斜或抓住栏杆；即将与对手碰撞的美式橄榄球运动员会朝着撞击方向倾斜。在所有这些示例中，个体都是在预期的突发事件之前做出动作。

适应性姿势控制允许我们随着情境的变化修正我们的运动。姿势控制依赖于环境情况和任务需求，因此与具体情境相关。姿势的控制不仅仅局限于姿势的反射动作。姿势反应会适应反复的扰动（干扰），从而允许我们改变自己的反应，并有效地学习如何更好地应对姿势扰动（Enoka，2015）。

姿势控制的机理

在肌肉神经系统发起纠正姿势的动作之前，它需要接收来自视觉、听觉和触觉系统的信息。这种由神经系统提供的信息会与生理、力学性质以及影响身体的信息干扰进行通信，并且允许神经系统募集重新建立平衡所需的合适肌肉（参见图 7.7）。

站立时固有的姿势摇摆可以被眼睛（视觉）、耳朵（听觉）、皮肤（触觉）和关节（本体感觉）的感受器察觉到。根据这些感受器提供的信息，神经系统会做出响应，而响应的方式是募集肌肉产生力矩来抵抗由重力作用线偏离支持面中心而引起的重力力矩。

类似地，在动态任务中，体操运动员尝试沿着窄窄的平衡木走动、跑动和跳跃就需要持续的感觉反馈来维持平衡并沿着平衡木行进。来自任意感官系统的低质量信息都有可能会导致他们失去平衡并从平衡木上跌落。

当某人在行走时失足或绊了一下时，这些相同的感觉系统会迅速地向神经系统提供反馈，神经系统马上会尝试募集所需的肌肉来恢复平衡（例如，跨一个纠正步或者伸手去抓栏杆或桌子来寻求支撑）。不正确、不完整或者延迟的感官信息可能会导致不成功的恢复和摔倒的结果。

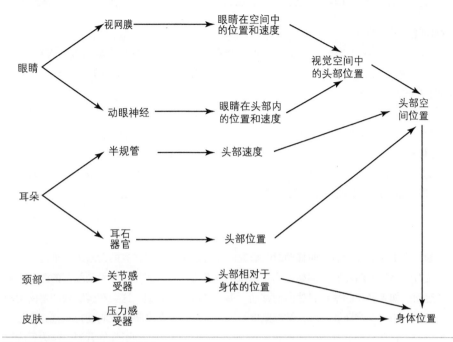

图 7.7 神经系统对姿势摇摆的反应

源自：R.H.S. Carpenter，1984，Neurophysiology（New York：Edward Arnold）.

姿势改变和干扰

生理、心理、环境和解剖因素会导致正常动作出现偏差。感到生理疲劳的马拉松运动员可能会改变跑步姿势来补偿发生变化的肌肉激活模式和关节力学；感到沮丧的工人可能会用无精打采、垂头弯腰的姿势走路；并且相较于年轻人，走湿滑楼梯的老年人可能会采用不同的跨步姿势。从解剖学上来看，不正常的姿势可能是由结构缺陷引起的。例如，患有下肢不等长（即，一条腿比另一腿长）的人可能会做出代偿性的姿势调整，比如改变了关节力学的骨盆侧倾。

依赖任务的运动扰动或干扰也会引起姿势的改变。例如，仓库员用来捡铅笔的姿势可能会不同于拎起重箱子所采用的姿势。

研究人员利用了若干个范例来研究人们是如何对环境中的干扰做出反应的。最常见的方法之一是采用移动平台来为站姿添加水平面上的干扰，调查人员接着测量反应时间、肌肉活动类型、身体各部位的运动学和关节力及扭矩来评定姿势控制的机理。平台既可以沿着前后方向也可以沿着左右方向移动，并且有些平台还能够改变速度和倾角。

对运动平台的姿势响应具有任务专项性，并且会随着支持面的尺寸、运动的方向、所施加力的位置和大小、干扰时的初始姿势以及干扰速度的变化而变化（Levangie & Norkin，2011）。

171

挑战平衡的极限

除了失去平衡的时候，大部分人很少会去关注平衡。相反，少数勇敢的人却在挑战着平衡的极限。例如，里塔－富尔曼在不稳定的瑞士球上面保持平衡并创造了 5 小时 7 分钟 6 秒的纪录。

平衡专家中，高空走钢丝演员是最为人熟知的。绳索（又作钢丝）高空杂技演员要横跨一根绷紧的绳索或钢丝从一个位置到达另一个位置。这些杂技演员通过将重心保持在非常小的支持面上来维持自身的平衡。走钢丝的人通常会携带一种器材（比如，一根杆子）来帮助自己实现平衡。杆子通过增加惯性矩或者旋转抗力的方式协助走钢丝的人抵抗外部扭矩，比如由一阵风引起的外部扭矩。

例如，当平台沿着前后方向移动时，研究对象可以采用关节特有的策略来对干扰做出反应。踝关节策略涉及跖屈肌（例如，比目鱼肌）或者背屈肌（例如，胫骨前肌）的激活来控制脚踝运动。如果静止的平台突然向前移动，那么身体会向后倒。这会在脚踝处产生由运动引发的跖屈。为了抵抗跖屈动作，神经肌肉系统会募集背屈肌来将小腿向前拉至直立姿势。如果平台向后移动，那么身体会向前倾，从而在脚踝处产生由运动引发的背屈。作为反应，跖屈肌会被募集来将小腿向后拉至直立姿势。

实验对象也可以采用髋关节策略。平台突然向前的运动将会引起髋部伸展。髋屈肌（例如，髂腰肌）将会被募集来维持直立姿势。向后的平台运动将会引起髋部屈曲，这就需要伸肌（例如，臀大肌）来维持直立姿势。如果这些策略不足以重新建立平衡，那么实验对象可以采用跨步策略，通过增加支持面的方式来维持稳定性。

发育方面的因素

在生命的开始和临近结束阶段，姿势控制的有效性要低于健康的成年期。早年，婴儿们还在开发自己的感觉运动系统，并且仍然在获取采用双足直立姿势所需的力量和协调性。而老年人，疾病、力量损失、衰弱的感官功能以及总体运动能力的下降会对平衡能力产生负面影响，并且会增加损伤的风险。

婴儿的姿势与平衡

婴儿的姿势控制始于头部的控制，然后是躯干的控制。表 7.2 总结了无意识的姿势反应，这些反应出现在生命的头一年内。同样在生命的头一年里，婴儿完成了坐与站的姿势里程碑，并且开始发展姿势控制所需的平衡策略。

显然，在这头一年内，婴儿用所谓的知觉－动作耦联来对环境诱因做出反应。婴儿感知到光流（即，由运动导致的视觉画面的变化）并协调该信息以产生姿势反应，并根据接收到的视觉信息确定姿势反应的等级。

表7.2　婴儿的姿势反应

反应	起始姿势	刺激	响应	时间
抵抗旋转的翻正反射	仰卧	将双腿和骨盆转至另一侧	躯干和头部跟着转动	从第4个月开始
	仰卧	侧转头	转动时身体跟着头部	从第4个月开始
迷路性翻正反射	支撑着直立	倾斜	头部移动以保持直立	2～12个月时
拉起反射	1只或2只手扶着坐直	向后或向前倾斜	双臂屈曲	3～12个月时
降落伞反射	保持直立	迅速朝着地面降低	双腿伸展	从第4个月开始
	保持直立	向前倾斜	双臂伸展	从第7个月开始
	保持直立	侧向倾斜	双臂伸展	从第6个月开始
	保持直立	向后倾斜	双臂伸展	从第9个月开始

源自：K.M. Haywood and N. Getchell, Life span motor development, 6th edition (Champaign, IL: Human Kinetics，2014)，107.

在发育的头几年内，婴儿达成了无数个与姿势相关的动作发展指标。根据贝利婴幼儿发展量表，这些指标包括稳定地竖起头（平均年龄：1.6个月）、借助轻微的支撑坐着（2.3个月）、短暂地独坐（5.3个月）、从仰躺翻成俯趴（6.4个月）、稳定地独坐（6.6个月）、借助拉力站起来（8.1个月）、扶着家具站立（8.6个月）、跨步动作（8.8个月）、独自站立（11个月）、独自走路（11.7个月）、退着走路（14.6个月）、在帮助下爬楼梯（16.1个月）以及双脚跳离地面（23.4个月）。这些发展指标的顺序是相对连续的，每项技能都建立在之前技能的基础上，但是不同幼儿达成每个发展指标的时间跨度却很大。此外，有些等级表（比如，雪莉发展顺序表）可能为每个发展指标列出了略有不同的平均年龄（Haywood & Getchell，2014）。

平衡在整个婴儿期和成年期都在持续地提高，但是确切的提高过程依赖于具体任务。每项新的技能都必须能够开发和改善知觉－动作耦联，并且尽管总体趋势是朝着平衡提高的方向，但是平衡表现的停滞、甚至递减都有可能在该过程中出现（Haywood & Getchell，2014）。

老年人的姿势与平衡

老年人的平衡障碍十分常见，并且是老年群体摔倒事件高发的主要原因。与摔倒相关的骨折最常出现在桡骨上（源于摔倒时手臂是张开的）和股骨（源于髋部上的冲击负荷）。在美国，每年髋部骨折的数量超过30000起，并且是导致残疾和死亡的主要原因。在世界范围内，每年会发生超过160万起髋部骨折，预计到2050年每年髋部骨折数量会介于450万至630万之间（Cooper，Campion，& Melton，1992; Gullberg，Johnell，& Kanis，1997）。

许多与年龄相关的变化会削弱姿势控制能力，包括以下各类（Cech & Martin，2011；Maki & McIlroy，1996；Levangie & Norkin，2011）。

- 视觉能力衰减（例如，分辨轮廓和颜色深浅的能力下降）。
- 视觉病变（例如，白内障和黄斑退化）。
- 前庭功能减弱（例如，前庭毛细胞的丧失、第八对脑神经中神经纤维的减少）。
- 重心摆动增加。
- 难以利用感官系统的丰余性。
- 中枢控制机理变缓。
- 感觉输入冲突。
- 反应及响应时间变慢。
- 反射潜伏期变长。
- 力量下降。
- 肌肉纤维类型变化。
- 注意力不集中。
- 对视觉输入缺失的敏感性增加。
- 预期性反应更加缓慢。
- 对重力作用线与支持面的控制减弱。
- 控制补偿性跨步动作的能力受损。
- 心理状态。
- 疼痛。
- 关节运动范围减小。
- 平衡时间及关节输出扭矩减少。
- 解剖结构变化（例如，椎间盘液体的流失和椎间盘退化）。
- 屈身或弯腰姿势增多。

这些因素中的每一种都会导致平衡能力的衰退，并且它们的复合效应决定了特定个体整体衰退的严重性。有些变化是不可避免的，而有些则是可以改善的，前提是干预治疗要尽快地开始。抑制衰退，甚至改善老年人平衡的第一步包括认识与识别特定个体所特有的因素。可控的因素包括肌肉无力与失衡、关节运动范围、心理状态以及对代偿性动作的控制。通过结合教育、生物反馈、姿势再训练、运动治疗、矫正术、力量训练、练习已知的能够增强姿势意识和平衡的运动形式（例如，太极）以及练习从干扰中恢复的方式即可改善这些可控的因素。

机制研究

平衡越好，摔倒越少

大多数摔倒都与失去平衡有关。因此，更好的平衡应当会导致更少的摔倒以及与摔倒有关的损伤（例如，髋部骨折）。尤其对于老年人群来说，大量研究都集中在了平衡训练上面且旨在减少摔倒事件。

通常，由于各种因素（包括反应时间变慢、肌肉力量和视敏度减弱以及感知变缓），老年人要比年轻人具有更高的摔倒风险。有些特殊群体的风险甚至更高。例如，研究表明，患有 2 型糖尿病的老年人摔倒风险明显更高（Maurer et al.，2005; Schwartz et al.，2002）。由莫里森与同事们于 2010 年开展的一项研究证实了患有 2 型糖尿病的老年人（50 ~ 75 岁）摔倒风险要高于对照组，但是同样也有报告称，6 周的平衡训练计划之后，2 型糖尿病实验组的平衡、本体感受、下肢力量和反应时间都有了改善。这些改善降低了摔倒风险。

太极拳是一种舒缓的运动形式，它一再被证明能够改善老年人的平衡（Gallant et al.，2017; Li et al.，2004; Li et al.，2005; Lin et al.，2006）。太极还被证实有益于特殊人群改善平衡和降低摔倒风险，比如患有轻度认知功能障碍的老年人（Sungkarat et al.，2017）和患有帕金森症的病人（Fuzhong et al.，2012）。

完整的出处请查阅参考文献：

Fuzhong, Harmer, Fitzgerald, Eckstrom, Stock, Galver, Maddalozzo, & Batya, 2012.

Gallant, Tartaglia, Hardman, & Burke, 2017.

Li, Harmer, Fisher, & McAuley, 2004.

Li, Harmer, Fisher, McAuley, Chaumeton, Eckstrom, & Wilson, 2005.

Lin, Hwang, Wang, Chang, & Wolf, 2006.

Maurer, Burcham, & Cheng, 2005.

Morrison, Colberg, Mariano, Parson, & Vinik, 2010.

Schwartz, Hillier, Sellmeyer, Resnick, Gregg, Ensrud, Schreiner, Margolis, Cauley, Nevitt, Black, & Cummings, 2002.

Sungkarat, Boripuntakul, Chattipakorn, Watcharasaksilp, & Lord, 2017.

姿势障碍

诸多因素会导致不良的姿势和姿势障碍：疼痛、关节运动范围的减小、僵硬、肌无力与失衡、关节生物力学的改变、关节活动过度及韧带松弛、知觉和本体感受的改变、心理状态、对环境的适应、持续采用不良的姿势（习惯性）、怀孕、解剖学上的缺陷、疲劳、疾病（例如，肌肉萎缩和骨质疏松症）以及损伤（Neumann，2016; Everett & Kell，2010）。不良的姿势会在解剖结构上施加异常的负荷，并增加肌肉骨骼损伤的风险。生理机能，比如呼吸作用和血液循环，也会受到负面影响。

如前所述，脊柱的正常弯曲有助于身体承受压缩负荷。损伤、疾病和先天性倾向会造成脊柱畸形（例如，异常的结构排列或脊柱弯曲度的改变）。这些畸形通常会导致力分布模式的改变和病变组织的适应，这可能会导致或恶化其他肌肉骨骼的损伤。正如第 3 章中所述，主要的脊柱畸形有三种：脊柱侧凸、脊柱后凸和脊柱前凸。这些畸形可以按照它们的幅度、位置、方向和病因进行分类，并且可以以单独或组合的形式出现。

总结评论

姿势与平衡为其他所有运动形式提供了基础，并且对其他运动形式至关重要。日常活动中的平衡使得我们能够有效地移动，同时不会出现摔倒及其他运动失误。高级的平衡技巧使精英表演家们可以做非凡的，甚至有时是不可思议的动作。失去平衡会导致磕绊和摔倒。当婴儿学着走路的时候，平衡是要学习的关键任务。对于老年人，失去平衡会导致摔倒、受伤、功能丧失甚至死亡。

推荐读物

Cech, D.J., & Martin, S.M. (2011). *Functional movement development across the life span* (3rd ed.). Philadelphia: Saunders.

Enoka, R.M. (2015). *Neuromechanics of human movement* (5th ed.). Champaign, IL: Human Kinetics.

Haywood, K.M., & Getchell, N. (2014). *Life span motor development* (6th ed.). Champaign, IL: Human Kinetics.

Houglum, P.A., & Bertoti, D.B. (2012). *Brunnstrom's clinical kinesiology* (6th ed.). Philadelphia: FA Davis.

Kendall, F.P., McCreary, E.K., Provance, P.G., Rodgers, M.M., & Romani, W.A. *Muscles: Testing and function, with posture and pain* (5th ed.). Philadelphia: Lippincott Williams & Wilkins.

Levangie, P.K., & Norkin, C.C. (2011). *Joint structure and function: A comprehensive analysis* (5th ed.). Philadelphia: FA Davis.

McGill, S. (2016). *Low back disorders: Evidence-based prevention and rehabilitation* (3rd ed.). Champaign, IL: Human Kinetics.

Neumann, D.A. (2016). *Kinesiology of the musculoskeletal system: Foundations for rehabilitation* (3rd ed.). St. Louis: Mosby.

Nordin, M., & Frankel, V.H. (2012). *Basic biomechanics of the musculoskeletal system* (4th ed.). Philadelphia: Lippincott Williams & Wilkins.

第 8 章　步态

目标

学完本章之后，你将能够完成以下事项。

- ▶ 定义行走和跑动，并描述行走和跑动的步态周期。
- ▶ 描述步态分析的组成部分。
- ▶ 解释下肢肌肉在行走和跑动中发挥的作用。
- ▶ 描述一生中的步态和跑动发育特征。
- ▶ 描述病态步态及与跑动相关的伤病实例。

表面上看，最常见的步态形式——行走和跑动，似乎是一项简单的运动任务。大多数人执行这些动作时几乎没有刻意的思考或努力。然而，经过仔细地观察，行走和跑动都是需要经过神经力学整合的复杂任务。

行走

美国总统富兰克林·罗斯福曾经说过，"前进的方式有很多种，但是站着不动的方式却只有一种。"在人类所有的前进方式中，行走是迄今为止最为常见的方式。几乎每个人都体验过行走，并且通常很少有人会去思考这种移动方式。尽管行走表现出了某些普遍的特征，但是我们每个人都开发出了自身特有的行走姿态。我们大多数人都有过从远处看见某人的身影，即便看不见任何的脸部特征，仅仅通过其走路方式就能够认出他或她的经历。那么是哪些有关行走的特征使得我们能够通过这种方式辨别一个人？这主要涉及行走姿态力学。

相较于任何其他的运动形式，对行走的研究无疑是最多的。若干本优秀的书籍（有些列于本章结尾处的推荐读物中）专门或者主要探讨人类行走的复杂性。20世纪发表的数千篇研究论文讨论了行走的方方面面，正如许多著名的书籍专门讨论该主题一样。因此，我们对行走的了解可以说要多于任何其他的人体运动形式。鉴于有关行走的信息庞大，我们在本章有限的篇幅内只能触及表层知识。我们提供基本原理，并希望感兴趣的读者利用众多可获得的综合资源继续对行走进行更加深入的研究。

术语

掌握一些术语对于基本运动形式的理解至关重要。移动是从一个地方运动到另一个地方的动作或能力。这个广义的定义显然包括常见的运动形式，比如行走和跑动，但是也包含不太常见的运动方式，比如蹦跳、爬行、滑移、游泳甚至是蛙跳或侧手翻。所有这些以及许多其他的运动都是移动的形式，因为它们符合移动的基本要求——从一个地方到达另一个地方。

步态指的是一种特殊的移动形式。步态常用于描述行走步态或跑动步态的语境中（注意：有些参考文献仅用步态指代行走）。

人类的行走可以定义为一种直立、双足的移动方式，该过程中始终至少有一只脚与地面相接触。它是一种周期性的活动，涉及两条腿的交替动作以向前移动身体。乍看之下，行走似乎是一项简单的运动任务。毕竟，它是我们每天都要做的事情，并且几乎没有刻意的思考或考虑。然而，近几十年的大量研究证明事实恰恰相反；行走涉及一系列复杂的神经力学问题。行走的挑战对于婴儿、老年人以及受疾病、损伤或先天缺陷影响的个体来说甚至更为巨大。

为了研究行走步态，我们首先需要了解一些步态文献中常见的术语。在一个人行走的过程中，每条腿交替经历脚与地面接触的时期与脚向前划过空中的时期（没有脚与地面的接触）。脚与地面接触的时期称为支撑期，或支撑。脚不与地面接触的时期称为摆动期，或者摆动。支撑和摆动彼此独立地描述了每条腿的动作阶段。

某条给定腿的支撑期开始于这条腿的脚接触地面的时候。这个初始的接触称为初接触。（注意：文献中会发现有若干种其他术语来描述这个初始接触，包括脚跟触地、脚跟着地、脚触地以及脚掌着地。此处首选初接触，因为它给出了该事件最普遍的描述。其他的术语则具有误导性。例如，脚跟触地表明脚跟是最先与地面接触的部位。尽管通常是正确的，但是在有些情况下，比如对于瘫痪或脑瘫的人群，脚跟可能并不是脚最先触地的部位。）

支撑期一直持续到脚在所谓的脚趾离地或离地事件中离开地面为止。脚趾离地开启了摆动期，该时期一直随着腿部向前摆动和身体向前移动而持续，直到出现下一次同侧（即，相同一侧）的初接触为止。

步态周期指的是单个肢体支撑期和摆动期的相继出现。这个从初接触开始直到同条（同侧）腿下次初接触的时期称为跨步。每个跨步由两步组成，步定义为一条腿从初接触到另一条（对侧）腿初接触的时期。跨步和步根据长度和宽度来度量，如图 8.1 所示。（注意，此处描述的是术语跨步在临床和生物力学上的用法，它在田径或者说竞技体育中的用法有所不同。在田径类文章中，跨步指的是同侧接触到对侧接触的时期，也就是我们此处所描述的一步。）

行走时，显然存在仅有一只脚与地面接触的时期，此时一条腿处在摆动期，而对侧腿独自承担全部体重，该时期称为单支撑。当两只脚同时接触行走表面（即，两条腿都处在各自的支撑期）时，该时期称为双支撑。

另一个重要的术语是步频，其定义为迈步的频率，用步/分钟来度量。例如，一个以 120 步/分钟行走的人每 60 秒能够迈 120 步（60 个跨步），所以每一步需要 0.5 秒。

行走速率（速度）由步频与步长的数学乘积来确定。如果一个人的平均步长是 0.7 米，步频是 114 步/分钟，那么他行走的速度便是 79.8 米/分钟（0.7 米 ×114 步/分钟）。显然，行走速度根据多种因素而有所不同，包括年龄、身体状况以及行走的目的。例如，一个约会迟到的人会选择比在公园悠闲漫步时更快的行走速度。每个人都有一个自由、自我选择以及舒适的行走速度，该速度会最小化能量的消耗。

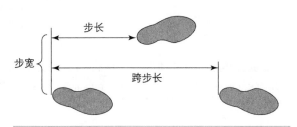

图 8.1 步长、跨步长和步宽

行走步态周期

步态周期，与之前所定义的一样，包括单条腿的支撑 – 摆动期。步态周期可以划分为多个时期或子周期。没有普遍认可的系统来指定这些时期。我们会介绍两种应用广泛的系统（参见图 8.2），尽管有所不同，但是它们却具有许多共同的要素。首先是一个传统的系统，它识别出了支撑期的各个关键点（脚跟着地、脚部平放、支撑中期、脚跟离地以及脚趾离地），并将摆动期划分成了摆动前期（加速）、摆动中期和摆动后期（减速）。

另一个广泛采用的系统是由杰奎琳·佩里博士（Perry & Burnfield，2010）提出的，为了表彰她在位于加州唐尼的瑞秋洛斯阿米哥斯国家康复中心数十年的开创性工作，该系统被称为瑞秋洛斯阿米哥斯（RLA）系统。RLA 系统根据时期（支撑和摆动）将步态周期划分为支撑期（初接触、负载响应、支撑中期、支撑后期以及预摆期）和摆动期（摆动前期、摆动中期或摆动期间以及摆动后期）。其他系统采用类似的术语，只是在描述步态周期的某些细节上有所不同。

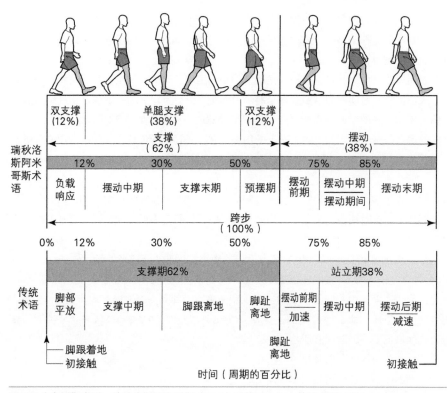

图 8.2 步态周期术语：瑞秋洛斯阿米哥斯（RLA）系统（上）；传统术语（下）

源自：J.K. Loudon, R.C. Manske, and M.P. Reiman, Clinical mechanics and kinesiology (Champaign, IL: Human Kinetics, 2013), 356.

步态分析

步态分析的范围很广，包括简单的时间测量（时域分析）到采用复杂仪器和计算机模型的力学分析。步态分析的目的是为正常及病态的行走提供科学和临床上的深入了解。大部分（如果不是全部的话）步态分析所探讨的变量都随着行走速度的变化而变化。缓慢、休闲散步的特征与快速、坚定行走步态的典型特征大有不同。尽管观察性的步态分析已经执行了多个世纪，但是科学的测量仅限于过去的 100 年左右。

时域和空间特征

步态的某些时间（时域）量度很常用。步频或跨步频率可能是这些量度中最简单的一个。成年人自由行走（即，自我选择的速度）的平均步频大约是 113 步 / 分钟。女性行走的步频（117 步 / 分钟）通常要高于男性（111 步 / 分钟），以此在一定程度上补偿了她们较短的步长（Perry & Burnfield, 2010）。

在时间对称的步态（即，两侧间的用时相等）中，迈步时间就是步频的倒数。例如，114 步 / 分钟的步频表示迈步时间为 0.0088 分钟或 0.53 秒。由于两步构成一个跨步，所以跨步时间为 1.06 秒。

　　自由行走时，一个人大约将步态周期的 60% 用于支撑，40% 用于摆动（参见图 8.3）。随着行走速度的增加，支撑与摆动之比会接近 50∶50。为了加强稳定性，老年人会将更多的时间用于支撑，将更少的时间用于摆动。

　　如前所述，单支撑是只有一只脚与地面接触的时期；双支撑时，两只脚都会与地面接触。每个步态周期包括两个单支撑期和两个双支撑期。每个时期的相对持续时间如图 8.2 所示。

　　三个常见的空间步态量度是步长、跨步长和步宽（参见图 8.1）。由于男性的身材较高，所以他们的平均步长和跨步长要大于女性（约14%）。男性和女性的平均跨步长分别为 1.46 米和 1.28 米（Perry & Burnfield，2010）。步宽平均为 1 到 9 厘米。在正常步态中，脚还会冲着前进方向朝外（外侧）偏离约 7 度。

　　结合时域（时间）和空间（距离）量度会让我们知道一个人行走的快慢。一般成年人的行走速度约为 1.34 米 / 秒，女性会自我

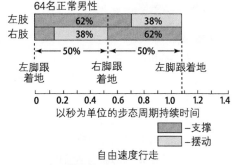

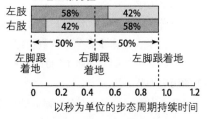

图 8.3 支撑 – 摆动之比

源自：M.P. Murray, D.R. Gore, and B.H. Clarkson, "Walking patterns of patients with unilateral hip pain due to osteoarthritis and avascular necrosis," The Journal of Bone and Joint Surgery 53, no.2 (1971): 259-274.

选择稍微慢于男性的速度（Neumann，2016）。行走速度根据诸多因素会相差甚大，包括年龄、性别、身体状况、环境条件和目的。（注意：有些资料源指的是行走速率，而有些描述的是行走速度。如第 5 章中所述，速率是一个人运动快慢的标量，而速度是表明快慢和方向的矢量。速率与速度的差异在描述步态语境中通常无关紧要，因为方向是朝前的。因此，描述一个人行走的快慢时，术语速度和速率可以互换使用。）

　　步态速度是跨步长和跨步频率按照以下方程的一个函数：

速度 = 跨步长度 × 跨步频率　　　　（8.1）

或者等效地（步态对称的情况下）

速度 = 步长 × 步频　　　　（8.2）

　　例如，利用方程 8.2，一个步频为 112 步 / 分钟，步长为 0.7 米的人将拥有 78.4 米 / 分钟（1.31 米 / 秒）的行走速度。

肌肉活动和行走控制

　　下肢肌肉系统合适的运动幅度和时机对于正常的行走步态至关重要。即便是很不明显的肌肉缺陷都会显著地影响步态表现。严重受损的肌肉功能，比如瘫痪，可能会使正常的步态不可能实现。对于老年人和受伤的个体，疼痛通常是步态改变的主要因素。例如，回想一下你受伤（例如，脚踝扭伤）的时候。

机制研究

步态分析

步态分析研究拥有悠远传奇的历史。早在亚里士多德时期，学者们就仔细观察了人类步态。关于步态的实验室研究始于 17 世纪的欧洲，并在 19 世纪末到 20 世纪内加速发展，该时期的科技进步使步态运动学和动力学的测量成了可能。运动学评估不出所料地变得更为复杂，从直接观察发展到了利用影片、录像、光电子以及最近的动态感应系统进行分析。步态分析实验室已经连续多年采用肌电图（EMG）技术来测量步态期间的肌肉活动以及使用测力仪器（例如，测力板和鞋内传感器）来测量步态动力学。

步态分析的文献太广泛了，无法在此进行综述，但是我们可以获取到许多深入讨论生物力学及临床步态分析的资料源。比如，这些综述性的文章中包括关于临床步态分析的萨瑟兰德三部曲（2001，2002 和 2005），它提供了步态分析发展及其先驱者的历史细节。

无数本书籍记录了步态分析研究的历史、发展、结果以及应用，包括凡尔纳·英曼（1981）和杰奎琳·佩里（1992）的原创性著作。

完整的出处请查阅参考文献：

Inman, Ralston, & Todd, 1981.

Perry, 1992.

Sutherland, 2001.

Sutherland, 2002.

Sutherland, 2005.

源自损伤的疼痛可能会引起肌肉激活模式和步态力学的改变。你们可能要比往常疲劳得更快，因为改变了的步态要比自我选择的正常步态更加低效，并且走路方式的力学变化可能会导致人感到不适或者其他身体部位（例如，对侧膝关节或髋部）的疼痛。

在正常步态中，髋部、膝部和脚踝的肌肉负责控制关节运动。对步态期间肌肉动作出色且详细的分析可以在大量文献中查到（Levangie & Norkin，2011；Neumann，2016；Perry & Burnfield，2010;Rose & Gamble，2005）。

步态周期（利用佩里和伯恩菲尔德 2010 年描述的系统）各个时期内的重点肌肉活动包括以下内容。

- *初接触和负载响应*。髋关节外展肌（臀大肌上部纤维、臀中肌、臀小肌和阔筋膜张肌）离心地控制过度的骨盆侧倾；伸膝肌（股四头肌：股中肌、股外侧肌、股内侧肌和股直肌）离心地控制膝关节过度屈曲；踝背屈肌（胫骨前肌、踇长伸肌、趾长伸肌和第三腓骨肌）离心地控制脚踝跖屈。通过做这些动作来实现负重、骨盆稳定和身体减速。

- *支撑中期*。跖屈肌（比目鱼肌、腓肠肌、胫骨后肌、趾长屈肌、踇长屈肌、腓骨长肌和腓骨短肌）离心地控制胫骨向前越过脚部。（具有踝关节和膝关节双关节动作的）腓肠肌也有助于稳定膝部。

- *支撑后期*。跖屈肌向心地收缩以辅助蹬离。
- *预摆期和摆动前期*。屈髋肌（髂肌、腰肌、股直肌、股薄肌、缝匠肌）在预摆早期开启了髋关节屈曲。
- *预摆前期和预摆中期*。踝背屈肌（胫骨前肌、踇长伸肌、趾长伸肌和第三腓骨肌）向心地收缩来在踝关节处背屈脚部，以保证脚趾离地。
- *摆动中期末和摆动后期*。踝背屈肌离心地控制踝关节跖屈；腘绳肌（半腱肌、半膜肌、股二头肌长头和短头）向心地控制膝关节伸展，为初接触做准备。
- 任何该顺序或肌肉激活水平的紊乱都可能会改变步态力学，并造成代偿性肌肉动作的出现。若干个有关变异或病态步态的实例会在本章中加以描述。

尽管我们将精力集中在了下肢肌肉上，但是双臂和躯干在步态力学中也发挥着至关重要的作用。例如，双臂通常按交替的方式与双腿一起工作以提供制衡效应。行走时，左臂与右腿同步运动，而右臂与左腿相互协同运动。如果你对双臂在步态中的重要性有所怀疑，那么试着将双手直接放在身体两侧或放在头顶并快步行走或跑动，你会立刻感受到该正常力学的改变所引起的不适以及不协调的动作。

毕生发展观

新生婴儿基本上不能移动。第一年间的发育变化使得他们迈出了蹒跚的步伐，而到了三四岁，幼儿们通常会展示出成熟的行走步态模式。改变行走速度、改变节奏和方向以及对危险情况做出反应的能力一直持续发育到成年期，并且会良好地保持到 50 岁及以上。无数与年龄相关的改变使得年龄为 60 多岁的个体更加易于出现步态功能的衰退。

婴幼儿

从婴儿的不能移动到直立、双足行走步态的发展过程会涉及许多的运动发展指标。为了完成这些要求逐渐变高的任务，婴儿必须发展出所需的力量和神经肌肉协调性，并且环境必须提供平坦、坚固且具有足够摩擦的表面以方便移位的发生。婴儿最初的移动形式通常是蠕动或爬行，出现在 7 到 10 个月的时候。蠕动是用双手和腹部前行；爬行是用双手和双膝移动。正常的发育进程是，（1）用胸部和腹部在地面上蠕动，（2）对称的腿部运动，产生了腹部离开地面的低位爬行，（3）以高位爬行姿势来回地摇摆，以及（4）用双臂和双腿的交替动作爬行（Haywood & Getchell，2014）。

在第一年结束之前，大多数婴儿已经发育到了足以不用支撑就能站立并迈出几步的程度。到了 2 岁的时候，大多数成熟行走的特征已经发育完成。在接下来的几年内，幼儿们会通过力量、协调性和关节运动范围的增加来改善这些特征。到了大约 5 岁的时候，幼儿们会展示出成熟的步态模式，该模式显示出了大部分熟练行走的特征，这包括以下内容（Haywood & Getchell，2014）。

- 跨步长度的绝对增加（源于腿部长度的增加以及蹬离地面时更大的作用力和腿部伸展）。
- 从平脚落地改变为脚跟–前脚掌落地模式，源于运动范围的增加。

- 趾外翻减少。
- 侧向支撑基础的缩短，以加强前–后方向的发力。
- 行走模式包括：初接触（脚跟着地）时膝关节的完全伸展，接着是膝关节在支撑中期内的略微屈曲，并在蹬离期间再次完全伸展。
- 骨盆旋转以允许腿部全范围的运动以及上下肢体的往复运动。
- 平衡性增强，躯干前倾减少。
- 协调的手臂和腿部动作，这样对侧的手臂和腿就能一致地前后运动。

从这一刻起，在此后的孩童期直至成年期步态基本变化不大了。

老年人

老年人的行走步态表现出了许多可以预计的改变。尽管有些老年人可以将类似年轻成年人的步态模式很好地保持到60多岁和70多岁，但是大部分该年龄段的个体会开始出现一些改变，包括行走速度变慢；步长和相对摆动时间变短；相对站立时间变长；最大行走速度、关节运动范围和步频降低；支撑基础、双肢支撑以及视觉扫视的使用增加（Bohannon, 1997; Judge, Ounpuu, & Davis, 1996; Ostrosky, VanSwearingen, Burdett, & Gee, 1994）。慢性疾病，比如心脏病、关节炎、骨质疏松症或疼痛，可能会加剧这些变化或者导致这些改变更早地出现。

步态中与年龄相关的变化带来的后果，加之反应时间、力量、耐力和视敏度的衰退会大幅地增加诸如磕绊、滑倒和摔倒等事故的概率。老年人与摔倒相关联的损伤是一个严重并且日益大众化的健康问题。人们开展了大量旨在描述摔倒力学的特征以及制定降低摔倒事件策略的研究。与世界范围内每年160多万起摔倒相关的髋部骨折引发的人员伤亡和经济成本（数十亿美元）只不过是老年人的步态改变如何与主要的公众问题密切相关的两个例子罢了。

病态步态

无数种情况会导致功能失常或病态的步态，包括疾病、损伤、瘫痪、解剖异常以及先天性缺陷。病态步态的综合考察超出了本书的范畴，但是我们会概述三个示例，用以展示解剖、生理和环境情况是如何改变步态模式、加大施加在解剖结构上的负荷、压迫生理系统以及增加受伤风险的。

第一个示例，特伦德伦堡步态，是髋外展肌（即，臀中肌和臀小肌）无力或瘫痪的结果。正常行走时，在给定腿的支撑早期至中期，骨盆往往会向对侧下沉。这种下沉由髋部外展肌的离心动作控制。受损的髋外展肌动作会导致出现特伦德伦堡步态特有的骨盆过度下沉。为了补偿骨盆下沉，患病对象通常会向支撑腿的一侧倾斜躯干（参见图8.4）。

第二个示例涉及前交叉韧带（ACL）缺陷患者特有的步态变化。膝关节中的 ACL 会限制胫骨相对于固定股骨的前向平移，或者反过来说，限制股骨相对于固定胫骨的后向运动。ACL 是人体内最常受伤的韧带之一，会在膝关节承受经历极限外翻旋转负荷或剧烈过度伸展时受到损害。

有 ACL 缺陷的膝关节会导致步态力学的改变和各种代偿性的适应。患有 ACL 缺陷的个体通常会采用股四头肌回避式的步态模式。按照膝伸肌机理作用的股四头肌往往会向前拉动胫骨。完好 ACL 的主要功能之一便是限制胫骨相对于股骨的向前平移。在 ACL 部分或完全撕裂的情况下，股四头肌回避策略会导致股四头肌的激活程度降低，并伴随着膝关节力矩的减小。这会减少胫骨上的前向力，并有效地提供代偿性的稳定作用。

第三个示例涉及脑瘫（CP）儿童的步态病状。脑瘫是一种由出生或临近出生时大脑损伤导致的非进行性的肌肉功能失常和瘫痪状况。CP 影响着 50 多万美国人。脑瘫有很多种形式，最常见的是痉挛性双瘫。在痉挛性双瘫病例中，儿童姿势和步态的特征为髋关节不正常的屈曲、内收以及内旋；过度屈曲的双膝；以及脚和脚踝的马蹄状畸形。

除了 CP 步态的力学偏差特征以外，CP 儿童的行走所需的生理消耗要高得多。一项研究发现，痉挛性双瘫儿童的耗氧量（相对 VO_2）要比对照组多 60%。这种增加主要是由步态周期中相邻身体部位之间及内部低效的能量传递导致的（Unnithan，Dowling，Frost，& Bar-Or，1999）。

与 CP 相关步态病症的治疗方法包括神经肌肉训练、矫正器（例如，踝足矫形器或 AFO）、药物和手术。

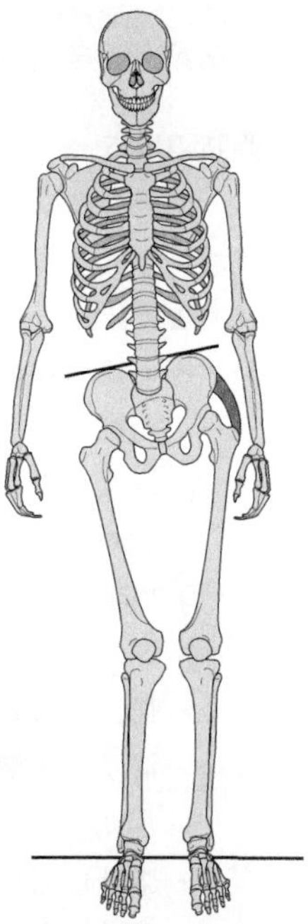

图 8.4 特伦德伦堡步态（注意同侧的骨盆下沉）

跑动

我们为什么要跑？通常是为了移动得更快。无论我们是为了上课或怕约会迟到、利用跑动增加代谢需求来提高体能水平还是为了赢得比赛而冲刺，我们都会采用跑动步态来让自己移动得更快。

成年人从行走向跑动的过渡通常出现在约 2 米 / 秒的时候。在大多数情况下，跑动要快于行走，但是速度并不是这两种步态模式之间的区别特征。例如，竞走运动员的行走速度可以达到 12 千米 / 时以上（Murray，Guten，Mollinger，& Gardner，1983），而慢跑者会以极低的速度跑动。行走和跑动之间的界定区别并不是速度，而是行走具有双脚与地面接触的时期（跑动没有），并且跑动具有双腿悬于空中的无支撑期（行走没有）。

跑动的定义很简单。跑动的执行却不简单。与行走一样，跑动需要多个身体部位复杂的相互作用。正如随意观察跑步者就能够弄清楚的那样，我们并非都是以相同的方式跑动。顶级运动员以非常优美和有效的方式跑动，机体损伤或患病的人会跑得相当慢，而婴儿及老年人与年轻人的跑动方式大有不同。

每个人的跑步风格取决于多种因素，包括性别、体型、力量、平衡性、解剖结构、体能水平和技巧。这些因素导致了各种类型的跑步风格以及个体之间相当大的差异性。尽管本部分讨论的大部分有关跑动的方面似乎在暗示一种一致的跑动风格，但是始终要记住，每个人都各不相同，并且我们会以不同的方式跑步。

概念应用

假肢和步态

出于多种原因可能会需要脚部截肢，包括与车祸有关的严重创伤、受损的血液流动、与糖尿病相关的并发症、慢性及持久性的感染、肿瘤、严重的灼伤或冻伤以及无法愈合的伤口。截肢之后，有许多种类型的假足可供选择。

- 硬踝软跟（SACH）和弹性龙骨假体由塑造成人体脚部模型的氯丁橡胶或聚氨酯泡沫制作而成。龙骨是假体中的储能部件，当重量施加到脚上的时候，它会向上弯曲脚部。SACH和弹性龙骨设计没有铰接零件，因此经久耐用，相对比较便宜，并且几乎不需要维护保养。
- 单轴或多轴假足允许进行脚部运动。单轴设计包括一个允许进行矢状面（上下）运动的单平面踝关节。多轴设计允许进行矢状面和冠状面（侧向）运动。
- 通过在行走和跑动的支撑期内储存和释放能量，动态响应的假足可适应更多活跃的生活方式，并且可以提供一种更加自然的感觉。能量由可变形的龙骨存储。
- 微处理器控制的（MPC）的假足相对比较新潮。它们采用计算机控制的传感器处理来自个人肢体和外界环境的信息，以调整假足对各种情况的响应。

跑动步态周期

跑动步态周期与行走步态周期有所不同。正如之前阐述的，行走的特征是交替的单支撑期（此时一条腿处在摆动期，而另一腿单独支撑体重）和简短的双支撑期（在此期间，两只脚都与地面相接触）。

相比之下，跑动没有双支撑期。相反，它具有交替的单支撑期，其间由双悬空期或腾空期隔开，此时两只脚都悬于空中。跑动步态周期的各阶段如图 8.5 所示。

跑动步态的时域和空间特征

跑动期间各阶段的时间和跨步长度随着速度的增加而变化。随着步态速度从慢速变为快速疾走，接着再到跑动，支撑期的持续时间会减少，而摆动期的持续时间几乎不变化。随着速度的增加，支撑 – 摆动之比从正常行走的 60：40 变为以 9.0 米 / 秒冲刺时的 20：80（参见图 8.6）。

与行走一样，跑动速度也按照跨步长度和跨步频率的乘积来计算（参见方程 8.1）。速度的初始增加主要由跨步的增长来实现。更快的速度增加由跨步频率的加快来实现，主要是因为跨步长度存在解剖学上的限制。

肌肉活动与控制

考虑到行走与跑动之间的运动学差异，两种步态方式之间的肌电图（EMG）模式也有所差异就不足为奇了。对于跑动，在髋关节处，臀大肌在摆动期结束时（脚刚要触地之前）

处于活跃状态，目的是离心地减缓髋关节的屈曲。类似地，腘绳肌（半腱肌、半膜肌、股二头肌）在摆动末期处于活跃状态，以便在触地之前减缓膝关节的伸展。

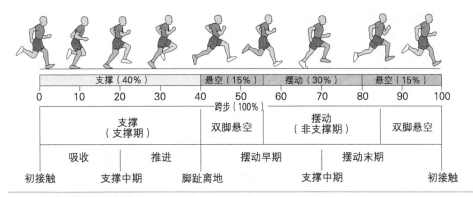

图 8.5 跑动步态周期的各个时期

源自：P.A. Houglum, Therapeutic exercise for musculoskeletal injuries, 4th ed. (Champaign, IL: Human Kinetics,2016), 331.

在支撑早期，臀大肌、股四头肌（股内侧肌、股外侧肌、股中肌和股直肌）以及腓肠肌分别在髋关节、膝关节和踝关节处积极地产生伸肌力矩。这些伸肌力矩提供支撑，并抵抗地面反作用力使下肢关节屈曲的倾向。

跖屈肌，尤其是腓肠肌，在支撑晚期处于活跃状态，从而为进入摆动期产生有效蹬离地面所需的推力。在摆动期，股直肌处于活跃状态，以辅助髋关节屈曲和膝关节的伸展。

胫骨前肌在大部分跑动步态周期内都有活动。在摆动期间，胫骨前肌向心地收缩来背屈踝关节，而在支撑早期，它与跖屈肌协同作用来稳定脚部和踝关节。

跑动速度的增加伴随着更高的 EMG 峰值活动和整体激活水平、更短的活动绝对期（原因是较短的步态周期持续时间），但是相对续时间在步态周期中的占比却更高（Mero & Komi，1986）。

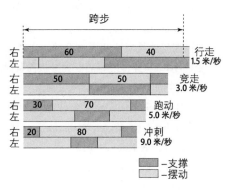

图 8.6 行走至跑动过程中的支撑 – 摆动之比

源自：C.L. Vaughan, "Biomechanics of running gait," CRC Critical Reviews in Biomedical Engineering 12 (1984): 6.

发展周期

相较于行走，跑动具有更短的发展周期。这只不过是因为婴儿缺少将他们自己推向空中的力量，因此直到第二年或者更晚才会开始跑动；无论是出于自己的选择还是由于损伤、疾病或力量和耐力的衰减导致的局限，大多数老年人也不再跑动。因此，大多数关于跑动的研究文献都集中在儿童和年轻人身上。

机制研究

赤脚跑动与穿鞋跑动

鞋品在千百年来已经取得了极大的发展，从动物毛皮开始一直演变成了如今的高科技鞋品。然而，鞋子的发展并没有消除赤脚步态。一个赤脚跑动的著名示例是阿比比·比基拉，一位埃塞俄比亚的长跑运动员，他赤脚在罗马奥运会上的全程马拉松比赛（1960）中获胜。

20世纪70年代和80年代的跑步和慢跑潮导致了跑鞋的设计潮和发展。跑鞋那时和现在的主要特征之一是有宽大和减震的鞋跟。该设计特征提供了吸收冲击的功能，并且允许运动员舒服地让脚跟先冲击地面。采用这种技巧的跑步者称为脚跟着地者。赤脚跑步者不会采用脚跟着地的技巧，因为作用在赤脚跟上未经减震的冲击将会非常高。赤脚跑步者所采用的技巧中，最先触地的是前脚掌（前脚掌着地者）或者脚中部（脚中部着地者）。

最近几年出现了一些无鞋（即，赤脚）步态运动，或者自大约2004年起穿所谓极简鞋品回归的运动。极简鞋品的设计种类繁多，但是本质上是穿传统跑步鞋与赤脚之间的折中。这种鞋品提供了有限的减震，但也为脚部提供了一定程度的保护作用。

无数项调查研究记录了赤脚跑步和穿鞋跑步运动员之间以及穿传统鞋品和极简鞋品之间跑动的运动学和动力学差异（Bonacci et al.，2013; Hollander et al.，2015; Mullen et al.，2013; Shih et al.）。到目前为止，关于一种鞋品状况是否比另一种更好的证据仍然是模棱两可。不过，文献中观点一致的一件事情是建议任何考虑做出改变（例如，从穿传统鞋品变为穿极简鞋品或打赤脚）的人应当逐步地改变以避免受伤。

完整的出处请查阅参考文献：

Bonacci, Saunders, Hicks, Rantalainen, Vicenzino, & Spratford, 2013.

Hollander, Argubi-Wollesen, Reer, & Zech, 2015.

Mullen & Roby, 2013.

Shih, Lin, & Shiang, 2013.

Squadrone, Rodano, Hamill, & Preatoni, 2015.

婴幼儿

在婴儿发育出足够的肌肉力量以产生腾空期之前，他们仅限于行走的步态。当肌肉发育允许发力大到足以将身体推离地面时，婴儿便开始了跑动步态的发育。这通常出现在婴儿两岁期间，但是不同的婴儿可能会有所不同。

早期跑动的特征是短步幅和简短的腾空期。随着力量和平衡性的提高，婴儿跑动步态会发育成熟，并且会更像大人的跑动步态，即跨步长度、关节运动范围和躯干旋转会增加，同时支持面变得更窄、侧向肢体运动变得更少，并且双臂和双腿之间的动作会协调化。尽管这些改变早在童年期就已开始,但是跑动步态的完全成熟可能要到幼儿们步入青春期才会实现。

概念应用

能跑多快?

人类能跑多快?奥运会 100 米冲刺的获胜者通常被视为世界上跑得最快的男性和女性。2016 年巴西里约热内卢奥运会上的获胜时间是由尤塞恩·博尔特(牙买加)在男子比赛中取得的 9.81 秒和由伊莱恩·汤普森(牙买加)在女子比赛中取得的 10.71 秒。它们只比 2018 年初时的世界纪录慢几毫秒:当时男子是 9.58 秒(尤塞恩·博尔特,2009 年创造),女子是 10.49 秒(弗罗伦斯·格里菲斯·乔依娜,美国,1988 年创造)。等到你们阅读这些信息的时候,这些引人注目的冲刺时间可能已经被超越了。

100 米冲刺的峰值速度直到比赛进入约 60 米的时候才能达到。在此之后,短跑运动员的速度通常会略有下降。因此,获胜者未必是某一时刻跑得最快的跑步运动员,而是能够将速度保持(即,坚持)到终点线的那一位。

人类已测得的最高峰值跑动速度略高于 12 米 / 秒。可以将此速度与陆地最快的动物猎豹进行比较,它的最高速度可以超过 31.3 米 / 秒。最慢的动物之一是蛇,它以 0.048 千米 / 时的速度缓慢爬行。

切赫和马丁(2011)描述了跑动动作如下的发育层级。

▶ 层级 1

- 上肢:双臂抬高以辅助平衡控制,否则就会没有辅助平衡的效果。
- 下肢:双脚平放;极小的腾空,摆动腿微微外展。

▶ 层级 2

- 上肢:随着躯干旋转抗衡骨盆旋转,双臂开始摆动;双臂可能看上去像是胡乱摆动。
- 下肢:双脚仍平放,并且在重量传递期间可能会支撑更多的膝关节屈曲;更长的腾空期。

▶ 层级 3

- 上肢:手臂摆动随着躯干的旋转而增加。
- 下肢:脚落地时脚跟先触地;在矢状面内摆动腿部;脚趾离地时支撑腿完全伸展。

▶ 层级 4

- 上肢:手臂摆动独立于躯干旋转;双臂沿着彼此相反的方向运动,并且与腿部摆动相对。
- 下肢:与层级 3 类似。

每个渐进层级都取决于幼儿的发育状况。体型和力量的增加,神经肌肉系统的发育可以让幼儿采取更加复杂的运动模式,并最终达成一个成熟的跑动步态。

老年人

虽然大部分成年人随着年龄的增长会减少或停止跑动，但是有些老年人可以坚持出色地跑到晚年。跑动技能的超凡壮举并不少见。

例如，美国人比尔·加尔布雷希特在 1997 年到 1999 年之间在七大洲的每个洲上完成了马拉松，在 71 岁时完成了最后一次比赛（Cunningham，2002）。到了这个岁数，大多数人都已经放弃了跑步，更倾向于进行要求不高的健身活动，比如散步或游泳。

那些坚持跑到晚年的人可能会在时域和空间特征上显示出一些变化，通常是由于力量、平衡性和关节运动范围的降低导致的。老年人通常慢跑或跑动得更加缓慢，在摆动期间表现出的膝关节屈曲会更少，并且跨步长度要短于年轻人。

跑动中的损伤

跑动会向身体施加巨大的力，这会导致各种各样的损伤。由于力首先由双脚感知到，接着上升到踝关节、膝关节和髋关节，因此跑动损伤通常会出现在跑者的下肢。损伤的反应不尽相同。大多数受伤的跑步运动员会调整他们的跑动计划（例如，减少距离）或者完全停止跑动，直到伤病彻底痊愈为止。然而，有些有决心的跑步运动员会在受伤时继续跑动。这会恶化损伤也会导致另一种损伤，正如为响应脚部疼痛而改变的跑动力学会引起膝或关节髋关节处的代偿性或辅助性的损伤那样。热衷于激烈竞争的运动员，比如生计依赖于持续跑动的专业选手，经常试图带着伤病完成比赛，以及忍着疼痛进行训练或比赛。他们这么做会让自身陷入危险的境地。

许多不同的损伤都与跑动有关。损伤可能是急性的（例如，在崎岖表面上跑动时扭伤了脚踝；在快速跑动或冲刺时拉伤了腘绳肌），但是更为常见的伤病是慢性的，病因是地面反作用力反复地作用在脚上，并向上传递到下肢关节上面。最常见的慢性伤病包括膝关节疼痛（例如，髌骨软化症）、足跟（脚后跟）肌腱炎、足底筋膜炎、应力性骨折（通常是胫骨或跖骨的骨折）、髂胫束综合征以及过劳性胫部痛（shin splints）。

概念应用

过劳性胫部痛——一个定义不明的实例

在医学文献中用到的大部分术语中，当谈及非特定性、缺少含义的一致性以及持续的误解混淆时，或许没有哪个术语能与过劳性胫部痛相匹敌（Whiting & Zernicke，2008，p.188）。

奥多霍诺深刻地指出：

与许多常用的名称一样，关于术语真正的含义存在着相当多且经常性的激烈争论。其中术语"过劳性胫部痛"就是棘手的一个，它包含了许多种不同的状况。有关该主题的各种文章，其作者们都倾向于非常明确地解释它是由某个特定的事项引起的，以排除其他所有会引起严重混淆的事项（1984，p.591）。

尽管许多人仍然在使用术语过劳性胫部痛，但是用来代替具体的临床术语使用时需要做出解释。

跑动步态的改变可由身体病症或其他因素引起,下面的诗就异想天开地阐明了其他因素:

> 百足虫儿走得欢,
>
> 直到蟾蜍来调侃:
>
> "天哪!哪条腿先走,哪条腿后走?"
>
> 百足虫想破了脑袋瓜,
>
> 一下子瘫在小水沟,
>
> 不知如何去走路。

出自凯瑟琳·柯莱特(1841~1874)。

总结评论

本章解释了行走和跑动两个基本却复杂的运动模式,它们都需要完成身体系统与外界环节错综复杂的整合。在学习行走和跑动的过程中可以看到常见的发育顺序。尽管会按照这些顺序发展,但是我们每个人都会发育出独特的步态模式。我们个体的步态模式在整个生命中的演变是平衡性、肌肉力量和协调性、认知、关节运动范围以及视敏度这些与年龄相关的变化而导致的。

推荐读物

Cech, D.J., & Martin, S.M. (2011). *Functional movement development across the life span* (3rd ed.). Philadelphia: Saunders.

Enoka, R.M. (2015). *Neuromechanics of human movement* (5th ed.). Champaign, IL: Human Kinetics.

Haywood, K.M., & Getchell, N. (2014). *Life span motor development* (6th ed.). Champaign, IL: Human Kinetics.

Houglum, P.A., & Bertoti, D.B. (2011). *Brunnstrom's clinical kinesiology* (6th ed.). Philadelphia: FA Davis.

Levangie, P.K., & Norkin, C.C. (2011). *Joint structure and function*: *A comprehensive analysis* (5th ed.). Philadelphia: FA Davis.

Levine, D. (2012). *Whittle's gait analysis* (5th ed.). London: Churchill Livingstone.

Neumann, D.A. (2016). *Kinesiology of the musculoskeletal system: Foundations for rehabilitation* (3rd ed.). St. Louis: Mosby.

Nordin, M., & Frankel, V.H. (2012). *Basic biomechanics of the musculoskeletal system* (4th ed.). Philadelphia: Lippincott Williams & Wilkins.

Perry, J., & Burnfield, J. (2010). Gait analysis: *Normal and pathological function* (2nd ed.). Thorofare, NJ: Slack.

Rose, J., & Gamble, J.G. (2005). *Human walking* (3rd ed.). Philadelphia: Lippincott Williams & Wilkins.

第 9 章　基本的运动模式

目标

学完本章之后，你将能够完成以下事项。

▶ 描述跳跃、踢腿、升举、抛掷和挥击等基本技巧的运动特征和肌肉控制。

▶ 解释年龄和技巧是如何影响这些运动的。

▶ 给出这些运动技巧常见的且可能会限制或妨碍运动的损伤示例。

在上一章中，我们探讨了行走步态和跑动步态两种基本的运动模式。在本章中，我们会考察其他几种常见的运动模式，包括跳跃、踢腿、升举、抛掷和挥击。

跳跃

"*Citius，Altius，Fortius*" 是国际奥委会提出的口号，意为"更快、更高和更强"。为了实现更高的目的，我们必须要跳跃。

跳跃意味着通过双脚和双腿的肌肉动作从地面或其他基础上自由地弹开。该定义给出了跳跃动作的一般性描述，但并没有区分开起跳和落地的不同方式。以下是它们的不同之处，*跳跃*适用于个体用单脚或双脚将自身蹬离地面，并接着双脚着地的情形。*单足跳*涉及单脚蹬离，同一只脚着地。*蹦跳*描述的是个体一只脚蹬离，另一只脚着地时的动作（Haywood & Getchell，2014）。

尽管这些术语描述得清晰具体，但是它们仍然未能包括所有的跳跃形式。例如，在体育竞技中，跳高运动员单脚离开地面，并用后背落在沙坑之中。他们显然跳跃了，但是他们的动作不符合以上任何一个标准定义。

跳跃类型

跳跃的形式很多：嬉戏的小孩们纯粹因为高兴而蹦蹦跳跳，运动员们跳起抢篮球比赛中的篮板球或者接美式橄榄球比赛中的传球，芭蕾舞者在表演凌空跃时会跳跃，上体育课的学生们进行开合跳，拳击手们跳绳，诸如此类的例子不胜枚举。

跳跃还可用于测试下肢的功率输出（例如，纵跳测试）以及了解一个人可以跳多高（例如，跳高）和多远（例如，跳远和三级跳）。每种跳跃类型都有具体的目标，因此需要一套独特的运动和肌肉参与模式。

有这么多不同种类的跳跃，在此分析所有跳跃类型的关节运动和肌肉控制并不可行。因此，我们在这里只描述基本的立定垂直跳，即双脚起跳和着地。此处描述的基本模式加以修改便可用于其他跳跃类型，大多数基本概念，比如腿和手臂的预备动作（即，反向运动）适用于大部分跳跃类型。

立定垂直跳可以划分为 4 个阶段：预备、推进、腾空和着地（参见图 9.1）。跳跃从正常的站立姿势开始。在预备(向下)阶段，髋关节和膝关节屈曲，踝关节背屈，并且双臂向后摆至过度伸展状态。在推进（向上）阶段，髋关节和膝关节伸展，脚踝跖屈，并且双臂向前摆

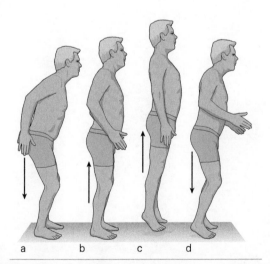

图 9.1 立定垂直跳的各个时期：（a）预备；（b）推进；（c）腾空；（d）着地

动屈曲状态。腾空阶段开始于跳离地面的时候，此时脚尖离开地面。在整个腾空阶段期间，身体都采用相对挺直的姿势，一直保持到着地为止。腾空之后，最初接触地面的瞬间便开启了着地阶段，着地期间髋关节和膝关节屈曲，同时脚踝背屈、双臂伸展，因为身体要吸收着地负荷。

合适的关节运动时机对于成功娴熟的跳跃至关重要。例如，在推进阶段，髋关节、膝关节和踝关节处存在迅速的由近及远的最大角速度次序，相邻部位之间存在非常小的延迟（Chiu et al.，2014；Hudson，1986）。该次序是能量从一个部位到下一个部位的有效传递中所必需的，最优的跳跃表现需要这种有效的能量传递。该次序的改变，比如跳跃选手疲劳的时候，会改变跳跃的力学机制，并导致较低的跳跃高度。

肌肉活动和控制

从第 4 章中的讨论可知，在主动缩短之前积极地伸展肌肉会增强肌肉的力学性能。这种离心 – 向心的伸展 – 收缩循环有效地应用在了跳跃中。一个多世纪前，研究人员们已经证明，进行跳跃的反向动作（即，在即将向上推进之前有一个向下蹲的预备动作）可以比执行静态（或蹲伏）跳（即，没有向下的预备动作，直接从下蹲姿势开始的跳跃）跳得更高。表现更佳的主要原因之一，是预备阶段内的肌肉在即将做推离阶段的向心动作之前先进行了离心动作。

具体地讲，伸髋肌和伸膝肌（例如，髋关节处的臀大肌和膝关节处的股四头肌）以及踝跖屈肌（例如，腓肠肌）在预备阶段进行离心的动作以控制下肢关节的屈曲。当髋关节、膝关节和踝关节从屈曲状态（预备阶段）向伸展状态（推进阶段）反转时，肌肉动作也从离心向向心反转。这为所有参与的肌肉造就了一个典型的伸展 – 收缩循环，因此有助于力量的增强，从而会跳得更高。并且正如我们从关节角速度中见到的由近至远的次序模式那样，我们在髋关节、膝关节和踝关节伸肌的最大激活中也能看到类似的模式。

在腾空早期，下肢肌肉表现出了明显较低的活动性。到了腾空阶段的后期以及触地之前，伸髋肌和伸膝肌，以及踝跖屈肌表现出了预期性的活动以便为着地做好准备。为了绷紧肌肉并让它们更充分地做好准备来向心地吸收撞击和着地早期的巨大地面反作用力，这种预激活很有必要。在立刻进行第二次或者反复跳跃的情况下，这种离心负载方式可以为后续跳跃实现向着下次伸展 – 收缩循环的平滑过渡。

双臂在成功跳跃中发挥着重要的作用。它们为整个跳跃期间提供平衡，并且增加向上推动身体的能量和动量。生物力学研究（Luhtanen & Komi，1978；Feltner et al.，2004；Blache & Monteil，2013）表明，手臂摆动会显著地增加跳跃高度和起跳时的垂直速度。在预备阶段，双臂通过伸肩肌（例如，三角肌后束）的向心动作向后摆至过度伸展状态。在推进阶段，双臂通过屈肩肌（例如，三角肌前束和胸大肌）的向心动作向前摆动。

跳跃是众多体育运动和舞蹈形式的基本要素。在有些情况下，跳跃本身就是主要的关注点。例如，在诸如跳远、三级跳和跳高此类的体育田赛项目中，目标就是尽可能跳得更远或更高（参见图 9.2a）。这些活动的成功需要相当程度的爆发力、速度和协调性。在其他活动中，跳跃也发挥着重要的作用，但并不是活动的唯一关注点。例如，跳跃技巧可以增加芭蕾、篮球和排球中的成功率（参见图 9.2b）。

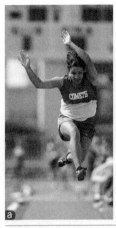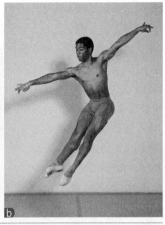

图9.2 （a）竞技中的跳跃（田径项目-跳远）和（b）芭蕾中的跳跃

发展周期

跳跃的生命期要短于行走或跑动。直到幼儿两岁时，将身体推向空中所需的爆发力才会发育。在生命期的另一端，除了极个别的情况，老年人也不再将跳跃作为一种运动形式。

婴幼儿

在幼儿们学习跳跃的过程中，他们通常会从简单的跳跃模式向复杂的模式推进。最初，他们双脚起跳并且双脚着地。接着，他们可能单脚起跳双脚着地，然后双脚起跳单脚着地。随后双脚向前跳跃且双脚着地，接着助跑后单脚向前跳跃且双脚着地。幼儿们随后会发展出跃过物体并进行更加复杂跳跃模式的能力，复杂的跳跃模式可能涉及身体的旋转以及更多的上肢运用。跳跃技巧的发育开始于2岁左右，等到了幼儿4岁的时候大多数基本的跳跃技巧就会发育完成。也有许多幼儿要到更晚的时候才能掌握跳跃技巧，有些甚至到十几岁都未表现出良好的跳跃技巧。

跳跃的发育过程可以通过幼儿执行特定跳跃、跳跃高度或跳跃距离以及跳跃形式或技巧时的年龄来评估。熟练跳跃的特征是有一个预伸展以推进肌肉的预备收缩，从而推进肌肉在起跳时下肢关节完全伸展的过程中产生最大的力量，并且在手臂有力地向前摆动以启动起跳之前有一个向后的摆动动作。

要想跳出最大高度，娴熟的跳跃者会将力量向下引导至地面，在整个腾空阶段都伸展身体，在跳跃时始终保持躯干相对挺直并且在落地时屈曲髋关节、双膝关节和踝关节以吸收地面反作用力。要想跳出最远水平距离，跳跃者会向前倾斜躯干，在蹬离期间膝关节伸展之前先通过脚跟离地将力量向后下方引导，在腾空期间屈曲双膝，小腿向前摆动以实现双脚着地，屈曲髋关节以便在落地时摆出折刀式体位，并且屈曲髋关节、双膝关节和踝关节以吸收反作用力（Haywood & Getchell，2014）。

研究已经充分地确认，伸展-收缩循环（SSC）可以通过增强肌肉发力能力的方式来辅助成年人的运动表现。但是幼儿们会利用SSC吗？如果会，利用到了什么程度？为了探讨这个问题，哈里森和加夫尼（2001）对比了幼儿和成年人下蹲跳跃和静态跳跃的垂直弹跳表现。采用起跳时的垂直速度作为标准量度，他们发现，幼儿确实会利用SSC，但是幼儿的表现要比成年人更加变化无常，从而表明幼儿可能没有以最优的方式进行下蹲跳跃。

老年人

通常，老年人放弃跳跃可能要早于放弃跑动。众多因素会导致这种倾向，包括肌肉力量和爆发力的降低、平衡性的减弱、损伤风险的增加以及对摔倒的恐惧。因此，几乎没有描述老年人跳跃特征的研究。相较于年轻人，我们对老年人的跳跃模式知之甚少。

跳跃损伤

大多数与跳跃相关的损伤都会涉及膝关节。膝关节复合体组成了下肢动力链的关键中间环节，其承载力和运动特性决定着肢体机能是否高效。膝关节复合体最重要的组成部分是伸膝机构（KEM），由股四头肌、髌股关节以及连接这些单元的肌腱群构成。髌骨在 KEM 中

概念应用

运动演变与运动革命

人类运动模式的变化通常都是逐渐地演变的。然而，在极少数情况下，单独的一个人会极大地改变或者彻底变革一种运动模式。迪克·福斯贝里就是一个例证。在福斯贝里之前，跳高运动员们要么采用剪式技巧（跳跃者面向横杆，先让一条腿越过横杆，紧接着是另一条腿），要么采用跨越式或滚式技巧（跳跃者先让一条腿越过横杆，随即身体进行脸朝下的翻滚动作，接着是拖曳腿的过杆动作）。

高中时，福斯贝里开发出了一种后来被称为"福斯贝里式跳高"的技巧，该技巧彻底变革了跳高。在福斯贝里式跳高技巧中，跳跃者沿着斜弧线迅速跑向横杆，立稳脚部，并且拱身越过横杆。这样做，跳跃者的重心实际上可能会从横杆下方通过（参见图 9.3）。

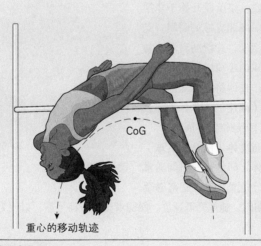

CoG

重心的移动轨迹

图 9.3 福斯贝里式跳高的重心

1968 年墨西哥夏季奥运会上的金牌凸显了福斯贝里的成功，他的成功巩固了其技巧作为业界标准的地位。在该技巧被开发 50 多年之后，福斯贝里式跳高仍然是全世界跳高运动员们的主导技巧。

充当中心结构，表现在髌骨充当枢轴来增强股四头肌在膝关节屈曲和伸展期间的力学优势。

跳跃时，KEM 对于有效的表现至关重要，影响 KEM 功能的损伤会削弱跳跃能力。这些伤病包括髌骨运动轨迹紊乱（第 3 章中有所描述）、股四头肌腱炎（位于髌骨的上方）、髌骨肌腱炎（位于其下方）、髌骨软化症（髌骨后侧关节软骨的软化衰退）以及奥斯戈德氏病（胫骨结节处的骨骼炎症，髌骨肌腱在此结节处附着到胫骨之上）。

踢腿

踢腿动作的执行顺序是由近及远。踢腿动作由小腿执行，小腿会撞击到一个最初不与身体接触的物体（例如，皮球）。摆动腿在整个运动期间都不承受重量，因为它要自由地摆动；对侧腿要承受所有的身体重量以支持踢腿动作。

踢腿动作最后的触碰部分由脚部完成，但是并非没有上肢和躯干的作用。

踢腿是体育运动（例如，足球和美式橄榄球）、各种舞蹈形式和某些武术中必不可少的动作（参见图 9.4）。动作平面和踢腿的目的可能会因具体任务而有所不同，但是在向前摆腿的过程中有一个共同的要素，即由近及远地展开。

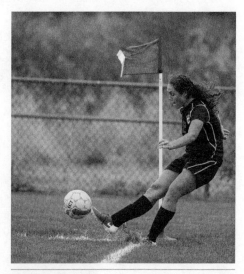

踢腿动作可以划分为几个阶段。踢腿通常以某种形式的助跑开始，踢腿者在此期间朝着即将被踢的物体移动。助跑阶段的目的是蓄积动量，该动量最终会传递到物体上。助跑之后是预碰撞阶段。该阶段开始于非摆动腿与地面接触以提供踢腿支撑的瞬间。支撑腿阻挡身体向前的运动，并帮助启动摆动腿大腿的摆动。摆动腿的小腿继续屈曲，同时大腿开始向前摆动。在即将撞击之前，大腿会迅速地降低速度（减速），并且小腿会反转其方向，迅速地向接触位置伸展。

在碰撞阶段，脚与物体（例如，皮球）短暂地接触。脚与物体之间的接触时间通常持续约 0.1 秒或更少。碰撞之后，腿部继续

图 9.4 踢腿示例

进入跟进阶段，在此期间，腿部降低速度，踢腿者重新取得平衡，以便为下次运动任务做好准备。

肌肉活动与控制

髋关节肌肉在所有踢腿运动中都发挥着显著的作用，它们负责在助跑期间降低大腿过度伸展的速度，并随着碰撞的临近将大腿的动作反转为屈曲。从离心动作反转为向心动作可以让伸髋肌利用伸展－收缩循环产生更加有力的动作。

概念应用

独特的踢球者

汤姆·丹普西以前是美式橄榄球的开球员，他在 1969 年到 1979 年间专职效力于美国橄榄球联盟（NFL）的各个球队。虽然那个时代的多数开球手都在向足球式的扫腿踢动作过渡，但是丹普西仍然保持传统的直趾式，这种方式的特点是踢球腿在矢状面内向前摆动。

在 1970 年 11 月 8 日，丹普西以 63 码（1 码约为 0.91 米，此后不再标注）的制胜球打破了 NFL 的射门纪录。鉴于他生来右脚没有脚趾，右手没有手指，丹普西的成就越发非凡卓越。丹普西穿着一个改制的平头踢球鞋。

当时，丹普西的鞋子引发了争议，因为有些人坚持认为特制鞋为他赋予了竞赛优势。尽管后来的分析得出结论丹普西并没有利用鞋子占得优势，但是 NFL 在 1977 年制定了规则 5 第 4 部分第 3 条款，它（在一定程度上）指明："踢球鞋严禁改制……并且装有假肢的运动员在踢球腿上穿的所有鞋必须具备与正常踢球鞋相一致的踢球面。"该规则俗称汤姆·丹普西规则。

在动量从大腿传递到小腿和脚部的过程中，髋部肌肉也按由近及远的顺序间接地参与了膝关节的伸展。有趣的是，伸膝肌在踢腿后期几乎不发挥作用。在一项针对足球踢腿动作的研究中，在即将触球之前罗伯森和莫舍（1985）没有发现任何膝伸肌的活动，却发现了膝屈肌扭矩。这些扭矩可能是膝关节伸展结束时防止其剧烈过度伸展的身体机制，从而降低过度伸展性膝关节损伤。他们还指出，由于伸肌力量－速度特性的限制，预碰撞阶段内的膝关节伸展可能太迅速导致膝伸肌无法适应。

发展周期

踢腿是一种幼儿和年轻人都会用到的技巧，很多时候也用在体育运动中，比如足球、美式橄榄球、武术以及舞蹈。因此，大多数关于踢腿的研究都集中在年轻群体上面。老年人通常不会参加涉及踢腿的活动，因此，极少（如果有的话）有研究信息会详述老年人的踢腿特征。

娴熟的踢腿需要预备的挥腿动作、序列的肢体运动、髋关节摆动时完整的运动范围、改善运动范围的躯干旋转、触物时身体的后倾以及双臂的反向运用以保持平衡。幼童们最初用简单的推腿动作来踢腿，并且不会表现出任何熟练踢腿者的特征。不熟练的踢腿者通常不会展现出助跑或预备步骤，并且通常踢腿时膝关节处于屈曲状态。随着技巧的不断发展，踢腿者开始显现出熟练度，即脚部落位合理、运动范围增加、触物时摆动腿完全伸展、躯干旋转并且手臂反向运动（Haywood & Getchell，2014）。

处在最初学习阶段的幼儿们会觉得难以控制踢腿方向。从发展的角度来讲，建议专注于踢腿姿势而非目标。一旦形成了合适的姿势，进一步的练习将会改善瞄准能力。在学习过程中，试图过早地教授瞄准策略可能会导致犹豫不定的踢腿动作，并且不会向着娴熟踢腿的特征（例如完整的运动范围）发展。

踢腿损伤

踢腿本身的力学机制或踢腿期间的接触（例如，由于对手撞上踢腿者）会导致踢腿损伤。考虑到其爆发性的特点，踢腿会引起所谓的减速损伤，此时肌肉离心地工作来减缓快速伸展的关节，比如膝关节。如果发挥减速作用的肌肉（例如，腘绳肌）被关节伸展的力量压制，就有可能导致损伤。

在诸如美式橄榄球和足球类的接触性体育运动中，踢腿者被对手撞击时，损伤就有可能出现。在美式橄榄球中，踢球者极易受到猛冲而来决意要阻挡踢球的对手的伤害。当踢球腿伸展、髋关节屈曲时，支撑（非踢球）腿非常容易遭到碰撞。

在足球运动中，对手可能会踢到踢球者并造成损伤。最常见的足球损伤之一是由对方防守人员剧烈撞击造成的膝关节损伤。最容易受伤的部位是膝关节的内侧副韧带、内侧半月板和前交叉韧带。

升举

升举涉及抓住物体并将其移动到另一个（通常更高的）位置，许多职业都少不了升举。例如，建筑工人必须拿起诸如木材之类的材料，护士从病床上扶起病人，理疗师为不能独自执行任务的病人提供搀扶支撑，运动员用举重来增强力量（参见图9.5）。

升举技巧

用于升举物体的技巧取决于许多因素，包括物体的特征（例如，重量、尺寸和形状）、升举者（例如，身高、体重、力量和运动范围）、环境（例如，地面情况）以及任务（例如，移动的距离和升举的速度）。有些升举局限在矢状面内，而有些会涉及躯干的旋转或扭转。

基本的升举姿势包括下蹲和俯身（参见图9.6）。做有些升举动作时采用的是介于俯身和下蹲之间的姿势。传统上，下蹲升举

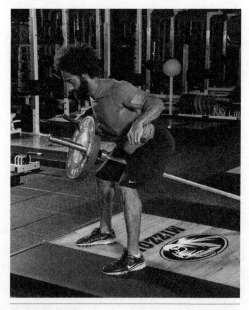

图9.5 升举示例

要比俯身升举更值得推荐。然而，该建议的依据是经典的谚语"用双腿升举，并保持后背挺直"，这可能太过于简单化了。实际上，俯身升举要比下蹲升举更加常用，尤其是在升举较轻物体的时候。

无论做哪种升举，最重要的因素是维持腰椎的中立（即，避免过度的脊柱弯曲）。保持负荷靠近身体会减少作用在脊柱上的压力和剪切力。

肌肉活动与控制

将物体从地面升举至较高的位置通常涉及主要关节肌肉的向心动作，外加稳定关节的肌肉等长动作。有控制地降低物体（例如，将一个箱子从桌面搬到地上）需要肌肉的离心动作。尽管举起重物需要较大的肌肉力量，但是许多升举任务会涉及反复升举较轻的负荷，此时重点在于强调肌肉耐力，而不是肌肉力量。

在传统的下蹲升举中（参见图 9.6a），升举者主要利用下肢的主要关节，从而产生髋和膝伸展。在髋部，臀大肌充当主要的髋

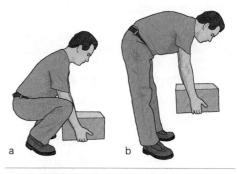

图 9.6 升举姿势：（a）下蹲；（b）俯身

源自：J. Watkins, Structure and function of the musculoskeletal system (Champaign, IL: Human Kinetics. 1999, p. 155).

伸肌部分。在膝部，股四头肌（股内侧肌、股外侧肌、股中肌和股直肌）使膝伸展。手臂肌肉的参与程度取决于任务情况。在举至头顶上方的矢状面升举中，肩屈肌通过向心动作来向前上方摆动双臂，肱三头肌会在需要肘部伸展的时候介入。俯身升举（参见图 9.6b）涉及更少的腿部肌肉动作以及更多躯干伸肌（例如，竖脊肌）作用。

发展周期

大多数关于升举的研究都集中在健康的成年人身上，极少有研究会涉及幼儿和老年人的升举。生命期内大多数升举技巧与能力的差异都取决于肌肉力量与耐力、关节运动范围以及平衡性。

婴幼儿

由于矮小的身材、短小的肢体以及有限的力量，婴幼儿能够举起的物体是有限的。随着在生理上的成熟，他们的升举能力会有所增加。由于较好的柔韧性和相对的身体尺寸，相较于成年人，幼儿们对下蹲技巧的使用要更加频繁一些。

执行升举任务需要预期性姿势调整（APA）。研究表明，幼儿在 3 ~ 4 岁的时候仍然在发育 APA 能力，从而在双手负载升举任务中显示出了不连续、不成熟的运动学特征和肌电信号模式（Schmitz，Martin，& Assaiante，1999）。该研究发现，幼儿还表现出了巨大的个体间差异，该差异预计会随着年龄的增长和任务熟练程度的提高而减小。

老年人

升举能力会随着年龄增长而衰退，这主要是由于肌肉力量、运动范围和平衡的减弱。与这些衰减相一致的是升举策略依据力量能力做出的变化。例如，普涅洛、麦吉本和克雷布斯（2001）识别出了 91 位功能受限的老年人所采用的三种升举策略：伸髋肌和伸膝肌相对有力的研究对象会采用一种以双腿为主的策略；伸膝肌有力，但伸髋肌无力的研究对象偏好一种混合的策略，其特征是起初采用后背升举，然而再用双腿；第三种以后背为主的策略由伸髋肌和伸膝肌无力的实验对象使用。他们因此总结道，老年人会根据自己的伸髋肌和伸膝肌

力量自主选择升举策略。

概念应用

绝对升举力量与相对升举力量

　　一个与人类运动相关的基本问题是，运动极限是什么？对于升举来讲，极限通过世界纪录来度量。例如，让我们比较一下蹲举的极限，在该运动中，举重者将杠铃横着平衡在肩膀上，向下蹲至大腿与地面平行，接着再起身至站立姿势。

　　在升举的绝对重量方面，参考一下 2017 年男子纪录保持者布莱恩·萨姆纳，他在那一年的三月份蹲举起了 1113 磅的重量。女子纪录保持者（47 公斤级）陈苇绫蹲举了 462 磅的重量。两项举重纪录都非同寻常。在相对重量方面，萨姆纳在其蹲举纪录中举起了自身体重 3 倍的重量。体重只有 103 磅的陈苇绫令人震惊地举起了自身体重 4.5 倍的重量！

升举和腰部疾病

　　腰部疼痛是工业社会花费最为昂贵的肌肉骨骼疾病之一。多达 80% 的人口在生命期内会遭受腰部疼痛，并且大多数腰部疼痛的病例都源于升举，尤其是人工货物搬运任务。腰部疼痛的病因通常难以确定。正如麦克吉尔（2002, p.118）所指出的："显然，（腰部疾病的）因果关系通常极其复杂，各种各样的因素在相互作用。"腰部损伤的可能机理包括升举过量的负荷、过多的重复次数以及累积性接触升举。

　　麦克吉尔（2002）建议腰部疼痛的人群采取一种双管齐下的方式来减少不适和改善机能。首先，要去除引起或加剧损伤的压力源（例如，重的负荷）。其次，参与旨在塑造健康支撑组织（例如，肌肉和韧带）的活动。

　　与腰部功能障碍相关的疼痛可由多种原因引起，包括炎症相关的生物化学事件导致的组织化学刺激，诸如韧带、骨膜、肌腱和关节囊等结缔组织的伸展，脊柱神经的压迫，椎间盘突出，以及局部肌肉痉挛（Whiting & Zernicke, 2008）。

　　尽管我们永远无法完全消除升举损伤，但是我们可以通过谨慎的升举策略和体育训练以改善力量、柔韧性和平衡性的方式来降低与升举相关的腰部损伤风险。升举技巧、损伤和安全的建议在第 13 章（人体工程学应用）中有更加全面的讨论。

投掷

　　投掷活动与人类一样古老。在史前时代，猎人们朝动物投掷石头和长矛，以获取生存所需的食物。经过千年演变，投掷已经成了一种至关重要的战斗技巧。早先人们利用石头和原始武器，近来人类采用毁灭性的武器，比如手雷。许多现代体育运动都将投掷作为一项必不可少的技能。这些体育运动包括垒球、棒球、美式橄榄球、篮球以及田径比赛中的若干赛事，比如铅球、铁饼和标枪。在非竞技场合，投掷有时候只不过是一种娱乐消遣，如，投掷者尝试在山地湖泊的平静水面上打水漂。

虽然有着宽泛的地点和目标，但是所有投掷的相似之处在于采用上肢将手持物体（抛射体）发射向空中。抛射运动的研究称作弹道学，并且投掷是几种发射技能之一，在这些发射中，力被施加到物体上以将其抛射向空中。其他的发射技巧包括踢腿和挥击。

投掷按照上肢的运动以及向抛射体施加力的方法进行归类，包括肩上投掷、肩下投掷、推掷和拉掷（参见图9.7）。例如，棒球投手和标枪运动员使用肩上投掷，垒球投手采用肩下投掷将球扔向本垒板。铅球运动员采用推掷方式抛射铅球，而铁饼和链球运动员采用拉掷方式抛射各自的器材。

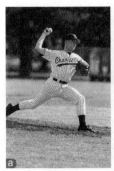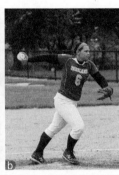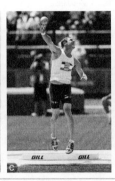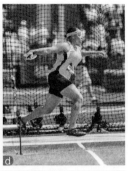

图9.7 投掷类型（a）肩上投掷；（b）肩下投掷；（c）推掷；（d）拉掷

投掷原理

投掷取决于许多原理，包括动量按由近及远的方式传递至握在手中的物体，结果是物体被推向了空中。肢体运动的合理顺序为神经肌肉系统提出了具有挑战性的肌肉控制难题。在执行投掷的过程中，身体充分利用伸展－收缩循环来增强发力及增加投掷距离。

投掷与抛射体的运动

抛射体在仅有重力和空气阻力的作用下沿着称作轨迹的路径划过空中。轨迹由三个因素确定：（距离地面的）出手高度、出手速度（物体以多快的速度被抛出）以及出手角度（相对于水平方向），如图9.8所示。所有投掷者出手之前的动作都意在产生高度、速度和角度的合适组合，以借此实现投掷目标。

投掷的目标

每种投掷都有独特的目标。有些投掷任务，比如铅球和标枪，力求最大化投掷距离。对于距离投掷，最重要的因素是速度，因为这时速度要比出手高度和角度更加重要。其他投掷的目标可能是最大化高度。然而有些投掷可能以精度（例如，扔飞镖）

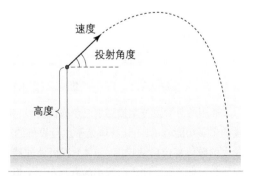

图9.8 出手时的初始条件决定抛射体的轨迹: 高度、速度和投射角度

或者投掷速度的最大化作为目标。

在有些情况下，投掷可能需要组合目标。例如，试图将球传给接球手的橄榄球四分卫必须采用正确的高度（避开上前防守的前锋展开的双臂）、距离（消除防守反击）和速度（在防守队员抢断之前将球传给接球手）组合。

投掷的各个阶段

投掷模式通常被划分为几个阶段以便于分析，每个阶段都有明确的起点和终点，以及具体的有助于投掷成功的生物力学功能。

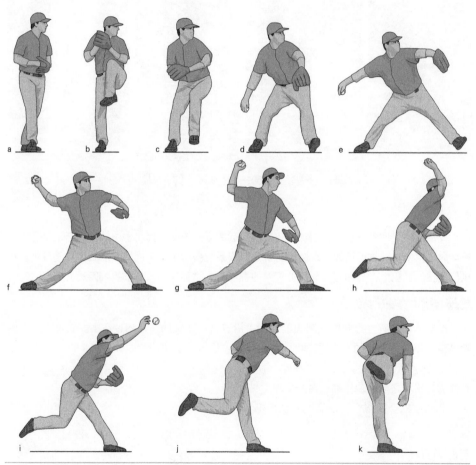

图9.9 投棒球的各个阶段：（a~e）抬腿；（f~h）引臂和加速；（i~k）减速和跟进

通用的分阶段方案描述了三个投掷阶段：准备、动作和回位（Bartlett，2000）。准备阶段的主要功能是（1）让身体处于执行投掷的有利姿势，（2）最大化运动范围，（3）允许较大的肢体部位启动投掷，（4）积极地伸展主动肌以利用伸展-收缩循环，（5）让各肌肉处在各自长度-张力曲线中的有利长度上以及（6）储存将要在动作阶段用到的弹性势能。

在动作阶段，熟练的投掷者利用有序的肌肉动作执行投掷，即从较大的身体部位开始，紧接着是较小的肌肉和较远的身体部位。大多数投掷中都存在由近及远的肌肉动作和动量及能量的传递，具体的肌肉动作和力学传递取决于投掷的目标。

回位阶段的主要目的是通过离心肌肉动作让身体及身体部位放慢或减速，这会让身体处于有利的平衡姿势，并降低损伤的概率。

在描述某个特定体育运动或投掷类型的过程中，这些通用的阶段通常要加以修改或者细分。例如，在棒球运动中，投球动作通常划分为 5 个阶段：抬腿、引臂、加速、减速和跟进（参见图 9.9）。第六个阶段，即跨步有时候在抬腿和引臂阶段之前。在刚才所述的通用方案中，抬腿和引臂会构成准备阶段，加速对应动作阶段，而减速和跟进会组合成回位阶段。有关棒球和垒球运动进一步的细节会在第 11 章（体育运动和舞蹈应用）中呈现。

肌肉活动与控制

投掷的肌肉控制根据所选择的投掷类型而变化。通常，主要涉及的是肩带和肘部肌肉，次要涉及其他上肢肌肉和躯干及下肢的肌肉系统。我们此处的关注点是典型过顶投掷运动期间的肩部肌肉。棒球、垒球和美式橄榄球特有投掷中肌肉动作的详细讨论可在第 11 章（体育运动和舞蹈应用）中找到。

在抬腿阶段肩部肌肉活动极少。随着手臂外展、伸展以及在引臂阶段中的外旋，冈上肌、三角肌后束、冈下肌和小圆肌会处于活跃状态。在引臂后期，内旋肌（例如，肩胛下肌、背阔肌、三角肌前束和胸大肌）会离心地激活以减缓和控制肩部的外旋。在投掷从引臂阶段向加速阶段过渡的过程中，内旋肌从离心动作反转为向心动作（即，一个伸展 – 收缩循环）以向内旋转肩关节。同样，在引臂阶段，肱三头肌可能要向心地激活以开始肘部伸展，但是肘部控制迅速地被屈肘肌（例如，肱三头肌）的离心动作取代，以减缓肘部伸展。在减速阶段，大多数肩部和肘部肌肉都进行离心动作以减缓手臂的运动。

发展周期

从 2 岁幼儿第一次尝试性的运动到专业棒球投手快速击球的巨大威力，投掷发展的过程中会出现许多力学变化。力量、运动范围和肢体部位间协调性的改善都有助于提高投掷表现。

婴幼儿

幼儿第一次投掷时，他们通常仅采用手臂动作，方式是手臂向后伸，再伸展肘部。随着发育的进展，他们会加入躯干动作和迈步，并且会采用更加复杂的手臂动作（Roberton & Halverson，1984）。

出现在年幼投掷者身上的躯干动作通常会在投掷期间涉及躯干前屈，并伴随髋部屈曲。随后，幼儿会加入骨盆和躯干旋转，刚开始时是一个耦合的阻挡运动，骨盆和躯干在该运动中作为一个单元一起旋转。随着发育的进展，幼儿解除了骨盆与上部躯干之间的耦合，并在骨盆旋转的前提下开始向前的投掷运动（同时躯干保持转离投掷方向），随后是向前的躯干旋转。

起初，幼儿从站姿开始进行投掷，并且没有脚部运动。接着他们在同侧迈步的同时投掷（即，与投掷臂相同侧的脚向前迈步）。随着发育的进行，幼儿学着在对侧迈一短步，后来又学会了在对侧迈更长的一步。

投掷的发展还会涉及更加复杂的手臂动作，包括预备性的后摆、肱骨垂直于躯干的排列、肱骨延迟（即，肱骨向前的运动在时间上落后于躯干和肩部的运动）以及手臂延迟（即，在躯干面向前方之前，前臂和手始终处于后方）。

这些所有发育方面的改变使年轻投掷者可以产生更大的力量并将物体抛得更远。正如刚才所描述的，所有投掷者的发育途径具有通用的方面，但是也会展现出每个幼儿特有的个体特征（Langendorfer & Roberton，2002）。

老年人

类同于许多运动中存在的与年龄相关的表现下降，老年人的投掷表现在速度方面类似于中小学幼童（Williams，Haywood， & VanSant，1991），最显著的改变之一是发力的衰减。尽管发力和速度有所衰退，但在运动形式上只有很少的明显衰退。在一项针对老年人投掷的7年跟踪研究中，威廉姆斯、海伍德和万森特（1998）报告称运动形式上有少量的衰退，并且说明研究中老年参与者调整运动的方式类似于年轻投掷者，但是对运动的控制方式却有所不同，表现出了较慢的运动速度和运动范围的降低。

投掷损伤

在许多方面，人体手臂的结构设计并不能良好地适应反复、有力地肩上投掷。用力投掷及经常投掷的运动员身上可以见到的大量损伤（例如，棒球投手、水球运动员和标枪运动员）表明，身体承受反复投掷作用力的能力有限。损伤最常出现在上肢，但是也会影响到躯干、脊柱和下肢。

常见的与投掷相关的上肢损伤包括撞击综合征、肩袖撕裂和内侧上髁炎。肩部的撞击综合征是由手臂反复外展导致的，外展过程中肱骨上方结构（特别是冈上肌腱和肩峰下滑液囊）被用力压在了肩峰和喙肩韧带的前表面上。肩上投掷者特别容易患撞击综合征，原因是其投掷固有的反复外展特性。

旋转袖（冈上肌、肩胛下肌、冈下肌和小圆肌）肌肉肌腱结构的撕裂通常是一连串事件导致的最终结果，这一连串事件始于微小的炎症以及持续过度使用加重炎症的过程、组织的微撕裂，最终导致部分或完全的撕裂。组织完整性的受损和肌肉疲劳会导致运动力学发生变化，而这些改变的运动会进一步压迫涉及的组织，并加速它们最终被破坏的进程。冈上肌是肩袖中最常损伤的肌肉。其他肩袖肌肉受损的频率较低。冈上肌损伤与反复经常的剧烈过顶运动模式（比如投掷）尤为相关。

最常见的与投掷相关的肘部损伤是内上髁炎。前臂上的各个腕屈肌在肱骨的内上髁处共用一个近端附着点。这些屈肌在控制手腕伸展过程中的离心动作，连同引臂阶段结束时剧烈的外翻伸展负荷，会在内上髁上面施加相当大的力。反复的负荷会导致肘部内侧的组织损伤。尽管术语内上髁炎暗指炎症状况，但这可能具有误导性，因为几乎没有证据显示内上髁损伤的肌腱附着位置存在发炎的细胞。

在极少数情况下，用力的投掷会导致骨折。例如，有记录证明肱骨骨折是由投掷各种物体导致的，包括棒球、标枪和手雷。有各种理论可以解释与投掷相关的骨折，包括肌肉的拮抗动作、剧烈且不协调的肌肉动作、欠佳的投掷力学、过度的扭转力以及疲劳。布兰奇、帕丁、张伯伦、埃梅特里奥和萨比泰勒（1992）针对 12 种出现在棒球运动员（平均年龄 36 岁）身上的肱骨骨折做了研究，并确认了额外的风险因素：年龄、长时间缺席投球活动、缺乏定期的锻炼计划以及预兆性的手臂疼痛。

机制研究

汤米·约翰手术

1974 年，洛杉矶道奇队的投手汤米·约翰正在经历生平最佳的赛季之一。然而，7 月份约翰撕裂了投球臂上的尺侧副韧带（UCL），他的职业生涯似乎就要终结了。据说，约翰要求队医弗兰克·乔比医生"造出一些东西"来挽救他的手臂。而乔比医生确实那样做了。在已经众所周知的"汤米·约翰手术"中，乔比医生采用来自约翰非投球臂的肌腱移植物重建了约翰的 UCL。

那个时候，没人知道后果将会怎样。约翰错过了 1975 年的棒球赛季，但在 1976 年回归以测试其恢复好的手臂。他非常出色地通过了测试。手术后，汤米·约翰又额外投了 13 年的球，并且累计获得 164 场胜利。这些胜利和受伤前的 124 场胜利让其最终在 1989 年退役时共计获得 288 场胜利。受伤后，约翰曾 4 次当选全明星（1968、1978、1979 和 1980），并且在 1977 年和 1979 年的赛扬奖选举中排在第二位。

乔比医生继续进行和改良他的 UCL 重建技术（Jobe et al.，1986），并且与其他专业同行分享了自己的手术。乔比与同事报告称 80% 的病人得到了良好到优秀的结果（Conway et al.，1992）。

然而，最引人注目的结果仍然属于汤米·约翰。约翰的 288 场胜利可能会被遗忘，但是他的名字却不会。汤米·约翰这个名字将会永远与拯救他职业生涯的开创性手术联系在一起。正如约翰所说的，"如果没有这个手术，我绝对无法赢得 288 场比赛。我们将会永远联系在一起。"

那么约翰对手术以及其职业生涯的看法是怎样的呢？"你知道我最骄傲的是什么吗？……我在手术后投了 13 年球，我从来没有丢过一次发球，我没遇到过一丁点麻烦。关于我的这些我希望人们也能够记住。"

完整的出处请查阅参考文献：

Conway, Jobe, Glousman, & Pink, 1992.

Jobe, Stark, & Lombardo, 1986.

尽管相当常见，投掷伤病却无法避免。正确的投掷力学、适当的体育锻炼以及适度的投掷量可以极大地降低上肢遭受投掷相关损伤的风险。

挥击

挥击是一种击打动作，是采用身体部位（例如，手和脚）或器材（例如，网球拍和垒球棒）向人或物体施加打击。涉及手部的挥击运动包括在拳击比赛期间击打对手以及排球运动中的扣杀，许多武术的挥击动作会涉及脚部。挥击动作通常迅速、持续时间短且冲击力巨大。

挥击运动（参见图 9.10）可以分为体侧挥击，在这类挥击运动中，挥击发生在肩膀高度或者正好在肩膀高度以下（例如，棒球或垒球的挥棒动作）；过顶挥击，在这类挥击运动中，动作出现肩膀高度以上（例如，网球发球、排球扣杀）；低手挥击，在这类挥击运动中，挥击位于肩膀高度以下（例如，高尔夫球的挥杆动作；Haywood & Getchell，2014）。

更多有关挥击动作在网球、棒球、垒球、排球和高尔夫球等运动中的细节会在第 11 章（体育运动和舞蹈应用）中呈现。

肌肉活动与控制

鉴于挥击运动的种类繁多，我们无法对相关的肌肉活动和控制进行概括归纳。由于大部分挥击运动本质上是爆发性的，因此它们通常涉及伸展 – 收缩循环，在该循环中，减慢并最终停止关节运动的离心肌肉动作之后紧跟的是这一肌肉的向心动作。对于具体体育运动的肌肉活动与控制会在第 11 章（体育运动和舞蹈应用）中详细地加以描述。

发展周期

挥击活动可以贯穿一生，从幼儿学着用球拍拍击塑料球开始，一直持续到诸如网球和高尔夫球之类的老年人也可进行的运动。

婴幼儿

学习挥击运动所涉及的发育阶段类似于已经描述过的投掷和踢腿。例如，在网球的体侧挥击中，幼儿最初的手臂运动通常是竖向的挥砍动作。通过练习，幼儿们逐渐将挥动形式由竖向变成了斜向，并最终变成了只采用手臂挥动且近乎位于水平面内的动作。然后挥动会发展至这样一个阶段：网球拍滞后于幼儿的躯干转动，但是当幼儿面向前方的时候网球拍又移到了躯干之前。最终，当身体朝前时，幼儿的球拍在整个挥击运动中始终滞后于身体（Haywood & Getchell，2014）。

挥击运动期间的脚部动作发育类似于投掷。最初，幼儿始终处于初始的脚部姿势，并且不迈步。在下一个阶段，幼儿迈出同侧（即，与挥击臂相同侧）的脚。然后，幼儿们迈出短小的对侧步（即，用挥击臂对侧的脚迈步）。最终，幼儿会在挥击之前迈出更长的对侧步（Roberton & Halverson，1984）。

发育成熟且娴熟的体侧挥击，其特征在于迈步挥击并采用不同的躯干转动来增强力量，完整的运动范围，刚要接触之前的手臂伸展以及"后摆和前迈步、骨盆转动、脊柱转动和摆动、手臂伸展、接触和跟进"的顺序模式（Haywood & Getchell，2014，p.176）。

老年人

有些成年人可以很好地将与挥击相关的活动维持到老年阶段，尤其是网球和高尔夫球。一个著名的示例是格斯·安德罗尼，他在 1934 年上了第一堂高尔夫球课，并于 2014 年在 103 岁高龄时完成了一杆进洞！与年龄相关的力量及柔韧性的衰退会导致挥击力量和爆发力输出的降低，但是涉及精准性的任务（例如，推高尔夫球），衰退受老龄化的影响可能会比较小。

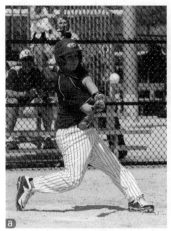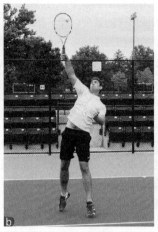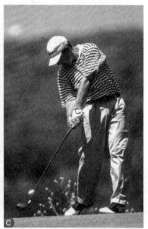

图 9.10 挥击运动的类型：（a）体侧；（b）过顶；（c）低手

高尔夫球运动中挥击策略的范围

　　在高尔夫球运动中，运动员必须要掌握各种各样的挥击动作。若要从球座上向远距离球穴开球，高尔夫球手要努力将球打得尽可能远。在冠军的角逐中，记录的最远击球距离可达 450 码。相比之下，将球击到果岭区的短球可能介于 50 到 100 码之间。而极其重要的推杆（它可能会决定锦标赛的冠军）长度可能短达几英寸。击离球座的远射所涉及的运动策略完全不同于短推杆所需的灵敏触感与判断。

挥击伤病

　　与挥击有关的伤病通常有两种类型。急性损伤源于单一（通常高水平）的发力。例如，击打武术的踢腿或重拳可能会引起撞伤（瘀伤）、关节脱位或骨折。反复受力导致的慢性损伤在诸如网球和高尔夫球之类的挥击运动中相当常见。这些伤病的原因可能是过度使用，也可能是技术不佳，或者两者兼具。

　　肘部特有的损伤已经有了与体育运动相关的绰号。外上髁炎通常称为网球肘。然而，使用这些术语时要谨慎，因为这可能被曲解为外侧上髁炎仅出现在打网球的人身上，或者所有的网球手都会患上外上髁炎。这些推测都不正确。事实上，网球运动员只占外上髁炎确诊患者的很小比例（Peterson & Renström，2001）。虽然如此，外上髁炎却普遍存在于网球手中，有 40% ~ 50% 的选手在其网球生涯的某些时候遭遇过这种伤病。

　　内上髁炎（之前在投掷部分做过讨论）有时候称作高尔夫球肘。尽管远没有外上髁炎常见，但是通过反复涉及前臂腕屈肌的挥击（腕屈肌通常附着在肱骨的内上髁上面），内上髁炎会影响高尔夫球手的肘部。

在网球和高尔夫球两种球类运动中，肘部和肩部损伤可能会加剧，尤其是错误的挥击力学、偏离中心的触球、握球拍或球杆的紧度以及球拍或球杆的振动。

其他常见的涉及挥击运动的损伤包括排球扣杀中的肩部撞击综合征和肱二头肌肌腱炎，网球发球和过顶挥击中的肩袖肌群肌腱炎和撞击综合征，以及高尔夫球运动中手腕、后背、肘部和膝部等的各种损伤。

总结评论

运动员和表演者将基本的技巧（比如，跳跃、踢腿、升举、投掷和挥击）结合使用并形成了自身运动或活动所特有的运动模式。例如，垒球运动员将跑动和投掷作为了个人表现不可或缺的一部分，正如足球运动员结合跑动、踢腿和投掷来进行运动，芭蕾舞演员在自己的表演中融入了跑动、跳跃、踢腿和升举等元素那样。基本技巧的组合为所有活动的成功表现奠定了基础。

推荐读物

Cech, D.J, & Martin, S.M. (2012). *Functional movement development across the life span* (3rd ed.). Philadelphia: Saunders.

Enoka, R.M. (2015). *Neuromechanics of human movement* (5th ed.). Champaign, IL: Human Kinetics.

Haywood, K.M., & Getchell, N. (2014). *Life span motor development* (6th ed.). Champaign, IL: Human Kinetics.

Houglum, P.A., & Bertoti, D.B. (2011). *Brunnstrom's clinical kinesiology* (6th ed.). Philadelphia: FA Davis.

Levangie, P.K., & Norkin, C.C. (2011). *Joint structure and function: A comprehensive analysis* (5th ed.). Philadelphia: FA Davis.

McGill, S. (2015). *Low back disorders: Evidence-based prevention and rehabilitation* (3rd ed.). Champaign, IL: Human Kinetics.

Neumann, D.A. (2016). *Kinesiology of the musculoskeletal system: Foundations for rehabilitation*. St. Louis: Mosby.

第四部分　运动应用

　　第四部分的 4 个章节要探讨运动在各种领域中的应用。第 10 章（力量与体能训练应用）陈述了体能的一般原则，重点强调阻力训练和相关的运动分析及肌肉动作。第 11 章（体育运动和舞蹈应用）陈述了棒球和垒球、篮球、骑行、美式橄榄球、高尔夫球、足球、游泳、网球和排球等体育运动中的一般概念、应用和肌肉参与，还有舞蹈中的基础运动。第 12 章（临床应用）讲解了肌肉骨骼损伤、伤病预防和康复治疗等与运动相关的概念，这一章也探讨了与假体和矫形领域相关的问题。第 13 章（人体工程学应用）陈述了与人体工程学相关的概念，这是一门研究人与周围环境如何相互作用的学科，专门讨论人机接口、升举力学与过度使用性疾病。

第 10 章　力量与体能训练应用

目标

学完本章之后，你将能够完成以下事项。

- ▶ 解释力量与体能训练的一般概念。
- ▶ 描述力量与体能训练跨学科的性质。
- ▶ 解释频率、强度、时间、类型、训练量和进阶等力量与体能训练的原则。
- ▶ 讨论不同类型的力量与体能训练，包括无氧、有氧、耐力、力量和爆发力。
- ▶ 描述设计阻力训练计划时要考虑的因素。
- ▶ 就肌肉动作和收缩类型对阻力训练的锻炼项目进行分析。

　　力量与体能训练的理论和实践方面涵盖了各种学科，包括人体解剖学、生物力学、生理学、内分泌学、营养学和心理学（Haff & Triplett，2015）。本章的关注点是解剖学和生物力学的应用。

　　在设计力量和体能训练计划时，考虑的一个主要因素是个体的目标。对于习惯久坐不动且要开始锻炼的人，或者对于渴望改善总的体适能和健康的人来讲，他们的计划将会不同于力求最大化表现能力并以最高水准竞技的运动员。幼儿的目标可能不同于老年人。类似地，康复治疗或受伤之后的体能恢复训练的目标，与表现体能训练的目标将会有所不同。

　　目标可能会涉及以下方面的改善：（1）肌肉力量、爆发力或耐力，（2）姿势与平衡性，（3）柔韧性，（4）速度和敏捷性，或者（5）身体形象（例如，健美），或者其中几个方面的组合。

一般原则

　　力量与体能训练的基本原则之一是特殊性。正如第1章中所讲到的，身体组织和系统可以在结构或生理上产生适应，通过作用于它们之上的一种特定的力学或代谢需求的适应方式。这种适应性的特征由 SAID（对所强加需求的专项适应性）原则加以描述。除了特殊性之外，力量和体能训练计划应当遵从 FITT–VP 原则，美国运动医学会（2017）对此做了概括。FITT–VP 是频率、强度、时间、类型、训练量和进阶的缩略词。

- 频率指的是多长时间进行一次锻炼。
- 强度指的是一个人锻炼的用力程度（例如，适中或剧烈）。
- 时间说明的是一次锻炼或一个锻炼周期的持续时间。
- 类型指的是锻炼模式，或者进行哪类锻炼。
- 训练量是频率、强度和时间的组合，通常按天或星期进行计算。相同的训练量可以通过短时间的高强度或长时间的适中强度来实现。
- 进阶指的是在个体向自己目标提高或前进的过程中，其他部位的逐步提高。

　　最后的原则涉及一个人需要以不断增加的难度水平锻炼来维持进阶，该原则称为超负荷。如果身体没有受到新刺激水平的持续挑战，进阶就会变缓并最终进入停滞期。例如，在阻力训练中，超负荷可以通过许多种方式实现，包括增加升举的重量、升举的速度或者重复次数。

力量与体能训练计划的类型

　　鉴于力量与体能训练计划的目标各不相同，计划的类型也有多种。例如，无氧训练计划由间歇性的高强度锻炼组成，比如抗阻训练、快速伸缩复合训练和间歇训练。无氧训练可以改善肌肉力量和爆发力，以及运动的爆发性。

　　相比之下，有氧训练计划通过心血管和呼吸功能的改善来发展身体的有氧能力，包括肌肉耐力、毛细血管密度、线粒体密度、酶活性、代谢能量存储、韧带和肌腱强度的增加，以及体脂率的降低。

功率与速度

功率输出对于迅速、爆发性的运动（例如，垂直跳、投掷和挥击）至关重要。在向心动作中，肌肉力量与速度成反比（参见第 4 章）。机械功率可以按照力量与速度的乘积来计算（$P=F×v$）。力量 – 速度关系曲线（参见图 4.8）可以用来绘制理论上的功率 – 速度曲线（参见图 10.1）。

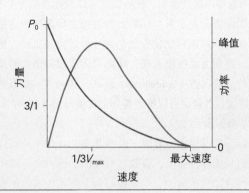

图 10.1 力量 – 速度及功率 – 速度曲线

功率 – 速度曲线的性质引发了一些问题：应该用什么样的阻力（力量）来最大化功率输出？或者，反过来讲，某人应当以怎样的速度运动才能得到最大的功率输出？这些问题的答案对于为了最大化功率输出而训练的运动员来讲具有十分重大的实践意义。早期的研究（Perrine & Edgerton，1978）表明，最大功率并未出现在最大力量或最大速度处，而是出现在每个变量的次最大处，此处二者的乘积（即，力量 × 速度）最大。在确定每个变量的确切水平方面，文献记录有很大的差异，但是 30% ~ 70% 区间内的值是比较常见的。

完整的出处请查阅参考文献：

Perrine & Edgerton，1978.

抗阻训练

制定抗阻训练计划，需要考虑 7 个设计变量：（1）需求分析（包括体育评价和运动员评估），（2）运动选择，（3）训练频率，（4）训练顺序，（5）训练负荷和重复，（6）训练量以及（7）休息时间（Sheppard & Triplett，2015）。

在设计任何类型的抗阻训练计划时，应当选择针对特定身体部位、肌肉群和具体肌肉的锻炼。为此，我们按照第 6 章的描述分析运动。这一章中的肌肉控制公式通过概述一个逐步确定相关关节运动的步骤、肌肉运动类型（即，向心、等长和离心）以及被训练的肌肉，助力运动分析。尽管该公式使我们能够确定所使用的主要肌肉，但是它没有透露出任何有关肌肉募集水平的信息，因为这取决于多种因素，包括关节运动范围、技巧、运动速度和所升举时的外部阻力。

概念应用

青少年的抗阻训练

"孩子们不应当举重，因为这会妨碍他们成长"，已经证明这种长久持有的观念并不属实。越来越多的研究表明，抗阻训练可以为儿童和青少年带来独特的益处。美国力量及体能训练协会关于青少年阻力训练的立场声明中总结道，设计合理且在监督之下的阻力训练计划相对比较安全，并且可以增强肌肉力量和爆发力、改善心血管的风险状况、提高运动技能表现、增加对运动相关伤病的抵抗、改善生理健康以及培养青少年的锻炼习惯（Faigenbaum et al.，2009）。类似的益处可以通过其他的体能训练方式累加，并且也可以推进长期的体能发展（Lloyd et al.，2016）。

美国运动医学会指出：

青少年力量训练的目标应当着眼于改善儿童和青少年的肌肉骨骼力量和整体健康，同时要让他们采用各种安全、有效且有趣的训练方法。成年人的力量训练指南和训练宗旨不应当强加到在解剖、生理或心理上都不太成熟的青少年身上。力量训练应当是全面健康计划的一部分，该健康计划还包括培养耐力、柔韧性、敏捷性和动作技能（Faigenbaum & Micheli，2017，p. 1)。

表 10.1 列出了一些最有效和广为流行的抗阻训练锻炼项目，这些项目用以训练不同的身体部位。进行这些锻炼时可以使用哑铃、杠铃、专用器械，或者仅仅是自身的体重。然而，大多数锻炼需要外部重量。表 10.1 还包含了进行每种锻炼所需的主要向心关节运动。

运动分析和肌肉动作

利用第 6 章中所陈述的肌肉控制公式以及表 10.1 中的信息，我们要探讨进行下述锻炼时用到的主要肌群：

宽握背部下拉；

坐姿体前杠铃推举；

坐姿滑轮划船；

下蹲。

下面的例子列出了锻炼组所训练到的肌肉（例如，肩外展肌、肘屈肌和膝伸肌）。根据这 4 项锻炼以及所有表 10.1 中分析的锻炼，挑战一下自我，让自己识别出用到的具体肌肉。通过回顾表 4.3 到表 4.7 来检查自己的答案。

宽握背部下拉

宽握背部下拉（参见图 10.2）的向心阶段包括肘部屈曲、肩部内收以及肩带主要向下的

表10.1　可有效训练身体主要部位且广受欢迎的抗阻锻炼项目

肌群	锻炼	向心关节运动
前臂	腕弯举 正握腕弯举	腕关节屈曲 腕关节伸展
上臂（前部）	站姿哑铃弯举 锤式哑铃弯举 杠铃弯举 反握弯举 站姿曲杆弯举 单臂哑铃弯举 斜托弯举	肘关节屈曲
上臂（后部）	肱三头肌屈伸 俯身臂屈伸 肱三头肌下压 双杠臂屈伸	肘关节伸展
肩部	体前推举 哑铃推举 站姿哑铃侧平举 俯身侧平举 蝴蝶机三角肌后束侧平举 直臂前举	肩带上回旋、肩部外展和肘关节伸展 肩带上回旋（只有部分运动）以及肩部外展 肩部水平外展（伸展）以及肩带内收 肩部屈曲
胸部	平板卧推 俯卧撑 上斜式推举 双杠臂屈伸 仰卧哑铃飞鸟 绳索交叉飞鸟	肩部水平内收（屈曲）、肘关节伸展和肩带外展 肩部水平内收（屈曲）、肘关节伸展、肩带外展和肩部屈曲 肩部屈曲、肘部伸展和肩带下降及外展 肩部水平内收（屈曲）和肩带外展
背部	窄握背部下拉 引体向上 宽握背部下拉 坐姿滑轮划船 背部伸展	肩带下降、肩部伸展和肘关节屈曲 肩带下回旋、肩部内收和肘关节屈曲 脊柱伸展、肩带内收、肩部伸展、肩部水平外展（伸展）和肘关节屈曲 脊柱伸展和过度伸展
腿部	宽姿下蹲 窄姿下蹲 腿部推举 弓步 腿部伸展 腿部弯举 站姿提踵	髋关节伸展、髋关节外展和膝关节伸展 髋关节伸展和膝关节伸展 膝关节伸展 膝关节屈曲 脚踝跖屈
腹部	仰卧卷体 反向卷体 稳定球卷体 空中单车	脊柱屈曲 脊柱屈曲和脊柱旋转

注：每项锻炼都包括进行运动向心阶段时所需的主要关节运动。

概念应用

名称中包含什么?

　　有些用于识别阻力训练锻炼项目的名称清晰地描述了该锻炼。诸如杠铃肱二头肌弯举、俯身划船、腕弯举、下蹲和腿部(膝盖)伸展此类的锻炼很容易想象得到。其他术语并不是那么明确。例如,基本弯举的变式包括单臂弯举、曲杆弯举(利用一个曲杆让前臂处于半旋后姿势)、桡尺关节处于中位(手掌向内)的锤式弯举以及上臂孤立于斜面上的斜托弯举。其他具有意义不太明确名称的锻炼包括背部下拉(根据主要涉及背阔肌而命名)、罗马尼亚硬拉和负重体前屈锻炼。

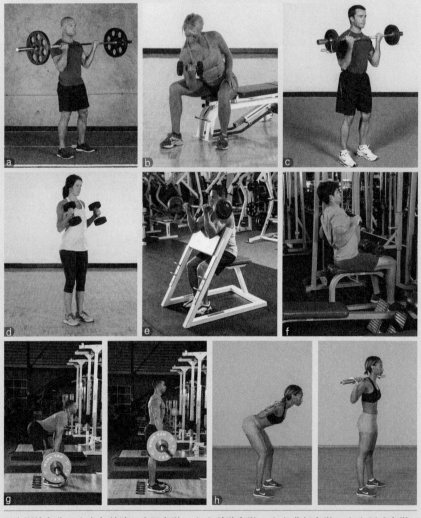

阻力训练名称:(a)杠铃肱二头肌弯举;(b)单臂弯举;(c)曲杆弯举;(d)锤式弯举;(e)斜托弯举;(f)背部下拉;(g)罗马尼亚硬拉;(h)负重体前屈锻炼

旋转。因此，训练的主要肌肉是肘屈肌、肩内收肌和肩带下回旋肌群。利用表 4.4 和表 4.5，我们发现被训练的肌肉如下：

▶ 肘屈肌	▶ 肩内收肌	▶ 肩带下回旋肌群
肱二头肌	背阔肌	菱形肌
肱肌	大圆肌	肩胛提肌
肱桡肌	胸大肌，胸骨端	胸小肌

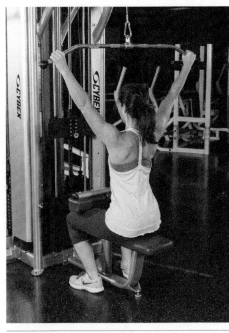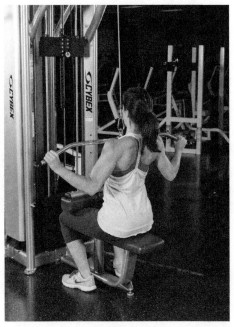

图 10.2 宽握背部下拉

记住，产生向心运动的肌肉同样是控制离心运动的肌肉。在返回起始位置的过程中，肘部伸展由肘屈肌离心地加以控制，肩部外展由肩内收肌的离心动作加以控制，并且肩带上回旋由肩带下回旋肌群离心地加以控制。

坐姿体前杠铃推举

坐姿体前杠铃推举（参见图 10.3）的向心阶段包括肘部伸展、肩部外展和肩带上回旋。因此，训练的主要肌肉是肘伸肌、肩关节外展肌和肩带上回旋肌群。利用表 4.4 和表 4.5，我们发现被训练的肌肉如下：

▶ 肘伸肌	▶ 肩外展肌	▶ 肩带上回旋肌群
肱三头肌	三角肌中束	斜方肌
肘肌	冈上肌	前锯肌
	三角肌前束	
	肱二头肌，长头	

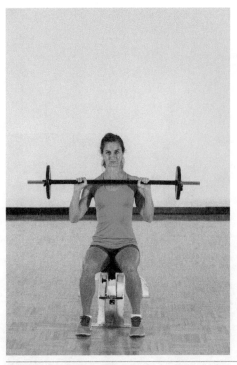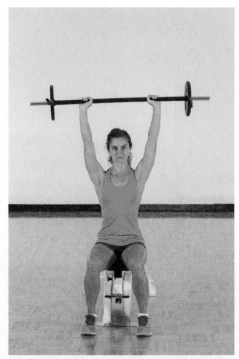

图 10.3 坐姿体前杠铃推举

在重物落回起始位置的过程中，肘部屈曲由肘伸肌离心地加以控制，肩带内收由肩外展肌的离心动作加以控制，而肩带下回旋由肩带上回旋肌群离心地加以控制。

坐姿滑轮划船

坐姿滑轮划船（参见图 10.4）的向心阶段包括肘部屈曲、肩部伸展、肩带内收和脊柱伸展。因此，训练的主要肌肉是肘屈肌、肩伸肌、肩带内收肌和脊柱伸肌。利用表 4.3 和表 4.5，我们发现被训练的肌肉如下：

▶ 肘屈肌   ▶ 肩伸肌   ▶ 肩带内收肌   ▶ 脊柱伸肌

肘屈肌	肩伸肌	肩带内收肌	脊柱伸肌
肱二头肌	背阔肌	菱形肌	竖脊肌
肱肌	大圆肌	中斜方肌	
肱桡肌	胸大肌，胸骨端		
	三角肌后束		
	肱三头肌，长头		

在返回起始位置的过程中，肘部伸展由肘屈肌离心地加以控制，肩部屈曲由肩伸肌离心地加以控制，肩带外展由肩带内收肌离心地加以控制，而脊柱屈曲由脊柱伸肌离心地加以控制。

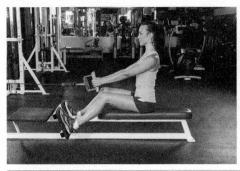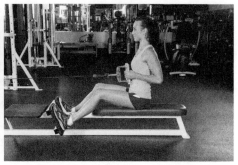

图 10.4 坐姿滑轮划船

下蹲

前三个例子都以向心阶段开始，并采用离心动作返回。相比之下，下蹲（参见图 10.5）开始于下降期间的离心阶段，接着才是起升期间的向心肌肉动作。由于下蹲的向心阶段包括髋部伸展和膝伸展，所以训练的主要肌肉是髋伸肌和膝伸肌。使用表 4.3 和表 4.5，我们发现被训练的肌肉如下：

► 髋伸肌
　臀大肌
　半膜肌
　半腱肌
　股二头肌，长头
　大收肌，后侧纤维

► 膝伸肌
　股外侧肌
　股中肌
　股内侧肌
　股直肌

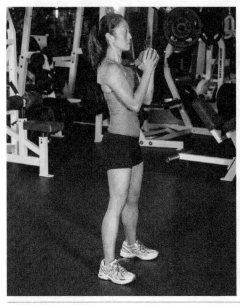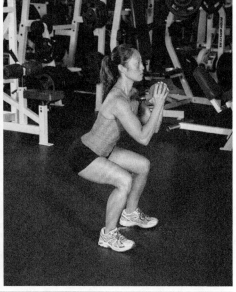

图 10.5 下蹲

在下蹲的下降阶段，髋部屈曲由髋伸肌离心地加以控制，而膝盖屈曲由膝伸肌离心地加以控制。

技巧变化

技巧变化如何影响肌肉募集呢？例如，表 10.1 所列的针对上臂的 7 种肱二头肌弯举锻炼之间存在什么主要差别？由于肘关节屈曲是每种练习的向心动作，因此肘屈肌是主要用到的肌肉。然而，前臂的位置确实会影响到肱二头肌和肱桡肌的募集。例如，锤式弯举和曲杆弯举使肱桡肌的贡献最大化，因为肱桡肌会将前臂移动到中间位置（介于旋后与旋前之间）。

概念应用

下蹲：蹲多深?

下蹲练习是阻力训练计划中经常用到的一种基本运动。有多种因素会影响下蹲表现，包括脚的落位方式、负荷、速度和深度。在这些变量中，下蹲的深度可能是最具有争议性的。从膝盖完全伸展（即，弯举角度为零）的站姿开始，举重者可以进行膝关节屈曲 45 ~ 70 度的微蹲、90 度蹲、大腿与地面平行的平行下蹲以及膝关节屈曲 120 度或以上的全蹲。

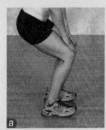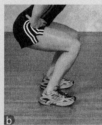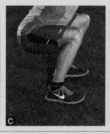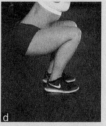

下蹲深度：（a）微蹲；（b）90 度蹲；（c）平行下蹲；（d）深蹲

研究人员们已经测量了下蹲运动期间股四头肌和腘绳肌的相对活动，并估算了胫股（膝）关节和髋股关节上的压缩负荷和剪切力，以及前交叉韧带上的拉力。结果和结论不尽相同。有些作者总结道，从受伤风险的视角出发，深蹲（即，大腿位于平行地面位置以下）可能会增加某些损伤风险（Escamilla，2001），然而其他人发现了截然相反的结果（Schoenfeld，2010）。深蹲的功效和受伤潜势的话题仍然不明确。在许多情况下，举重者应当下蹲到技巧所允许的合适深度。

虽然大多数关于下蹲深度的研究关注的都是膝关节处的受力和损伤风险，但是基于高负荷的事实，其他身体部位（比如髋关节和下背）也值得注意。例如，在杠铃负载介于体重的 0.8 倍到 1.6 倍之间的半蹲期间，腰椎（L3/L4）上的压力据估计在体重的 6 倍到 10 倍之间变化（Cappozzo et al.，1985）。对于国家级力量举重运动员，作用在腰椎 L4/L5 上的平均压缩负荷据估计高达 17192 牛（Cholewicki et al.，1991）。

旋后弯举和曲杆弯举针对的是肱二头肌，因为该肌肉也是前臂上最强壮的旋后肌。相比之下，肱肌是反握弯举的主要驱动源，因为它在尺骨上的止点意味着其拉力作用线、长度不会受到前臂旋前和旋后的影响。尽管肱二头肌会在反握弯举中被募集，但是它却处于不利的解剖状态，无法使其输出的力量最大化。这解释了为什么旋前（反握）弯举能够举起的重量无法与锤式弯举、曲杆弯举或旋后弯举能够举起的重量一样多。

单臂弯举和斜托弯举有助于使肘屈肌单独运动，因为上臂被支撑住了，因此减少了肩屈肌的贡献。下次进行立定弯举时，要注意三角肌前束和胸大肌锁骨部分产生的收缩。为什么这些肌肉会处于活跃状态？一旦你开始屈曲肘关节，重物就想要将肩关节驱动至过度伸展状态，以平衡施加在身体上的负荷。换言之，肩屈肌收缩是为了抵抗由重物所产生的伸肌力矩。

平板卧推和上斜式推举之间的主要区别是什么，并且为什么做平板卧推时能够举起更多的重量？对于平板卧推，肩关节主要的向心动作是水平内收，但是就上斜式推举而言，向心动作变成了水平内收和屈曲的组合。由于胸大肌的胸骨部分是一个肩关节伸肌（一旦手臂在躯干前屈曲），它将会随着斜度的增加而退出（即，变得不太活跃）。因此，采用上斜推举椅针对的是胸大肌的胸骨部分，因为它能同时发挥水平内收肌和肩部屈肌的作用。注意，随着斜度变陡至 90 度，你将会由做卧推变成做肩推。因此，斜度越陡，你就会越多地失去胸大肌的胸骨部分（收缩产生的力），并且能够举起的重量也会越少。

窄姿下蹲和宽姿下蹲之间的主要区别是什么，并且为什么采用宽姿可以举起更大的重量？在窄姿下蹲中，髋关节的主要向心运动是伸展。在宽姿下蹲中，髋部的向心运动是伸展和内收的组合，因此，采用宽姿技巧会动员髋内收肌来与髋伸肌彼此协作以控制重量。

有时候锻炼技巧的变化会募集相同的主要肌肉，但募集原因却不相同。例如窄握和宽握背部下拉都会募集背阔肌、大圆肌和胸大肌的胸骨部分。在窄握背部下拉中，这三种肌肉以肩关节伸肌的形式被募集，然而，在宽握背部下拉中，肩关节内收肌发挥了作用。

尽管刚才讨论的实例是专门针对阻力训练的，但是第 6 章中概括的基本步骤可以用来分析任何运动。此外，尽管并不全面，但是表 10.1 中的锻炼项目代表了所有体育和活动会涉及的基本运动，并且有助于解释关节运动的原理和肌肉功能。

总结评论

我们对力量和体能训练原理及应用的简单讨论重点强调的是该领域多学科交叉的性质、对各种群体（从年轻人到老年人、从新手到专家以及从健康到受伤的人）的适用性、不同类型的力量和体能训练计划以及设计这些计划时要考虑的因素。利用功能解剖学和生物力学的概念，我们可以分析各种各样的阻力训练锻炼项目。

推荐读物

Alvar, B.A., Sell, K., & Deuster, P.A. (Eds.). (2017). *NSCA's essentials of tactical strength and conditioning*. Champaign, IL: Human Kinetics.

American College of Sports Medicine. (2017). *ACSM's guidelines for exercise testing and prescription* (10th ed.). Philadelphia: Lippincott Williams & Wilkins.

Chandler, T.J., & Brown, L.E. (Eds.). (2012). *Conditioning for strength and human performance* (2nd ed.). Philadelphia: Lippincott Williams & Wilkins.

Chu, D.A., & Myer, G.D. (2013). *Plyometrics*. Champaign, IL: Human Kinetics.

Coburn, J.W., & Malek, M.H. (Eds.). (2011). *NSCA's essentials of personal training* (2nd ed.). Champaign, IL: Human Kinetics.

Delavier, F. (2010). *Strength training anatomy* (3rd ed.). Champaign, IL: Human Kinetics.

Haff, G.G., & Triplett, N.T. (Eds.). (2015). *Essentials of strength and conditioning* (4th ed.). Champaign, IL: Human Kinetics.

National Strength & Conditioning Association. (2016). *Strength training* (2nd ed.). Champaign, IL: Human Kinetics.

Ratamess, N. (Ed.) (2011). *ACSM's foundation of strength training and conditioning*. Philadelphia: Lippincott Williams & Wilkins.

Zatsiorsky, V., & Kraemer, W. (2006). *Science and practice of strength training* (2nd ed.). Champaign, IL: Human Kinetics.

第 11 章　体育运动与舞蹈应用

目标

学完本章之后，你将能够完成以下事项。

▶ 描述和解释下列体育运动的基本运动模式、肌肉参与和力学原理。

- 棒球和垒球
- 篮球
- 骑行
- 美式橄榄球
- 高尔夫球
- 足球
- 游泳
- 网球
- 排球

▶ 描述和解释各种舞蹈姿势的基本运动模式、肌肉参与和力学原理。

这一章我们会着眼于具体的体育和舞蹈运动。目前有很多关于体育（Bartlett，2014；Blazevich，2017；pioneering volume by Hay，1993；McGinnis，2013）和舞蹈（Clippinger，2016）功能解剖学和生物力学的专著。鉴于海量的信息，我们显然无法在这里讨论所有的体育运动。因此我们会陈述几种精选的体育运动——棒球和垒球、篮球、骑行、美式橄榄球、高尔夫球、足球、游泳、网球和排球——以及它们的一些运动形式来展示应用解剖学原理是如何被用来分析给定体育或锻炼活动的特有动作的，重点突出的是每种体育运动的肌肉参与和运动力学。此外，我们还会研究舞蹈中的运动与肌肉参与。

棒球与垒球

棒球和垒球都是球拍类体育运动，参赛双方是两支各由 9 名队员组成的球队。每支球队轮流进攻（试图跑垒得分）和防守（试图阻止另一支球队得分）。击球手努力击中由对方球队的投球手抛来的球，并沿着 4 个连续的垒位（一垒、二垒、三垒和本垒板）推进。跑完 4 个垒位的队员为自己的球队赢得一分。棒球和垒球之间的主要区别是投球手向击球手传球的方式。棒球投球手采用过顶投掷动作，而垒球投球手采用的是低手风车式动作。垒球分类包括慢速垒球、快速垒球以及改进式垒球。

一般概念

棒球和垒球涉及的主要运动形式有跑动、投掷和挥击，偶尔会有跳跃（为了尽力接球）。进攻队员击中投来的球之后跑到一垒。如果在被防守队员盗垒出局之前成功到达一垒，那么跑垒者就要试图跑完垒位，终极目标是到达本垒板（并且会因此得一分）。防守队员在试图捡或者接击球手打来的球时会跑动。

棒球投球手会抛出各种各样的投球类型（例如，快速球、弧线球、滑球、变速球和弹指球），垒球投手也一样（例如，快速球、变速球、下行球、弧线球和上行球），球从凸起的投球区土墩抛向本垒板，棒球中两者之间的距离为 60.5 英尺，男子垒球为 46 英尺，女子垒球为 43 英尺。防守内野手（一垒手、二垒手、三垒手和游击手）和外野手（左外野手、中外野手和右外野手）在各种各样的条件和距离下抛球。棒球中的挥击动作包括击球手挥动球棒（木制或铝制）试图击中投来的球。

应用

大多数关于棒球和垒球肌肉活动的研究都集中在了投球上。采用内置电极的肌电图研究已经记录了无数个肩部、肘部和前臂肌肉在棒球投球期间的活动（Gowan et al.，1987；Jobe et al.，1984；Sisto et al.，1987）。在抬腿和引臂早期（参见图 11.1）内，肩部和肘部肌肉出现了极少的活动。在引臂后期，当手臂接近最大外旋时，在肱二头肌上检测到了适度的活动。引臂阶段通过胸大肌和背阔肌的离心作用减速并最终停止肩部的外旋。在引臂阶段同样处于活跃状态的还有冈上肌、冈下肌、小圆肌、三角肌和斜方肌。这些肌肉让肩和肘部处于方便投球递送的位置。在加速阶段，肱二头肌几乎没有表现出活动，推力由胸大肌、前锯肌、肩胛下肌、背阔肌和肱三头肌产生。

概念应用

与棒球运动相似的运动——板球

按照参与程度和球迷支持的程度，板球属于全世界最受欢迎的体育运动之一。板球的管理机构是国际板球理事会（ICC），成立于 1909 年。成立于 1958 年的国际女子板球理事会于 2005 年和 ICC 合并。成员国具有正式会员身份，有权参加最高级别的比赛，名曰板球对抗赛。

大多数棒球和垒球的运动要素都能够在它们的相似运动——板球中见到。因其球迷群仅次于足球，所以板球具有强烈的国际吸引力。板球与棒球和垒球一样属于球拍类的体育运动。棒球和垒球中的传球（投手）、接球（捕手）和击球（击球手）在板球中分别称作投手、守门手和击球手。虽然棒球和垒球的规则不同于板球规则，并且器材（球拍和球）也具有不同的尺寸，但是两种体育运动中队员们的有些运动模式是类似的，另有一些运动模式则截然不同。例如，棒球投手抛球时一只脚要接触一个名为投手板的长方形凸垫，而板球投手在球出手之前先要助跑。

巴雷特与同事们（1996）在他们关于板球投球的生物力学综述中一开始就指出"板球没有很好地享受到生物化学研究的服务"。那时候缺少板球方面的研究，尤其是几乎没有探讨过投球动作所涉及的肌肉动作。自巴雷特综述之后的几十年内，一直涌现更多有关板球的研究，但是可能仍然与该体育运动在世界范围内的受欢迎度不相匹配。

艾哈迈德等人（2014）做了全面的综述和研究，对比了板球投手和其他过顶投掷的运动员。在综述 1990 年到 2011 年期间的研究时，他们发现只有 4 项研究考察了板球投球期间的肌肉肌电图。近期的少量研究（Hazari, Warsi, & Agouris, 2016）增进了我们对板球肌肉动作的了解，但是该领域还有待于更多的研究介入。

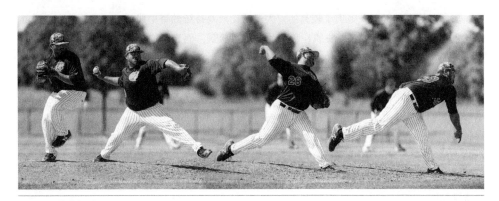

图 11.1 棒球投球

减速和跟进阶段的特征在于对手臂进行减速的离心肌肉动作。例如，肱二头肌通过做离心动作来减缓肘部伸展，而肩外旋肌（例如，冈下肌和小圆肌）则积极地伸长以减缓肩的外旋。

相较于与不太熟练的业余投手，专业投手的 EMG 模式具有很明显的值得注意的特点。专业投手可以达到更高的投掷速度，这在一定程度上是由于肩部肌肉更加有力的活动（例如，胸大肌、前锯肌、肩胛下肌和背阔肌）。在投掷后期差异也很明显，业余投手会比专业选手更多地利用肩袖肌群和肱二头肌（Gowan et al.，1987）。

垒球的风车式投球通常可以分为 5 个阶段：（1）抬腿，首先球向前运动至 6 点钟位置（手臂笔直朝下），（2）从 6 点钟到 3 点钟位置，（3）从 3 点钟到 12 点钟位置（手臂位于头顶上方），（4）从 12 点钟到 9 点钟位置以及（5）从 9 点钟位置到球出手（参见图 11.2）。球出手后，手臂减速进入跟进阶段。

玛菲与同事们（1997）研究了 10 名大学级别女性投手身上 8 块肩带肌肉的肌内 EMG 活动。他们的研究结果包括：（1）冈上肌在阶段 2 中处于最大的活跃状态，以使肱骨头与关节窝对齐，（2）三角肌后束和小圆肌在阶段 3 中处于最大的活跃状态以维持手臂抬高以及外旋肱骨，（3）胸大肌在阶段 4 和阶段 5 中加速手臂动作，（4）前锯肌让肩胛骨处在了维持肩关节一致性的位置，以及（5）肩胛下肌充当外旋肌并保护前关节囊。

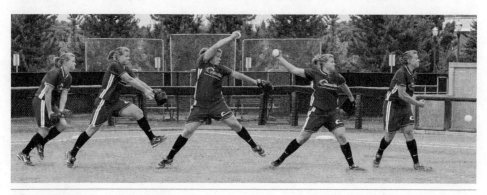

图 11.2 垒球投球

© Human Kinetics/Visual People Designs

奥利弗等人（2011）报道了较高的臀大肌活动以及持续的臀中肌活动，尤其是在投手处于单支撑状态的阶段 3。肱二头肌在阶段 4 内最为活跃，而肩胛稳定肌在阶段 2 中的活动最强。在整个投球运动期间，肱三头肌活动性一直较高。罗哈斯与同事们还证明了阶段 4 和阶段 5 中有较高的肱二头肌活动（2009）。

击球涉及精确协调的旋转动作，该动作最后以球拍划过本垒板试图击中投来的球而结束（参见图 11.3）。击中投来的球被认为是所有体育运动中最困难的神经运动任务之一。棒球峰值投球速度通常介于 144.8 ～ 152.9 千米 / 时的范围内，偶尔投球速度可高达 160.9 千米 / 时。女子垒球投球速度可达 120.7 千米 / 时，男子可达 136.8 千米 / 时。鉴于垒球投球区土墩到本垒板的距离较短（相较于棒球），击中快投垒球即便不比击中快投棒球更加困难，至少难度相同。

虽然垒球和棒球的击球力学类似，但是专注于棒球击球肌肉活动的研究有限。沙弗尔等人（1993）研究了击球挥动期间 12 块下肢、躯干和上肢肌肉的活动类型。他们报告说预摆阶段和挥动早期存在较高程度的腘绳肌和臀肌活动，但是在挥动后期活动会减弱。股内侧肌在整个挥动阶段和跟进阶段一直表现出峰值活动。竖脊肌和腹斜肌在挥动阶段和跟进阶段处于活跃状态，而冈上肌和前锯肌在整个过程中都表现出了相对较低的肌肉活动。他们总结道，击球需要有序协调的肌肉活动，从髋部开始，随后是躯干，最后是双臂。挥击的大部分力量都始自髋部，在整个挥动过程中躯干肌肉都有高强度的活动。

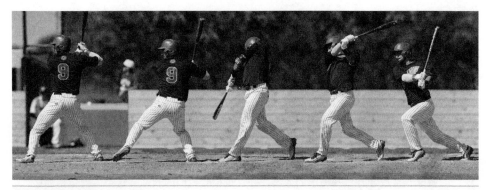

图 11.3 棒球击球挥动

机制研究

垒球风车式投球力学及损伤

若干项研究考察了垒球风车式投球的生物力学以及快速垒球投手身上的损伤风险。一直存在着一个常见的误解，即低手风车式投手要比过顶棒球投手承受更小的作用力和损伤风险。巴伦坦等人（1998）报道了风车式投球递送阶段肩和肘部处产生的力和力矩，包括肩和肘部的峰值压力是体重的 70%～98%，肩伸展和外展力矩是体重乘以身高的 9%～10%。作者总结道，"需要用肱二头肌复合体来即时地抵抗肩关节牵张并产生肘部屈曲，这种需求使得该结构极易出现过度使用性损伤。"

沃纳与同事们研究了年轻的垒球投手（2005）以及 1996 年奥运会上的顶级垒球投手（2006）的风车式垒球投球的生物力学。他们声称，奥运会投手的平均肩部牵张力为体重的 80%，年轻投手的平均肩部牵伸力为体重的 94%。在这两项研究中，垒球投手身上的过量牵张力可以比肩棒球投手，从而表明风车式垒球投手存在过度使用性损伤的风险。

完整的出处请查阅参考文献：

Barrentine, Fleisig, Whiteside, Escamilla, & Andrews, 1998.

Werner, Guido, McNeice, Richardson, Delude, & Stewart, 2005.

Werner, Jones, Guido, & Brunet, 2006.

中田与同事们（2013）报告了熟练击球手和击球新手击棒球过程中的下肢 EMG 活动。

根据 8 块肌肉（双腿上的股直肌、股二头肌、胫骨前肌和内侧腓肠肌）的 EMG 测量结果，他们发现，熟练的击球手表现出了较高水平的肌肉活动，他们转移、迈步和着地的时机出现得更早一些。他们还指出，熟练的击球手挥动的准备工作完成得更早，其对下肢肌肉的募集要比击球新手更加有效。

篮球

篮球是一项国际流行的体育运动，涉及两支各有 5 名队员的队伍，这些队员在矩形场地上比赛，场地的每一端设有篮筐。篮筐具有 18 英寸的圆形金属篮环，篮环上悬挂篮网，并且篮筐距离地面的高度为 10 英尺。篮环连接在一块矩形篮板上面。进攻队员试图将球投进篮环。防守队员竭力阻止进攻队员投篮和得分。持球移动的队员必须只能用一只手运（拍）球。

概念应用

篮球——特殊群体

篮球非常适合有特殊需求的人群，并且也很受他们的欢迎，这类人群包括那些有生理和智力障碍的人。轮椅篮球（WCB）是最受脊髓损伤患者欢迎的体育运动之一。虽然轮椅提供了球场上的移动能力，但是 WCB 球员们下肢功能的缺失要求他们可以有效地利用躯干和上肢肌肉来传球、投篮、运球、抢篮板和推轮椅。

国际轮椅篮球协会（IWBF，2014）按照球员的躯干运动量和控制程度，以 0.5 为增量将球员划分成了从 1.0（机能最低）到 4.5（机能最高）的几个类别。为了保持竞争的平衡性（Gil-Agudo et al.，2010），每支 5 人球队的团体分级总分不能超过 14。

有关 WCB 中肌肉参与的研究已经表明了肩内旋、肘部伸展、手腕屈曲 – 伸展运动范围和手腕屈曲 – 伸展力量（Wang et al.，2005）、呼吸肌力量（Moreno et al.，2012）以及躯干力量(Santos et al.,2017; Yildirim et al.,2010)在有效发挥中的突出作用。

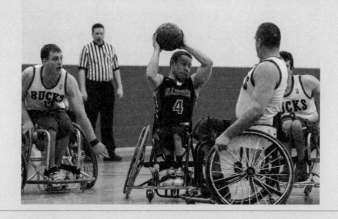

轮椅篮球

一般概念

篮球的运动技巧包括跑动、急停、空切（即变向）、运球、传球、投篮和抢篮板。

应用

鉴于这项体育的性质和运动需求，篮球运动员在生理上需要较高的有氧和无氧爆发力（de Araujo et al., 2013; Narazaki et al., 2009; Pojskić et al., 2015）。篮球竞赛是一种快节奏的比赛，涉及短时间的跑动、急停和快速变向，此外还有跳跃、传球、抢篮板和投篮。

在执行变向（称为空切）的过程中，球员利用脚踝跖屈肌、膝伸肌和髋伸肌的离心动作来分别控制脚踝的背屈、膝的屈曲和髋部的屈曲，紧接着利用这些相同肌肉的向心动作来强有力地沿着不同的方向推动自己的身体。

运球时，球员用一只手将球推向地面，并且利用的是运球手的手指（参见图11.4）。推球动作由肘伸肌和手腕及手指屈肌的协同作用产生。在球从地面上弹离并返回到手指之后，肘部屈曲，并且手腕和手指在下次推球阶段之前略微地伸展。

传球涉及将球朝着队友的方向推往空中。基本的篮球传球包括胸前传球（参见图11.5a）、击地传球（参见图11.5b）和头顶传球（参见图11.5c）。就肌肉活动而言，胸前传球和击地传球中的推球涉及两侧肩屈肌、肘伸肌和腕屈肌的动作。头顶传球由肩伸肌、肘伸肌和腕屈肌的动作完成。

抢篮板涉及队员们试图获取投篮未中时的球权。为此，球员们需要处于合适的位置、爆发性地起跳并用单手或双手去抢球（参见图11.6）。跳起来抢篮板需要脚踝跖屈肌、膝伸肌和髋伸肌的爆发性动作，并且通常涉及这些肌肉的伸展－收缩循环，在髋部、膝

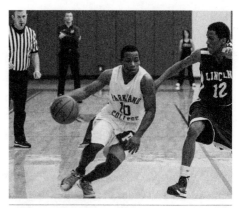

图 11.4 篮球运球

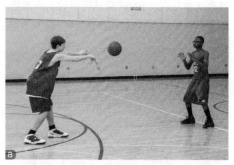

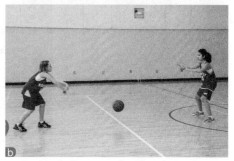

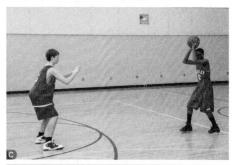

图 11.5 篮球传球：（a）胸前传球；（b）击地传球；（c）头顶传球

和脚踝处肌肉的离心动作之后紧接着就是球员上跳过程中的向心动作。

投篮是最基本和重要的篮球技巧之一。投篮类型包括单手上篮、跳投（参见图11.7a）、罚篮（参见图11.7b）和扣篮（参见图11.7c）。跳投和罚球一直是大多数投篮研究的对象。研究将重点放在了各种各样的量度上面，包括篮球轨迹、出手速度、出手角度、出手高度、运动阶段、体位（即生理特征）、经验、篮筐高度、篮球尺寸和重量、疲劳、投篮距离、视野以及对方的防守（Okazaki et al., 2015）。投篮作为基本的篮球技巧是非常重要的，但是令人意外的是几乎不存在关于投篮过程所涉及肌肉EMG活动的研究。在跳投中，上肢运动由投篮臂的肩屈肌、肘伸肌和手腕及手指屈肌的协调动作产生。

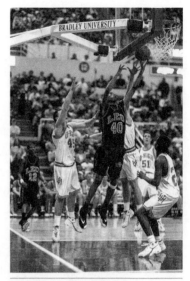

图11.6 抢篮板

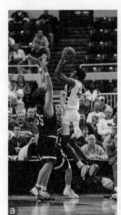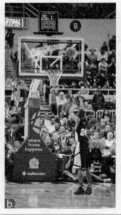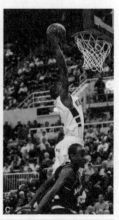

图11.7 投篮：（a）跳投；（b）罚篮；（c）扣篮

骑行

骑行是最流行的锻炼和体育活动之一。数以百万计的自行车骑手为了有益健康和娱乐消遣定期地骑行，并且许多人在参与竞技骑行。自行车赛事——魔鬼环法自行车赛的举世瞩目显示出了该项体育运动的受欢迎程度。这项每年七月份在法国举办且为期三周的巡回赛是所有比赛项目中要求最高的。骑行还为患有伤病或者肌肉骨骼系统疾病（例如，骨性关节炎）从而使得行走和跑动很痛苦的人群提供了有效的锻炼方式。在某些群体（例如，脑梗患者或者脊髓损伤患者）中，骑行还可以带来康复的好处。

一般概念

尽管它有多种形式（例如，单轮车、双轮车、三轮车、卧式脚踏车和人力车）和目的（例如，运输、消遣、比赛（公路和冲刺）、山地骑行、锻炼和康复），但是骑行从根本上讲涉及的是运用下肢产生的力量来蹬踏曲柄和链条系统以旋转车子的车轮。

概念应用

骑行生物力学的临床特征

　　骑行是肌肉骨骼康复中常用的治疗方式。骑行中要考虑的临床相关因素包括：（1）病人们可以学习重新分布作用在脚-脚蹬交界面上的作用力来提高能力，（2）骑行时，身体与自行车接触的所有位置上都会产生反作用力，（3）在特殊群体中，将脚固定到脚蹬的时候需要特别注意，（4）自锁脚蹬允许正常的脚部旋转，并且会降低作用在膝关节上的力矩，（5）车座高度的变化会影响关节的运动范围以及膝关节上的剪切力水平，以及（6）踏频和阻力的变化会改变肌肉、韧带和骨骼上的负荷（Gregor et al.，2011）。

蹬踏周期

　　许多运动相关技巧（例如，划船、投掷、跑动和游泳）被划分成了几个阶段以便于分析，蹬踏也一样。蹬踏周期通常可划分为两个阶段：驱动自行车前进的发力阶段和回位阶段。发力阶段开始于曲柄臂（从曲柄轴到脚蹬的部分曲柄）处于上止点（TDC）或者 0 度位置的时候，结束于曲柄臂到达下止点（BDC）或者 180 度位置的时候。尽管大部分有用的力都是在发力阶段施加到曲柄上的，但是在回位阶段的部分时间内也有可能需要施加作用力来旋转曲柄。然而，即便是顶级的自行车手，回位阶段内用于向前驱动自行车的力量与发力阶段内产生的力量相比也很弱。

施加在脚蹬上的推力和力

　　由于施加在脚蹬上的力会转动曲柄并驱动自行车前进，因此了解脚蹬受力的测量方式以及它们所包含的内容非常重要。为了记录蹬踏周期内由自行车手腿部产生的力量，研究人员采用仪器——测力脚蹬测量了作用在脚蹬上的法向力和切向力。法向力垂直作用在脚蹬表面上，而切向力沿着脚蹬表面的前后方向（参见图 11.8）。通过测量脚蹬相对于曲柄臂的角度，作用在脚蹬上的力可以

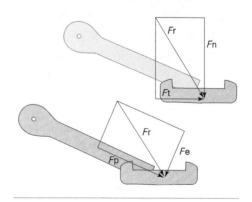

图 11.8 脚蹬上的作用力：合力（Fr），法向力（Fn），切向力（Ft），平行于曲柄臂的力（Fp）以及有效力（Fe）

源自：P.R. Cavanah and D.J. Sanderson, The biomechanics of cycling: Studies of the pedaling mechanics of elite pursuit riders, in Science of cycling, edited by E.R. Burke, (Champaign, IL: Human Kinetics, 1986), 103.

分解为有效或垂直部分以及沿着曲柄臂作用的无效或切向部分。顾名思义，有效部分会产生转动曲柄所需的力矩。相反，无效部分的作用线平行于曲柄，因此不会产生驱动自行车的有效外功。

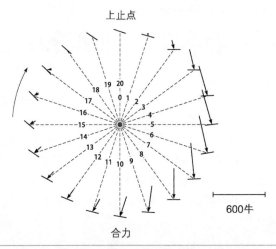

图 11.9 一个完整蹬踏周期内施加在脚蹬上的力

源自：P.R. Cavanah and D.J. Sanderson, The biomechanics of cycling: Studies of the pedaling mechanics of elite pursuit riders, in Science of cycling, edited by E.R. Burke, (Champaign, IL: Human Kinetics, 1986), 105.

矢量圆图是一种将整个蹬踏周期内作用在脚蹬上的力可视化的有效方式（参见图 11.9）。对于经验丰富的顶级骑手，最大的法向力，即最大的曲柄力矩，通常出现在 TDC 之后约 100 度处（大约在 4 点钟位置）。矢量圆图同时显示了施加在脚蹬上力的大小和方向。由于骑行期间的肌肉动作主要是向心动作，因此每种肌肉的激活模式有助于解释整个蹬踏周期内作用在曲柄上的力的持续时间和时机。

踏频

大多数竞技自行车手采用介于 70~100 转／分钟（rpm）的速率或踏频。尽管场地自行车手短暂冲刺时的踏频可能会高达 160rpm，但是并不推荐公路赛自行车手的蹬踏速率高于 110rpm，除非需要短距离的冲刺。

出于代谢效率上的考虑，应当避免缓慢的踏频，因为长期的肌肉收缩需要巨大的能量消耗。尽管力量会随着收缩速度的降低而增加，但是血管闭塞及维持收缩所需能量的增加最终会中和掉任何增强发力的优势。如果蹬踏速率太高，那么能做的外功就会极少，并且能量不仅会以热量的形式浪费，而且还会被浪费在用于克服肌肉的内部阻力。

高踏频和高功率输出会使机体对快肌纤维的募集更加依赖，从而导致更加依赖无氧生成能量的路径。然而，较高踏频时血流量的增加以及血管闭塞和肌肉应力（每个蹬踏循环内产生的力量较少）的降低可能有助于补偿较大的代谢消耗。此外，由于顶级自行车手强大的有氧运动能力，高踏频可能会对他们产生较小的代谢压力。由于最有效的踏频会随着功率输出而增加，当与训练和比赛期间的高功率输出相比时，70～100rpm 范围内的踏频对于顶级自行车手并不过分。因此，自行车手的最优频率应当能够为比赛的进行产生持续性最佳的功率输出，同时又不会积累可能会降低表现的代谢产物（例如，乳酸）。

身体姿势和车座高度

尽管躯干和双臂的姿势对于空气动力学效率至关重要，尤其是在骑行冲刺期间，但是车座高度会直接影响自行车手维持高功率输出时的代谢及力学效果。计算最有效车座高度的方法有很多种，然而所有的方法都表明，一旦车座的高度和前后位置调节正确，那么股骨后部与腿部（小腿）之间形成的角度，以及在 BDC 位置时脚部与曲柄之间的形成的角度应当介于 150～155度。换言之，当腿部处于蹬踏周期的 BDC位置时，膝关节屈曲的角度应当介于25～30度（参见图 11.10）。车座高度不仅会影响自行车手的前倾程度，还会影响所有用来驱动自行车的主要腿部肌肉的长度 - 张力和力量 - 速度特性以及力学优势。车座高度还会影响骑手的舒适度、肌肉激活模式以及次最大强度骑行时坐姿控制变

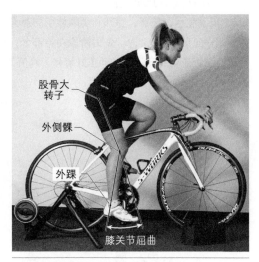

图 11.10 车座高度的确定

量的变化（Verma et al.，2016）。然而，世界上没有一个适用于所有骑手的最优姿势。每位骑手必须依靠不断地测试和试错来确保最佳的舒适度与表现。

空气阻力

训练或者比赛期间，阻碍自行车手向前运动的最大力是空气阻力或者风阻。自行车手必须要克服两种类型的空气阻力：形状阻力和表面阻力。

形状阻力（亦作外形、型面或压力阻力）由自行车手身体和自行车之间的空气产生。形状阻力的大小取决于自行车手和自行车的尺寸、形状和速度，以及自行车手的身体相对于气流的定位方向。采用空气动力学车架管、空气动力学车把以及空气动力学车轮（这是最重要的一点）可以显著地降低自行车产生的形状阻力。此外，自行车手可以通过采用前倾姿势来显著降低自身的形状阻力。在计时赛（此时自行车手们在与时间赛跑）期间，自行车手们采用的姿势是后背几乎与地面平行、双臂伸展在前方，并且肘部和前臂在尽可能靠拢的同时仍然保持对自行车的控制。这种流线型的姿势不仅会最小化自行车手身体的正迎风面积，还会拉伸主要的髋伸肌，从而增加它们在蹬踏周期内的力量贡献。

表面阻力（亦作摩擦阻力、皮肤阻力、表面摩擦阻力或表皮阻力）由流经自行车手和自行车表面的空气产生。例如，空气和自行车手皮肤及衣物之间产生的摩擦力会减慢空气的流通速度，从而阻碍向前的运动。尽管与形状阻力相比空气阻力不是那么有影响力，尤其是在

高速行驶的时候，但是紧身衣、空气动力学头盔和空气动力学鞋套的使用对于最大化计时赛的表现至关重要。

由于形状阻力和表面阻力都与自行车手前进速度的平方成正比，所以速度的微小增加（尤其是在比赛达到白热化的时候）必然需要自行车手功率输出的大幅增加。

肌肉激活

图 11.11 展示了训练有素的自行车手们典型的肌肉激活模式，它们均采用肌电图测得。EMG 记录显示，髋部、膝部和脚踝伸肌的最大活动出现在发力阶段，尤其在蹬踏周期的前四分之一（前 90 度）内。发力阶段初始部分，在臀大肌、半腱肌、股外侧肌、腓肠肌和比目鱼肌上记录到的高强度活动正好解释了峰值力量和曲柄力矩出现在蹬踏周期大约 100 度处的原因。

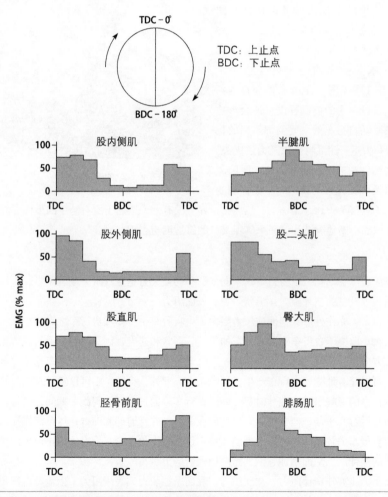

图 11.11 稳态骑行期间 8 种腿部肌肉上的肌肉激活模式

源自：R.J. Gregor and S.G. Rugg, Effects of saddle height and pedaling cadence on power output and efficiency, in Science of cycling, edited by E.R. Burke, (Champaign, IL: Human Kinetics, 1986), 74.

半腱肌和腓肠肌在回位阶段内的活动主要源于它们作为膝屈肌的角色。它们的活动有助于让腿部扫过 BDC，并向上返回至 TDC。相较于仅充当膝伸肌的三块单关节股肌（股内侧肌、股外侧肌和股中肌），由于股直肌的附加功能是作为髋屈肌，它往往会在回位阶段内更加活跃。该髋屈肌活动有助于将回位腿向上移动至 TDC 位置，从而为下个周期发力阶段所需的髋部、膝和脚踝伸肌的高强度活动做好准备。在发力阶段，比目鱼肌和腓肠肌的高强度活动主要发挥两个作用：（1）抵抗由脚蹬施加在脚踝上的背屈力矩以及（2）将髋部和膝伸肌产生的巨大力量，亦即力矩，传递到脚蹬上面。髋关节、膝关节和踝关节处似乎存在有限的主动肌 - 拮抗肌的共同激活，尤其对于踝关节处的腓肠肌和胫骨前肌以及膝关节处的腘绳肌和股四头肌（Jorge & Hull，1986）。

研究表明，在涉及最大功率输出、力学效率和疲劳的任务期间，肌肉协调模式在骑行力学方面发挥着重要的作用。全力骑行期间力学功率的增加更多地要归因于肌肉协调性，而非肌肉 EMG 强度的增加（Wakeling et al.，2010）。力学效率的增加是通过从膝部至脚踝相继出现的峰值肌肉激活以及适中的强度（即，最大氧耗量的 55% ~ 60%）才得以实现的（Blake et al.，2012）。骑行冲刺期间与疲劳有关的功率大幅降低与双关节肌肉（腓肠肌、股直肌）和协同作用的腓肠肌及主要发力肌肉（臀大肌、股外侧肌和股内侧肌）的 EMG 活动的大幅降低息息相关（O'Bryan et al.，2014）。

美式橄榄球

美式（亦作加拿大式）橄榄球是橄榄球的一种形式，在该运动中，两支各有 11 名队员的队伍在一个矩形场地（场地大小为 120 码 × 53.3 码，每端各有一个 10 码 × 55.3 码的达阵区）上比赛，每个得分区的后面都设置有球门柱。橄榄球的材料是皮革（或复合材料），形状为椭圆形（或者更为准确地称作扁长球体），长度约为 11 英寸。拥有球权的球队（即，进攻方）试图在一系列的攻防中通过跑动或传球让球沿着场地向前场推进。终极目标是让球向前推进穿过对手的得分线并触地得分（值 6 分）。触地得分之后，得分队还可以尝试再次得分（亦作额外得分，或 PAT），方式是将球踢起并穿过球门得 1 分，或者从 3 码线开始跑着带球向前推进得 2 分。防守队伍竭力防止进攻队伍带球推进。该比赛更深入的技术方面不属于本文的讨论范畴。

第一场美式橄榄球比赛于 1869 年 11 月 6 日在普林斯顿大学与罗格斯大学之间展开。在其问世的近 150 年间，美式橄榄球已然了美国最受欢迎的体育运动。年轻人、高中生、大学生和专业选手都在参与这项体育运动，并且它拥有数百万的球迷。美式橄榄器还流行于加拿大，并且在墨西哥和日本，以及一些欧洲和南美（尤其是巴西）国家中也在不断地发展。

一般概念

橄榄球涉及各种各样的运动形式，包括跑动、投掷（传球）、踢腿（凌空踢球以及在开球或者射门时的定位踢球）、跳跃、接球、阻截（防守队员试图撞倒持球队员或者将持球队员摔倒在地）以及阻挡（进攻球员以尽力阻止防守球员抢断持球队员）。

概念应用

足球家族（Football）

　　英文名词 Football 指的是一个团体运动家族，其中每项体育运动都涉及一定程度的用脚踢球。该术语的一般用途是指代特定国家或区域内最受欢迎的某个具体的体育运动。包含在这一家族中的体育运动有英式足球（足球）、烤盘足球（亦作美式橄榄球或加式橄榄球）、澳式橄榄球以及英式橄榄球。其中的两项体育运动，美式橄榄球和足球（英式足球）会在本章中详细地进行讨论。

应用

　　尽管美式橄榄球广受欢迎，但是几乎没有关于特定运动任务期间肌肉活动的研究。因此，除了传球（即四分卫抛球）以外，下述所有的运动都是利用运动分析加以评估的（并没有经过 EMG 评估的证实）。

　　所有的橄榄球队员都要跑动——有些人（例如，进攻内锋）跑动的程度有限，其他人（例如，跑卫、接球手和防守后卫）跑动的程度则较大，但是单次进攻很少会超过 40 码。第 8 章中所讨论的有关跑动的肌肉和力学要素也适用于此，但还有附加的要素，即橄榄球队员的跑动模式通常由队员及对手的运动意图决定。

　　橄榄球中的踢腿有两种形式：凌空踢球和定位踢球。凌空踢球涉及弃踢手接到进攻点传来的球，随后踢球（踢手伸开双臂，松开球，然后将球尽可能地踢远或者踢到某个特定的位置）（参见图 11.12）。主要的腿部肌肉动作由髋屈肌和膝伸肌有力、有序的活动提供。

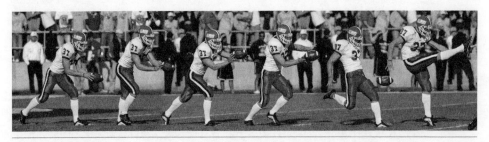

图 11.12 凌空踢球

　　定位踢球涉及将球从静止的球座（例如，比赛或第二节开始时开球以及得分之后）或者一个固定位置（球由定位手压住）（例如，试图射门或者 PTA，参见图 11.13）踢开。目前大多数定位踢球都采用足球式的侧脚踢。

　　橄榄球中的跳跃通常会涉及跳到空中试图接球的进攻方接球手或者跳到空中试图断（接）球或将球击落的防守队员（例如，线卫或防守后卫）。

　　四分卫（在大多数情况下）传球时，进攻方接球手和跑卫以及防守线卫和防守后卫需要具备接球技巧。进攻队员接到球并朝着得分线推进。防守队员接到球（拦截）以阻止对手的进攻，并为自己的团队获得球权。接球尤具挑战性，因为对手通常会试图阻止接球。如果接球手接到了球，那么他必须要避免对手或别人被铲倒。由于大多数橄榄球比赛都在室外开展，并且在秋季和冬季，恶劣的天气会增加接球的难度。

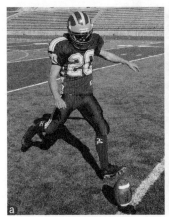
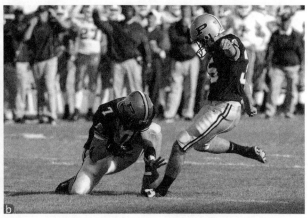

图 11.13 定位踢球：（a）从球座上踢球；（b）由定位手压住

阻截是防守队员试图阻止持球对手的一种运动任务，采用的方式是将持球者摔倒或者撞倒在地（参见图 11.14）。鉴于橄榄球队员的体型和速度，尤其是大学级和专业级，成功阻截持球者需要巨大的肌肉力量和灵活性。

在试图防守队员阻截持球者的过程中，进攻队员，尤其是进攻内锋、边锋和跑卫，采用阻挡技巧阻挡或阻碍潜在阻截手的运动（参见图 11.15）。阻挡需要大量的腿部、躯干和手臂力量，以及有效的平衡性和协调性。

正如前面提到的，在肌肉活动方面唯一具有可测研究量的橄榄球技巧是传球（参见图 11.16）。在迄今为止大多数关于橄榄球投掷（传球）过程中的肩部肌肉活动的综合研究中，凯莉与同事们（2002）研究了 9 块肩带肌肉的 EMG。实验对象是 14 名经验丰富、各种级别（即，从娱乐消遣到大学级别）的男性，在他们的三块旋转肌（冈上肌、冈下肌和肩胛下肌）上插入了细丝（内置）电极，并且在胸大肌、背阔肌、肱二头肌以及三角肌（前束、中束、后束）上安置了表面电极。研究者将传球动作划分成了 4 个阶段：引臂早期、引臂晚期、加速和跟进。肌肉被归类为稳定肌（高级稳定肌：冈上肌和冈下肌；中级稳定肌：三角肌；低级稳定肌：肱二头肌）和加速肌（肩胛下肌、背阔肌和胸大肌）。加速肌在加速阶段和跟进阶段都持续展现出了高强度的活动。所有肌肉（除了三角肌前束和胸大肌）在跟进阶段都处于最强的活动状态。根据研究结果，

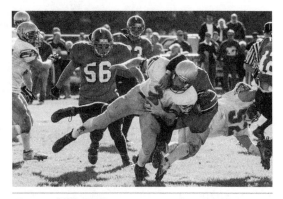

图 11.14 橄榄球阻截

他们得出了以下 5 个临床相关的结论。

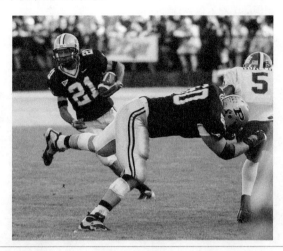

图 11.15 橄榄球阻挡

1. 加速肌活动性在加速和跟进阶段内的快速增强可能与在该群体中观察到的胸大肌断裂事件有关。
2. 两种截然不同的肌肉活动（即，加速肌和稳定肌）可能会为训练和康复计划的修改带来启示。
3. 肱二头肌的低激活水平让人对其在橄榄球传球动作中的作用产生了质疑。
4. 跟进阶段内肌肉的高激活强度可能隐含着某种受伤机制。
5. 橄榄球传球手的损伤模式与棒球投手相比时的差异可能与肌肉激活模式和力学因素有关。

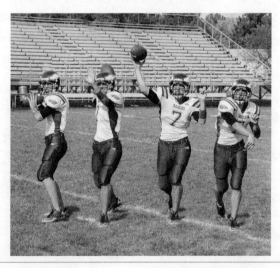

图 11.16 橄榄球传球

橄榄球传球与棒球投球

尤其在年轻人和高中生中，最出色的投掷者通常能够同时担任橄榄球的四分卫和棒球的投球手。同时担任两种角色的运动员在投掷动作上有什么相似点和不同点呢？弗莱西格与同事们（1996）开展了一项研究来考察棒球投球和橄榄球传球的运动学与动力学。研究人员采用三维高速运动分析方法对比了 26 名高中及大学投手和 26 名高中及大学四分卫的投掷动作。

研究人员报道称，虽然四分卫会较早地实现最大的肩部外旋，但是棒球投手会较早地实现骨盆旋转、躯干转动、肘部伸展和肩部内旋，并且动作的幅度要比四分卫更大。四分卫采用较短的滑步，并且（球出手时）要比投手站得更直。在引臂阶段，四分卫展现出了更多的肘部屈曲和肩部水平内收。相比四分卫，投手会在肘部产生更大的压力，并在肩部产生更大的压力和内收力矩。这些力学差异可能会在投掷表现和损伤风险中发挥一定的作用。

完整的出处请查阅参考文献：

Fleisig, Escamilla, Andrews, Matsuo, Satterwhite, & Barrentine, 1996.

高尔夫球

高尔夫球是一种挥击运动，球员采用各种各样的球杆将球打进一系列的洞中（通常是 9 个或者 18 个），目的是在尽可能少的杆数内完成该过程。高尔夫的一洞始于开球，这是一个从指定区域的全挥击球。对于短距离的球洞，开球可能会到达推杆区（或称果岭），这是草剪得较短的平坦或者略微起伏的一个区域，区域内有一个直径为 5.25 英寸的球洞。对于距离较长的球洞，可能需要第二杆，甚至第三杆（球道击球）才能接近果岭。对于果岭附近的近距离击球，高尔夫球员可能要切削或者跳球以到达果岭。一旦球处于或者非常靠近果岭，那么高尔夫球员便可一直将球推到进洞为止。

现代高尔夫比赛起源于 15 世纪的苏格兰。当前标准的 18 洞高尔夫球场于 1764 年在苏格兰的圣安德鲁斯老球场设立。目前，世界上有 34000 多个高尔夫场地，其中将近一半在美国。

一般概念

在大多数挥击运动（例如，棒球、垒球、网球和排球）中，球员都要设法击中运动中的球。高尔夫球的特别之处在于球员采用各种击球动作击打固定或静止不动的球（参见图 11.17）。从力学上讲，高尔夫挥杆是一个多关节任务，涉及动量和能量从球员的腿部和躯干由近及远地传向手臂，并最终传递至球杆，球杆接着击打高尔夫球。

关于高尔夫球的大多数研究将全挥击划分成了 5 个阶段（Marta et al., 2012）：（1）向后摆臂阶段，或上挥杆（从起始位置或地点至挥杆的最高点），（2）向前摆臂阶段（从挥杆最高点至下摆早期的球杆水平定位），（3）加速阶段（从水平球杆定位至击球），（4）跟进早期（从击球至球杆水平定位）以及（5）跟进后期（从球杆水平位置至挥击完成）。

概念应用

永远都不嫌老

年龄无疑会对人类的运动潜力造成影响。例如，作为衰老过程的一部分，老年人会表现出肌肉力量、平衡性、柔韧性和视敏度的下降。然而，尽管会有这些衰退，但是也会存在能力出众的老年运动者的突出实例。职业高尔夫球协会的专业高尔夫选手格斯·安德罗尼就是这样一个例证，他是佛罗里达州萨拉索塔市的居民，他在2017年过了106岁的生日。安德罗尼出生于1911年，并在1934年上了第一堂高尔夫球课。他在一生中完成了八次一杆进洞，最近的一次是在2014年，那年他103岁。所以，安德罗尼是完成一杆进洞最年长的知名高尔夫球手。

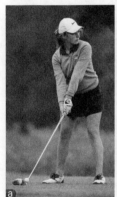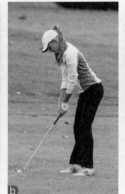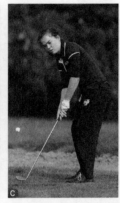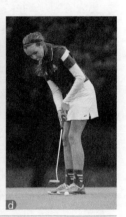

图 11.17 高尔夫击球：（a）开球；（b）球道击球；（c）切削；（d）推击

应用

在成百上千篇有关高尔夫球运动的调查文献中，大多数关于肌肉活动和力学的研究都集中在了全挥击球上，而不是切削或者推击。玛塔等人对高尔夫球挥杆期间的 EMG 做了全面的综述（2012）。我们在此专注于若干项研究，并且按照解剖部位进行概括。有些研究采用了表面 EMG 电极，而有些研究采用了内置电极（参见第 6 章）。下面的描述针对的是右利手高尔夫球员，相对于高尔夫球，他的左侧（主导侧）朝前，右侧（跟随侧）朝后。

肩部和肩胛部位

针对高尔夫球员的肌肉活动，肩部和肩胛区受到的研究关注度是所有身体部位中最多的。早期开创性的 EMG 研究是由位于加利福尼亚州英格尔伍德的森蒂内拉医院医疗中心生物力学实验室和克兰 – 乔布骨科诊所的研究人员完成的（Jobe et al., 1986; Jobe et al., 1989; Kao et al., 1995; Pink et al., 1990）。

在综述有关高尔夫球挥杆过程中的肩部肌肉活动时，埃斯卡米利亚和安德鲁斯（2009）指出，虽然向后摆臂期间肩部肌肉活动度较低，但是在上提和下降肩胛和跟随臂的下斜方肌及中斜方肌（以上抬和向上回旋肩胛骨）以及前导臂的前锯肌（以前伸和向上回旋肩胛骨）上观察到了适中的活动。与其他 4 个阶段相比，斜方肌的所有部位（上部、中部和下部）在向后摆臂阶段最为活跃。跟随（右）侧肩部的冈下肌和冈上肌也在向后摆臂期间表现出了最高强度的活动，但是强度仅约为最大主动等长收缩的 25%，这表明跟随臂中这两种旋转肌的参与程度较低。旋转肌的活动在前导臂上可能会较高。

在向前摆臂阶段，跟随臂的冈上肌、胸大肌、背阔肌和前锯肌中的肌肉活动强度最高（用以内收和向内旋转跟随臂，并前伸肩胛骨）。在前导臂上，在菱形肌、中斜方肌和下斜方肌上观察到了最强的活动（用以帮助后缩和稳定肩胛骨）。在加速阶段，肌肉活动度较高，尤其是在冈上肌、胸大肌、背阔肌和前锯肌上，因为它们在推动跟随臂向前运动。这些肌肉在跟进早期保持高强度活动，不过这时通过离心动作来充当减速肌。总而言之，肌肉活动度在跟进后期会降低。

前臂

法伯与同事们（2009）测量了 10 名业余高尔夫球员和 10 名专业高尔夫球员 4 块前臂肌肉的 EMG 活动。在每个高尔夫球员两只前臂的桡侧腕屈肌、尺侧腕屈肌、桡侧腕伸短肌和旋前圆肌中插入了细丝电极。

业余高尔夫球员前导（左）臂上的桡侧腕屈肌（FCR）活动在向前摆臂阶段达到了峰值，而专业高尔夫球员 FCR 的活动在加速阶段达到峰值的时间要稍微晚一点。向前摆臂期间，在两个实验组中都观察到了跟随（右）侧的峰值 FCR 活动。尺侧腕屈肌（FCU）活动在两个实验组和两只手臂上都是类似的，任何情况下都是在向前摆臂阶段达到峰值，并在此之后降低。

业余选手前导臂上的桡侧腕伸短肌（ECRB）的活动在加速阶段达到了峰值。对于专业选手，ECRB 活动度在向前摆臂阶段略微早一点达到最大。对于跟随臂，业余选手的 ECRB 活动在加速阶段再次达到峰值。对于专业高尔夫球员，跟随臂上的 ECRB 活动在向前摆臂阶段降低，在加速阶段增加，并在此之后降低。

最后，两个实验组前导臂上的旋前圆肌（PT）的活动都在加速阶段达到峰值，但是专业高尔夫球员的活动明显更强。相反，业余组跟随臂上的 PT 活动要比专业组更强。研究人员将 PT 活动中的这种差异看作是他们研究的最重要成果。他们总结道，"这些数据可能有助于更好地解释业余高尔夫球员与专业高尔夫球员之间的肘部损伤差异……（并且）有助于临床医师更好地理解和治疗与高尔夫球有关的伤病，以及探索出合适的锻炼方案来帮助球员预防伤病。"

躯干

研究人员重点强调了强壮的躯干肌肉对于高尔夫球员最佳表现及伤病预防的重要性。品克与同事们（1993）测量了 23 名高尔夫球员两侧腹（外）斜肌和竖脊肌的 EMG 活动。他们球员在向后摆臂期间在他们所有肌肉上都观察到了较低的活动，并在摆动的剩余时间内观察到了较高且恒定的躯干肌肉活动。

　　沃特金斯等人（1996）研究了 13 名专业男性高尔夫球员在高尔夫挥杆期间腹（外）斜肌、臀大肌、竖脊肌、上腹直肌及下腹直肌的双侧活动。他们的结论包括：（1）向后摆臂（上挥杆）阶段肌肉活动强度相对较低；（2）在向前摆臂阶段内，臀大肌，尤其是跟随（右）侧的臀大肌，在稳定髋部方面表现出了高强度的活动；（3）在为挥杆产生爆发力的加速阶段，所有的躯干肌肉上都观察到了高强度的活动；（4）一般来讲，躯干肌肉活动会在跟进早期降低，但是腹（外）斜肌仍然处于相对活跃的状态，而且（5）在跟进后期，腹（外）斜肌仍然处于活跃状态，以在挥杆结束时对躯干旋转进行减速。

下肢

　　几乎没有研究关注高尔夫挥杆期间下肢肌肉的激活模式。一项研究（Bechler et al., 1995）指出了跟随（右）腿髋伸肌和外展肌的作用，向前摆臂阶段前导（左）腿大收肌的作用，以及前导（左）腿腘绳肌在维持膝关节屈曲及稳定骨盆旋转方面的重要性。此外，研究人员宣称，髋部和膝部肌肉的峰值 EMG 活动要早于躯干和肩部肌肉的峰值活动。这证实了高尔夫挥杆过程中肌肉募集的顺序性。

　　由玛塔等人（2016）开展的一项研究对比了低差点和高差点高尔夫球员的下肢肌肉活动。研究人员采用表面 EMG 测量了股二头肌、半腱肌、臀大肌、股内侧肌、股外侧肌、股直肌、胫骨前肌、腓骨长肌、腓肠肌内侧和外侧的双侧活动。总体上，在向后摆臂阶段，肌肉活动处于中低强度。在向前摆臂阶段，在双腿的腓肠肌内侧和外侧、右侧股二头肌、右侧半腱肌和右侧臀大肌上观察到了中高强度的峰值活动。在加速阶段，左侧半腱肌、左侧臀大肌、右侧股内侧肌和右侧股外侧肌的活动达到了峰值。在跟进早期和后期，所有肌肉的活动强度都会降低。

　　在对比低差点（即，更加熟练）和高差点（即，不太熟练）高尔夫球员的过程中，研究人员宣称，除了跟进后期之外，低差点（LHc）组所有阶段的持续时间都要短于高差点（HHc）组，LHc 组跟进后期的持续时间较长。肌肉活动方面，研究人员发现了差异，尤其是在前导（左）侧。LHc 高尔夫球员的左侧股四头肌在向前摆臂阶段就达到了最大激活程度，这要早于 HHc 组，该组的左侧股四头肌活动在加速阶段才达到峰值。LHc 高尔夫球员还在向前摆臂阶段具有较强的右侧腓肠肌活动，并在跟进早期和后期具有较低的大腿肌和右腓肠肌活动，从而证明出色的高尔夫球员在击球之后会放松这些肌肉。

足球

　　无论在参与人数还是球迷数量方面，足球（亦作英式足球）都是世界上最受欢迎的体育运动。国际足球联合会（FIFA）在 2006 年进行的一项调查估计，全世界有 2.65 亿足球玩家。如果参与人数的增长趋势从那时起就一直持续，那么现在可能会有 2.9 亿人口在踢足球，其中有数百万以上的人数以官员或裁判的身份参与其中。按百分比来计算，近年来增长最快的是女性的参与。在球迷方面，估计有 35 亿人口对足球感兴趣，主要分布在欧洲、非洲、亚洲和美洲。每四年举办一次的世界杯是世界上观看人数最多的体育赛事。

一般概念

在运动方面，足球的熟练度需要熟练地执行跑动、跳跃、有意和反应性的变向（亦作空切）、特定的防守动作（例如，铲球）、头球和一定程度的投掷（由守门员和发界外球时采用）。当然还有踢球。

在涉及球的团体运动中，足球队员跑动的距离最长。一名足球队员在一场比赛中平均要跑 11 千米。有些位置（例如，中场球员）每场比赛跑动的距离可能要超过 13 千米。驻守在本队球门附近的守门员的跑动要少得多。

足球特有的头球动作涉及球员有意地用头去撞球和顶球。投球的影响仍然具有争议。

应用

作为泛义足球家族中的一员，（英式）足球主要动作形式是用脚踢球。足球队员会使用各种各样的踢法，有些是为了沿着球场长距离将球向前场推进，有些是在挤满队员和对手的狭小区域内的短距离踢球，而有些（可能也是最重要）是踢向对手的球门试图射门得分。

为了便于分析，足球的踢球动作通常被划分为了几个阶段。阶段 1（准备）开始于踢球腿的脚跟触地，结束于踢球腿的脚趾离地。阶段 2（后摆）从踢球腿的脚趾离地一直延续到最大的髋部伸展。阶段 3（腿部拉紧）从最大的髋部伸展到最大的膝部伸展，随后是阶段 4（加速），该阶段开始于最大的膝关节屈曲，并且结束于触球。阶段 5（跟进）从触球一直持续到脚趾速度发生变化。

正如在第 9 章中所讨论的，在踢球动作期间，髋部、膝部和脚部的关节动作有一个由近及远的顺序。在这种顺序中，近端肢体部位（大腿）最先向前运动（屈曲），而较远的肢体部位（小腿）相对滞后。接着近端肢体会减速。这样，它会协助加速远端肢体的伸展（Putnam, 1991）。

机制研究

肌肉激活和损伤的性别差异

研究已经证明，女性要比男性具有更高的前交叉韧带（ACL）损伤风险。导致这种差异的要素之一是具体运动任务的神经肌募集或激活模式不同。汉森及其同事（2008）研究男性和女性足球运动员在侧步切入动作期间的肌肉激活模式，研究结果显示，在变向切入任务期间，女性大学生足球队员展现出了更多的股外侧肌 EMG 活动，并且要比对应的男性具有更多的股四头肌 - 腘绳肌协同作用比，从而表明女性不能通过增加腘绳肌的激活程度来补偿股四头肌激活程度的增加。这些肌肉募集上的差异可能会在女性 ACL 损伤风险的增加中发挥一定的作用。

完整的出处请查阅参考文献：

Hanson, Padua, Blackburn, Prentice, & Hirth, 2008.

机制研究

足球中的头球

尽管有相当多的研究和临床证据，但是足球中头球的可取性以及其与脑震荡的关系（尤其对于儿童）仍然含糊不清而又争议不断。普遍的共识是，女性球员要比男性球员具有更高的脑震荡风险，并且最常见的脑震荡机理是队员与队员之间的接触，而不是头球（Gessel et al.，2007; Maher et al.，2014）。然而，除此之外，意见和建议并不一致，如下面最近的研究结论所示。

• "没有一项研究为头球与认知问题及其他缺陷之间的关系提供确凿的证据……我们的分析表明头顶（足）球对不良后果没有整体影响"（Kontos et al.，2017）。

• "有意（即，头球）与无意的头部撞击各自与中度至非常严重的CNS症状独立相关"（Stewart et al.，2017）。

• "足球中的惯有的亚脑震荡头部撞击与即刻、可测量的电生理学和认知损伤有关。尽管大脑功能的这些变化是瞬时的，但是这些影响可能预示着经常用头顶球会对（长期的）脑部健康有直接影响，这需要进一步的研究"（DiVirgilio et al.，2016）。

• "有证据表明头球和不正常的脑部构造之间具有相关性，但是数据仍然不很充分"（Rodrigues et al.，2016）。

• "尽管禁止年轻球员用头顶球可能会避免一些脑震荡的发生，但是减少整个比赛过程中运动员与运动员之间的接触可能会是一个更加有效防止脑震荡以及其他损伤的方法"（Comstock et al.，2015）。

• "没有证据表明年轻球员用头顶球会造成任何永久性的脑部损伤，并且只有有限的证据表明年轻球员用头顶球会造成脑震荡……虽然源于用头顶球而排除其他头部接触的脑震荡在成年球员中非常罕见，但是有些数据表明儿童更加容易出现脑震荡，生物力学因素、不太成熟的技巧以及发育不全的脑部对损伤的易感性对此都会有潜在的贡献"（O'Kane，2016）。

• "这项研究的结果……表明了足球中用头顶球时的RHI（反复的头部撞击）与认知能力缺乏改善之间的关系。这表明，尽管年轻运动员的认知能力会随着其成长而不断改善，但是该优势可能会被RHI的累积效应抑制，尤其是高速RHI"（Koerte et al.，2017）。

• "人们对足球中反复用头顶球的长期后果并没有充分地理解"（Maher et al.，2014）。

完整的出处请查阅参考文献：

Comstock, Currie, Pierpoint, Grubenhoff, & Fields, 2015.

DiVirgilio, Hunter, Wilson, Stewart, Goodall, Howatson, Donaldson, & Ietswaart, 2016.

Gessel, Fields, Collines, Dick, & Comstock, 2007.

Koerte, Nichols, Tripodis, Schultz, Lehner, Igbinoba, et al., 2017.

Kontos, Braithwaite, Chrisman, McAllister-Deitrick, Symington, Reeves, & Collins, 2017.

Maher, Hutchison, Cusimano, Comper, & Schweizer, 2014.

O'Kane, 2016.

Rodrigues, Lasmar, & Caramelli, 2016.

Stewart, Kim, Ifrah, Lipton, Bachrach, Zimmerman, Kim, & Lipton, 2017.

　　两种最常见的足球踢法是脚背踢球 [（球员用脚的背部（上表面）踢球（参见图 11.18a）] 和脚弓踢球 [触球在足中部的内侧完成（参见图 11.18b）]。大多数有关足球踢法的研究都集中在脚背踢球上面。

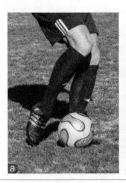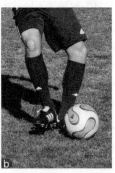

图 11.18 （a）脚背踢球；（b）脚弓踢球

　　大多数与足球踢法相关的 EMG 研究集中在了下肢肌肉上面，尤其是作用在髋关节和膝关节处的肌肉。这些肌肉包括单关节的髋屈肌（例如，髂腰肌）、髋伸肌（例如，臀大肌）和膝伸肌（例如，股内侧肌、股外侧肌和股中肌）以及作用在两个相邻关节处的双关节肌肉。股直肌充当髋屈肌和膝伸肌，腓肠肌充当膝屈肌和脚踝跖屈肌，而半腱肌和股二头肌长头肌腱充当髋伸肌和膝屈肌。

　　通常，在阶段 1（准备）期间，所有的下肢肌肉都在积极地支撑身体的重量，同时踢球的肢体与地面相接触。在阶段 2（后摆）期间，大腿通过髋伸肌（臀大肌和腘绳肌）的动作得以伸展。阶段 2 临近结束时，髋屈肌变得活跃以便在肢体达到最大伸展的过程中离心地减缓大腿的运动速度。在阶段 3（腿部拉紧）开始时，腘绳肌和腓肠肌会屈曲膝关节。阶段 3 临近结束时，膝伸肌离心地作用以减缓膝关节屈曲的速度。接着，通过利用伸展－收缩循环，膝伸肌（尤其是股内侧肌和股外侧肌）向心地运动以在阶段 4（加速）内强有力地伸展膝关节。阶段 4 以脚撞击球结束。在阶段 5（跟进）期间，髋伸肌和膝屈肌分别发挥作用来分别减缓髋关节和膝关节的关节运动。

　　虽然脚背踢球和脚弓踢球二者的肌肉活动类型相似，但是由布罗菲与同事们（2007）开展的一项研究指出了一些不同之处。对于踢球腿，脚弓踢球在阶段 5 中表现出了更强的腘绳肌活动，并且胫骨前肌在脚弓踢球的阶段 2、阶段 3 和阶段 4 表现出了更强的活动。总体上，脚背踢球中髂肌、股内侧肌、腓肠肌和髋内收肌具有更高的激活强度。臀中肌、臀大肌和股外侧肌中不存在大的效果差异。

　　重要提示：关于踢球期间肌肉激活水平和关节力学，已报道的足球研究中存在相当大的差异性。在综述以往的研究时，斯格尔等人（2011）指出，报道的数据"证明了先前研究的差异性，这不利于我们得出足球踢击期间每种肌肉的重要性方面的结论"。

　　有些差异性可以通过当前研究的进展加以解释。例如，在比较精准踢球（Kellis & Kattis，2007; Scurr et al.，2011）的最大踢击以及比较不同技术水平之间的最大踢击（Cerrah et al.，2011）时，就已经对肌肉激活水平的不同有了结论。

凯利斯和凯蒂斯（2007）报道称，当踢球者瞄准球门的右上方时，股四头肌（股内侧肌、股外侧肌和股直肌）的整体肌肉活动较强，并且将球踢向球门右侧时的股四头肌活动强度要比踢向球门左侧时更强（对于惯用右脚的踢球者而言）。

杰拉赫与同事们（2011）对比了不同技术水平足球队员的肌肉激活模式，并且发现，与业余球员相比，专业球员在摆动阶段股二头肌的激活较早，股直肌的激活水平较低，并且股内侧肌和股外侧肌的肌肉活动较早且较强。在膝关节伸展阶段，专业球员相较于业余球员表现出了更强的股内侧肌和股外侧肌活动。在跟进阶段，专业选手展现出了较低的腓肠肌活动。他们总结道，专业球员踢球的优越表现可能不仅仅是由于肌肉力量的因素，反而是由于技巧的不同。一旦达到了适当的力量水平，专业球员便无法再通过变得更强壮来表现得更好，而是要通过练习有效的技巧。

无数项研究已经考察了足球踢击的各个生物力学方面。众多的研究结果包括：膝伸展速度是球速最重要的预测指标（Sinclair, Fewtrell, Taylor, Bottoms, et al., 2014），全力踢球期间肢体的协调性对于成功完成踢球至关重要（DeWitt & Hinrichs, 2012），有效的上半身运动是踢球期间产生更强肌肉活动的关键因素（Shan & Westerhoff, 2005），球的最终速度、路径和旋转取决于脚与球的接触质量（Kellis & Katis, 2007），由踢球侧髋部屈曲角速度引起的离心作用对膝关节伸展的贡献相当大（Naito et al., 2010）。

最后一项研究解决了用首选（惯用）腿和非首选（非惯用）腿踢球时的差异问题。不出所料，采用首选腿时获得了更高的球速，这是由于较高的脚线速度和膝伸展速度（Sinclair, Fewtrell, Taylor, Atkins, et al., 2014），以及更出色的肢体间运动模式和速度从脚向球的传递（Dörge et al., 2002; Sinclair & Hobbs, 2016）。在比较支撑肢体时双侧膝及脚踝负载的差异时发现，用非首选腿踢球时，支撑肢体上表现出了明显较强的膝伸肌的活动和外展力矩（力矩）以及较高的髋股接触力（Sinclair & Hobbs, 2016）。

游泳

游泳是一种移位形式，涉及通过自然的方式（即，利用双臂和双腿）在水中推进身体。游泳是一项适用于肌肉和心肺训练的绝佳锻炼。然而，它对于增加骨骼密度没有效果，因为水的浮力会抵消成骨作用（即，骨骼生成）所需的冲击力。想要增加骨骼密度，负重活动和阻力训练要有效得多。

然而，考虑到与陆地活动相关的肌肉骨骼损伤风险，水的阻力会让肥胖的个体获得较大益处。例如，在水中跑步会产生与陆地跑步一样的腿部和手臂动作，但是却没有相应的关节应力。研究也表明，与陆地负重锻炼相比，游泳不会导致脂肪或重量的显著减少。与水中锻炼相关的脂肪和重量减少幅度很小，尽管其原因尚不清楚，但可能身体保持较高的脂肪水平是为了体温调节与浮力。

竞技游泳有4种运动模式或游泳姿势：自由泳（亦作爬泳）、蛙泳、仰泳和蝶泳（参见图11.19）。

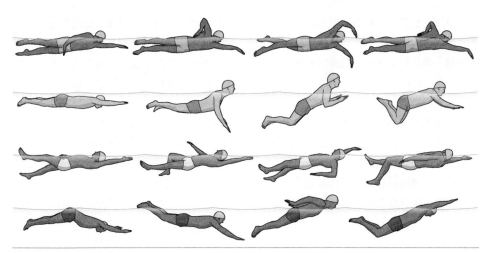

图 11.19 游泳方式（由上而下）：自由泳、蛙泳、仰泳和蝶泳

一般概念

游泳者通过上肢和下肢提供推力的方式在水中前进。下肢的相对贡献和力学动作取决于所用的游泳姿势以及游泳者的意图 [即，娱乐消遣、锻炼、康复、比赛（冲刺赛或耐力赛）]。

游泳速度和动量

游泳速度主要由划水长度与划水频率的乘积确定。根据游泳赛事的持续时间和个人速度，必须要采用划水长度与划水频率的正确组合，以最大限度地提高成绩。技术熟练的游泳运动员目前的趋势是首先通过增加划水长度的方式来提升速度。更长的划水有助于游泳者利用自身划水产生的向前动量，从而使得他们能够在划水期间滑移得更远。然而，如果划水频率太低，向前的动量就会耗散，并且游泳者的前进过程会忽而加速忽而减速。除了优化划水长度和划水频率之外，游泳者必须要保持流线型的身体姿势，以最大限度地获益于向前的动量。

阻（拖曳）力

与自行车手类似，游泳者必须要与阻力作斗争，但是与自行车手相比，他们必须克服更大的水黏度。阻挡游泳者向前运动的总阻力是形状阻力、兴波阻力和表面阻力之和。

形状阻力（亦作外形、型面或压差阻力）是由游泳者身体与水的分离所产生的。形状阻力的大小取决于游泳者的体型、身材、速度以及身体相对于水流的定位方向。对于自由泳和仰泳而言，正确的划水技巧要求身体绕着其长轴旋转。旋转身体不仅会增加划水的有效性，同时还会通过减少身体穿过水中的表面区域来降低形状阻力。为了降低蝶泳和蛙泳中的形状阻力，游泳者需要最小化头部和肩膀的垂直投影，以防止髋部和双腿较深地沉入到水中。

兴波阻力是由游泳者的身体在水面附近或沿着水面运动所产生的。一部分被游泳者排开的水从高压区向上移动至低压区，从而形成了波浪。由于游泳者的动能提供了形成波浪所需的能量，所以波浪会向游泳者施加反作用力。随着游泳者速度的增加，波浪的反作用力也会增加。

　　游泳开始后进入水中或翻身蹬离池壁的时候，游泳者始终要完全浸没成流线型姿势来降低兴波阻力。此处所指的流线型姿势与潜水员入水时所采用的姿势相同：双腿绷直，同时脚踝跖屈，并且双手并拢，双臂伸展在头顶上方。流线型姿势实际上发挥双重作用，即降低形状阻力和容许游泳者利用向前的动量来让他们在水中推进。在蛙泳和蝶泳中，短暂地将身体沉浸在水面之下还会降低兴波阻力。

　　表面阻力（亦作摩擦阻力、皮面阻力、表面摩擦阻力或表皮阻力）是在水流经游泳者身体表面时产生的。水与游泳者皮肤和游泳衣之间产生的摩擦力会减缓水流的速度，因此会阻挡向前的运动。刮除体毛以及采用高科技的游泳衣（例如，"鲨皮泳衣"）会通过降低表面阻力的方式来增强表现。尽管表面阻力是游泳者在高速游时遇到的最小的阻力，但是即便是表现的微小提升也会在顶级比赛中产生很大的影响，在顶级比赛中取胜的差距通常以百分之一秒计。

应用

　　游泳以及与游泳相关的体育运动（例如，水球）都是在有水环境中进行的，因此都独特地受制于流体动力学定律和效应。游泳力学涉及在流体环境中对升力及拖曳力的使用，以通过身体躯干和肢体的力学动作推动身体前进。

划水力学

　　与骑行一样，每次游泳划水可以划分为发力阶段和回位阶段。发力阶段出现在手臂划过水中并向前推动身体的时候。回位阶段完成了划水动作，并将手臂重置在了下次发力阶段的位置。

　　为了最大化所有划水发力阶段内的前推力，游泳者们不能采用直划（称作刨水），即手部定位于与水面呈 90 度的方向。相反，手部的角度（冲角或倾斜角）应当在整个发力阶段中始终都要变化，并且手部应当按照曲线轨迹划过水中。这种划水技巧称为摇橹式划水。此外，在自由泳和仰泳期间，全身（即，肩部、躯干、髋部和腿部）要作为一个整体在 70 ~ 90 度或者 35 ~ 45 度的区间内向各侧旋转。受控于每只手臂交替的发力和回位阶段，该旋转会降低阻力，这有利于发力阶段中手部和手臂合适的摇橹动作，并且会减小回位阶段内与手臂划动相关的肌肉用力。

由双臂和双手产生的推力

　　尽管每次划水期间整只手臂都要从水中划过，但是游泳运动中产生最大推力的却是手部。手部从水中划过时作用在其上的力通常可分为两部分：垂直于划水线作用的升力以及与手部运动方向相反（即，平行）的拖曳力。升力和拖曳力的大小由手部的倾斜角（冲角）决定（参见图 11.20）。这些力量如何用于推进呢？记住，仅仅因为升力的作用方向与手部从水中穿过的运动彼此垂直并不代表着升力的作用方向始终垂直于水面。

　　研究表明，当游泳者在整个划水发力阶段内始终采用横向和垂向的摇橹动作时，由升力和拖曳力产生的前推力会更大（参见图 11.21）。由于肢体要向后划过水中，因此拖曳力的方向朝前。由于手部不与水面垂直，一部分升力可以用于推进。因此，推力是在手部沿着曲线路径从水中划过的过程中，升力与拖曳力之间的持续相互作用。手的形状和尺寸以及手从水中穿过的速度会影响推进升力和拖曳力的大小。

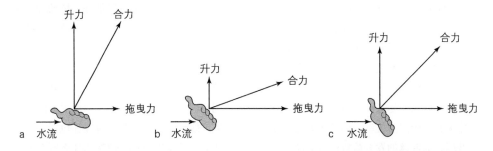

图 11.20 游泳时手的角度及产生的合力：（a）倾斜角 15 度；（b）倾斜角 30 度；（c）倾斜角 45 度

源自：C. Colwin，Breakthrough swimming (Champaign IL: Human Kinetics，2002)，38; Adapted by permission from R.E. Scheihauf，Swimming propulsion: A hydrodynamic analysis，in American Swimming Coaches Association world clinic yearbook 1977(Fort Lauderdale，FL: American Swimming Coaches Association，1977)，53.

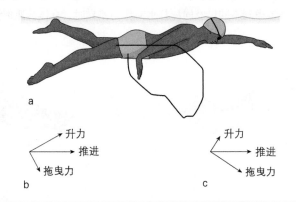

图 11.21 （a）自由泳运动员的指尖轨迹；（b）升力主导的推进；（c）拖曳力主导的推进

源自：E. Maglischo, Swimming fastest (Champaign, IL: Human Kinetics, 2003), 22; Adapted by permission from American Swimming Coaches Association, American Swimming Coaches Association world clinic yearbook 1977 (Ft. Lauderdale, FL: American Swimming Coaches Association, 1997), 53.

由双腿和双脚产生的推力

尽管大腿、腿部和脚部对所有 4 种游泳姿势的打水动作都有贡献，但是脚部产生的推力最大。当翻身蹬离池壁或者游泳开始后跳入水中的时候，海豚式打水（亦作蝴蝶式打水）非常受欢迎，因为当结合流线型的身体姿势时，它会容许游泳者在不使用双臂的前提下在水下高速移动（参见图 11.22a 和图 11.22b）。自由泳和仰泳都采用浅打水来获取推力（参见图 11.22c 和图 11.22d）。浅打水由非同步的双腿运动组成，这与海豚式打水期间双腿的同步运动正好相反。与其他三种游泳姿势不同，仰泳采用螺旋桨式打水来向前推动身体。不管采用哪种打水技巧，每种打水都是有效的，因为它都会产生净前推力。

划水力学的肌肉控制

4种主要游泳姿势（自由泳、蛙泳、仰泳和蝶泳）的发力阶段都可以细分为拉动阶段和推动阶段。在自由泳、仰泳和蝶泳中，游泳者首先将自己的身体向前拉过双手的位置，接着持续推动身体经过双手（Colwin，2002）。蛙泳的拉动阶段与其他游泳姿势的一样，但是蛙泳推动阶段的不同之处在于身体不会经过双手。

尽管水中的沉浸电极会增加挑战性，但是游泳期间的肌肉活动模式在20世纪60年代早期就有所记录。尽管4种游泳姿势在视觉上明显不同，但是每种姿势都采用盂肱关节内收动作作为在水中向前推动身体的主要关节动作。自由泳、蝶泳和蛙泳的发力阶段还包括盂肱关节伸展，而仰泳的发力阶段包含盂肱关节屈曲。这些肩关节运动有助于解释为什么所有4种游泳姿势使用的主要肌肉都是胸大肌、背阔肌和大圆肌。为了辅助发力阶段以及执行平顺有力的回位动作，斜方肌、三角肌、肘伸肌和肘屈肌也发挥着重要的作用。

尽管自由泳和仰泳的纵向身体旋转特征都主要受每只手臂交替划水力学的控制，但是观察到的腹直肌和腹外斜肌活动似乎有助于稳定躯干并促进躯干旋转。人们已经记录了游泳期间包括臀大肌、半腱肌、肱二头肌长头肌腱、股直肌、腓肠肌和胫骨前肌在内的下肢肌肉活动。不出所料，当考虑到不同以及同种打水动作的差异时，具体的肌肉激活模式会差别很大。

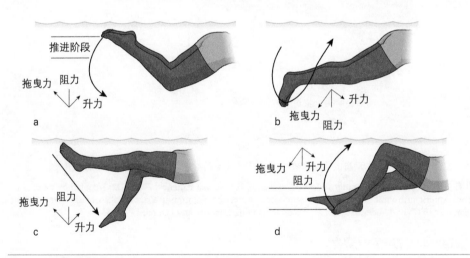

图11.22 海豚式打水（a）向下打水；（b）向上打水；浅打水；（c）向下打水；（d）向上打水

源自：E. Maglischo, Swimming fastest (Champaign, IL: Human Kinetics, 2003), 39.

对所有四种游泳姿势不同技术水平的综合分析超出了本书的范畴。要了解更多细节，读者可以参考马滕斯及其同事们（2015）的研究，他们发表了4种竞技游泳模式肌电图的系统综述。大多数（如果不是全部的话）游泳者的EMG研究都指出了不同个体之间的肌肉活动模式存在巨大差异，因此在解读和归纳研究结果时有必要采取谨慎态度。不同技术水平

（Leblanc et al.，2005; Vaz et al.，2016; Olstad，Zinner，et al.，2017）、用力程度（Olstad，Vaz，et al.，2017）以及游泳速度（Chollet et al. 2008）之间的肌肉活动模式也会有所不同。

机制研究

游泳者与肩部疼痛

鉴于所有游泳姿势中都主要涉及肩部以及相关任务的重复性，游泳者的肩部疼痛应该既不足为奇也不出人意料。疼痛会导致肌肉激活模式和运动力学的改变。一系列的研究（Pink et al.,1993; Ruwe et al.,1994; Scovazzo et al.,1991）对比了患有肩部疼痛的竞技游泳者和肩部正常（即不疼）游泳者身上 12 块肩带肌肉的 EMG 活动。

对于自由泳，斯科瓦佐与同事们（1991）报告称，肩部疼痛的游泳者们有如下表现：（1）手入水时，三角肌前束、三角肌中束、菱形肌和上斜方肌的肌肉活动较少；（2）拉动阶段内，前锯肌活动较少，菱形肌活动较多；（3）手出水时，三角肌前束、三角肌中束活动较少，冈上肌活动较多；（4）回位中期，肩胛下肌的活动较少。比较肩部疼痛与肩部正常的游泳者时，三角肌后束、冈上肌、小圆肌、胸大肌或背阔肌上的激活模式或振幅均未发现差异。

对于蝶泳，品克等人（1993）发现，肩部疼痛的游泳者在手入水时具有较高的三角肌后束活动和较低的上斜方肌和前锯肌活动。这种激活模式允许游泳者将肱骨摆成更宽的入水姿势，这会缓解了冈上肌对喙肩弓的冲击所引起的疼痛。此外，他们还报告说，肩部疼痛的游泳者在推动阶段内小圆肌和前锯肌的活动较少，肩胛下肌和冈下肌的活动较多。这些肌肉动作会压住肱骨头以避免冲击。菱形肌、胸大肌、背阔肌、三角肌前束或三角肌中束在肌肉活动方面未观察到差异。

鲁伊与同事们（1994）比较了蛙泳期间的肌肉活动。他们发现，肩部疼痛的游泳者，其内旋肌的活动增加了，而小圆肌、冈上肌和上斜方肌的活动减少了。他们总结道，这些因素会增加肩关节撞击综合征的风险。

所有三项研究都指出，有关肩部肌肉活动的研究会提供一些可用于开发精确有效的预防及康复锻炼计划的信息。

完整的出处请查阅参考文献：

Pink, Jobe, Perry, Browne, Scovazzo, & Kerrigan, 1993.

Ruwe, Pink, Jobe, Perry, & Scovazzo, 1994.

Scovazzo, Browne, Pink, Jobe, & Kerrigan, 1991.

简而言之，对于自由泳，品克等人（1991）在手入水和手出水之时发现了类似的肌肉活动，即上斜方肌和菱形肌同步协作（上斜方肌向上旋转肩胛骨，菱形肌收缩肩胛骨），所有三角肌头在手出水和手臂抬升和定位时都处于活跃状态，出水时三角肌前束和三角肌中束处于活跃状态。他们发现，手入水和出水时，冈上肌（以及三角肌前束和三角肌中束）在肱骨外展的过程中处于活跃状态。每块旋转肌都发挥着独特的作用。胸大肌和背阔肌，外加前锯肌和小圆肌在推进阶段都处于活跃状态。肩胛下肌和前锯肌活动在整个划水周期内都在发生

（因此，这些肌肉容易出现疲劳）。相比品克与同事们（1991）的研究，鲁尔德和科拉瑞斯（1995）报道了较低的背阔肌活动和不同的前锯肌激活模式。这些差异可能是由于每项研究中游泳者的技术水平不同导致的。劳尔等人（2013）报道了自由泳期间肱二头肌和肱三头肌的激活模式，拉送早期以及手入水时稳定肘部的协同作用最强。

对于蛙泳，鲁伊与同事们（1994）针对拉送阶段声称：（1）有力的胸大肌活动用以内收和伸展上臂；（2）小圆肌的离心活动结合胸大肌的向心活动以缓和肱骨的内旋动作；（3）背阔肌的活动用以协助胸大肌的伸展、内收和内旋；（4）三角肌后束的活动用以协助肱骨的伸展和外旋。在回位阶段，他们发现：（1）三角肌（前束、中束和后束）的顺序动作与冈上肌同步，用以抬升手臂、维持肩关节的一致性并避免冲击；（2）持续的前锯肌活动协同上斜方肌，用以稳定、伸出和上旋肩胛骨。

对于仰泳，品克等人（1992）发现：（1）手入水和出水时肌肉的激活模式类似，三角肌、冈上肌和肩胛肌工作以让肩带为手入水和出水摆好位置；（2）背阔肌、肩胛下肌和小圆肌的活动主要在推进阶段（即，在拉动动作中）；（3）有独特的旋转肌活动，同时冈上肌与三角肌协同工作，冈上肌的活动度极小，并且小圆肌与冈上肌协同工作以力偶的形式控制肱骨的旋转；（4）整个划水过程中小圆肌和冈上肌始终具有恒定的活动，这使得这些肌肉容易出现疲劳；（5）肩胛肌的活动用以最小化肩关节冲击和最大化肱骨头与关节窝的一致性。

概念应用

非凡的耐力

1978～2013 年间，耐力游泳运动员戴安娜·尼亚德曾 4 次尝试从古巴游到美国，两地之间的距离超过了 161 千米，但均未成功。2013 年 8 月 31 日早晨，尼亚德从古巴的哈瓦那出发进行了第五次尝试。在持续游了 53 小时，勇敢面对了水母和冷水，并与难以置信的肌肉和心理疲劳抗争之后，尼亚德于 2013 年 9 月 2 日抵达了佛罗里达州基维斯特的海滩。她游过了大约 177 千米。如此，她成了首位不借助防鲨网成功从古巴游到美国的人，同时证实年龄并不是障碍，因为尼亚德那时候已经 64 岁了。激励尼亚德第五次游泳并最终获得成功的口号是"找到一条途径"。

对于蝶泳，品克、乔比、佩里、凯瑞根与同事们（1993）报道称：（1）手入水时三角肌和旋转肌会有活动，同时肱骨处于外展、伸展和外旋姿势，并且菱形肌和上斜方肌处于活动状态来收缩和上旋肩胛骨；（2）胸大肌和背阔肌的活动在推进期间提供动力，还有前锯肌活动帮助将身体拉到手臂上方，并且三角肌后束的活动在推动结束时开始将手臂抬出水面；（3）三角肌中束、三角肌前束、冈上肌和冈下肌的活动在回位阶段旋转手臂；（4）整个划水过程中前锯肌和冈上肌始终具有高强度的活动，这让这些肌肉有了疲劳的风险。

网球

网球是一种球拍运动,球网两侧的球员来回击打网球,直到一方球员无法将球击回去为止。网球单打中,球网每侧各有一名球员;网球双打则是在球网每侧各有一个两人团队。每个球员都采用一个由拍柄、颈部和椭圆拍框组成的球拍。拍框紧紧地绷住交织的合成材料弦,弦组成了球拍的拍击面。现代网球在最初的一个世纪,球拍是由木材制成的。在 20 世纪 60 年代末期,球拍由钢材制成,并且引入了铝材,但是并没有得到广泛使用。到了 20 世纪 80 年代,由碳纤维、陶瓷、硼和钛组成的复合材料成了标准材料。因其更轻的重量,这些材料容许更大的拍框和更有力的挥击。

网球在一个平整、矩形的场地上举行,场地的长度为 78 英尺,单打场地的宽度为 27 英尺,双打场地的宽度为 36 英尺。场地被球网分割成了两半,球网在网柱(球场边缘)处的高度为 3.5 英尺,球场中间处的高度为 3 英尺。网球的独特之处在于各种球场表面材料的应用(例如,草坪、黏土以及由混凝土或沥青组成硬质场地并覆以亚克力层)。

一般概念

网球运动员会采用若干种运动形式,包括跑动、空切(即,改变方向)、挥击以及偶尔的跳跃。网球对打开始时,一名球员(发球方)采用过顶挥击动作将球击过球网并进入对侧球场。对手(接球方)试图挥击网球,并将球击回至发球方一侧的场地。这种来回动作一直持续到一方球员无法将球击回或者球落在界外为止。对打期间,球员们跑动和空切(前后左右)来让自己处在利于击球的位置。

应用

网球中的挥击动作包括 8 种基本的挥击类型:发球、正手挥击、反手挥击、截击、半截击、高吊、高球扣杀和吊小球。(注意:下面描述的每种挥击类型都是针对右撇子球员而言的。对于左撇子球员,体侧方向应当左右颠倒。)

- 发球:对打的第一次击球,发球方将球高抛在空中,并采用过顶动作用力地将球抽向对手侧的场地。
- 正手挥击:挥击开始于身体右侧,向前挥动至球与球拍相接触,并持续挥动至身体左侧。几乎所有的球员都采用单手正手挥击。然而,有一些专业球员的著名特例(例如,潘乔·塞古拉和莫妮卡·塞莱斯),他们可以有效地采用双手正手击球。
- 反手挥击:挥击开始于身体左侧,向前挥动至球与球拍相接触,并持续挥动至身体右侧。有些球员采用单手技巧;有些球员则采用双手技巧。
- 截击:通过在球落地之前将球击到空中的一种回击球(通常在球网附近)。截击通常会涉及一个简短、猛戳的动作,而非全挥动作。
- 半截击:球刚反弹之后立即打出的一个低位、贴近地面的回击球,通常在球网附近。
- 高吊:一个打到对手球场底线处的高弧线球。
- 高球扣杀:采用类似发球的动作打出的一个高而有力的球,通常在球网附近。
- 吊小球:一个刚好过网,并落在对手球场球网附近的回击球。当对方球员在深位

（即，远离球网）打球时，吊小球通常可用来作为出人意料的打法。

概念应用

网球反手挥击：单手还是双手？

长期以来一直存在这样一个争论：单手反手挥击和双手反手挥击哪一种更好？著名的单手挥击者包括约翰·麦肯罗、皮特·桑普拉斯、罗杰·费德勒以及贾斯汀·海宁。而网球传奇比约恩·博格、安德烈·阿加西、拉斐尔·纳达尔、克里斯·埃弗特、吉米·康诺尔斯以及塞雷娜·威廉姆斯偏爱双手反手挥击。在 20 世纪 70 年代以前，几乎没人使用双手反手挥击。20 世纪 80 年代以及 90 年代初，单手挥击者一直在主导网球。到了 20 世纪 90 年代的时候，两者之间的人数分布相当均匀。自那以后，双手反手挥击变成了首选的技巧。网球的"钟摆"在未来会摆回至单手挥击者吗？只有时间能给出答案。

从表现的角度来看，双手反手挥击能够产生更加有力的挥击、更出色的挥击连贯性和更短的挥击长度（这会让准备击球所需的时间更少），但是也可能会让其更加难以打开角球和对角球。单手挥击者可能在打低球、执行更出色的削球以及更长的伸手范围方面具有优势。

有关网球挥击期间肌肉动作的研究主要集中在 4 种挥击上面：发球、正手挥击、反手挥击和截击。

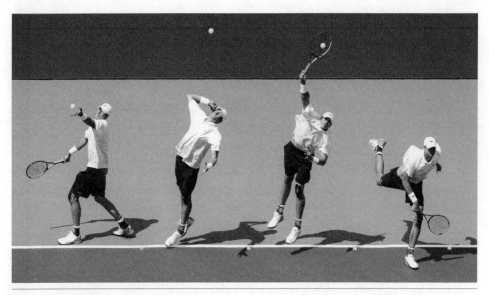

图 11.23 网球发球

源自：United States Tennis Association.

发球动作被划分成了 4 个阶段（步骤）：挥臂、引臂、加速和跟进（参见图 11.23）。在挥臂阶段，肩部和肘部肌肉都具有低强度的肌肉活动。肩关节的水平伸展、外展和外旋都是通过腿部和躯干旋转以及侧向躯干屈曲被动实现的（Morris et al.，1989; Ryu et al.，1988）。随着发球进行到引臂阶段，肩关节开始外展和外旋，并伴随着肘部弯曲，在大部分肩部和肘部肌肉上都观察到了活动的增加，前锯肌和冈上肌以及肱三头肌、桡侧腕短伸肌（ECRB）、伸指总肌（EDR）和桡侧腕长伸肌（ECRL）尤其具有高强度的活动。

在加速阶段，无论肩部（肩胛下肌、胸大肌、前锯肌和背阔肌）还是肘部（ECRB、肱三头肌、旋前圆肌和桡侧腕屈肌）都具有最高强度的肌肉活动。肩胛下肌和胸大肌在产生有力的内收和内旋时尤为活跃。躯干肌肉（腹直肌、腹外斜肌、腹内斜肌和竖脊肌）在加速阶段内最为活跃（Chow et al.，2009）。在跟进阶段，有些肌肉（例如，冈上肌、胸大肌和前锯肌）表现出了活动强度的下降，而其他肌肉（例如，肱二头肌、三角肌中束和冈上肌）却更为活跃。

柯柏勒与同事们（2007）评估了所挑选的肩胛肱骨肌肉上的肌肉激活模式，并发现了肩胛骨稳定肌（上斜方肌、下斜方肌和前锯肌）、手臂定位肌（三角肌前束和三角肌后束）以及旋转肌群（冈上肌、冈下肌和小圆肌）上的肌肉激活模式。他们报道的模式包括：（1）前锯肌和上斜方肌在引臂早期处于激活状态，随后是下斜方肌在引臂后期的活动；（2）三角肌前束在引臂早期被激活，接着是三角肌后束的活动；（3）小圆肌在引臂早期被激活，而冈上肌在引臂后期处于激活状态；（4）冈下肌在跟进阶段被激活。总之，除了冈下肌以外，所有的肌肉处于活跃状态的时间都超过了网球发球动作的 50%。

正手和反手击触地球均由三个阶段（步骤）组成：球拍准备、加速和跟进。对于正手挥击，球拍准备阶段内的肌肉活动强度通常较低（Morris et al.，1989; Ryu et al.，1998）。在肩部和肘部肌肉中，只有 ECRL 表现出了强度适中的活动；其他所有肌肉都具有低强度的活动。在加速阶段，肌肉活动强度最高，肱二头肌、肩胛下肌、胸大肌、前锯肌、桡侧腕伸肌（长肌和短肌）、肱肌、肱三头肌和桡侧腕屈肌上具有中高强度的活动。

在正手挥击的跟进阶段，肌肉活动强度整体降低，但是在跟进早期，肱二头肌和桡侧腕短伸肌仍然保持高强度的活动，三角肌中束、冈上肌和冈下肌仍然保持适中强度的活动（Morris et al.，1989; Ryu et al.，1988）。

与正手挥击一样，反手挥击在球拍准备阶段展现出了较低强度的肌肉活动。肌肉活动在加速阶段可想而知是最强的，三角肌中束、冈上肌和冈下肌（Ryu et al.，1988）以及腕伸肌、肱肌、肱二头肌和肱三头肌（Morris et al.，1989）上都观察到了最高强度的活动。在反手挥击的跟进早期，桡侧腕短伸肌仍然具有高强度的活动（Morris et al.，1989）。

进行截击时，球员在球触地之前就采用猛戳或猛击动作将球击到了半空中。关于截击的研究一直很有限。有关截击过程中上肢肌肉动作最深入的研究之一是由周等人开展的（1999）。研究人员测量的 14 块肌肉的 EMG 活动，包括 7 名熟练男性（均为现任或者前任的校际网球运动员）的桡侧腕屈肌（FCR）、桡侧腕伸肌（ECR）、肱三头肌（TRB）、三角肌前中束和三角肌中后束（AMD 和 PMD）、惯用手臂侧的胸大肌（PCM）左右腹外斜肌（EO）以及竖脊肌（ES）。

每个截击都可以划分为 6 个阶段：（1）准备阶段——球（从网球发球机）发出前的

200毫秒时间，（2）反应阶段——从球发出到初始的球拍运动，（3）后摆阶段——从球发出到后摆结束，（4）前摆阶段——从后摆结束到撞击球，（5）挥击阶段——从初始的球拍运动到撞击球，以及（6）推动阶段——从初始的球拍接触到对侧脚的蹬离动作。

机制研究

影响网球挥击力学的因素

考虑到网球挥击的多样性和复杂性，肌肉激活模式和挥击力学自然会受到诸多因素的影响，包括经验、器材、疲劳和损伤。

打球经验会影响网球运动员的力学和肌肉活动模式。例如，韦(Wei)与同事们（2016）比较了经验丰富和娱乐性网球运动员在反手挥击时的冲击传递和前臂的EMG。他们总结道，娱乐性（即，经验较少）球员会从球拍向肘关节传递更多的冲击，并且在反手挥击的跟进阶段内具有更高强度的腕屈肌和腕伸肌活动。

与器材相关的量度也会影响网球的运动表现。例如，拍柄的尺寸、握柄的松紧度、拍弦的张力以及撞击球的位置都与肌肉活动和挥击力学的差异有关（Adelsberg，1986; King et al.，2012）。

与大多数运动任务一样，疲劳会影响网球运动中的肌肉激活和挥击力学。若干项研究考察了疲劳对网球运动的影响。一项研究（Rota et al.，2014）称，疲劳的运动员发球和正手挥击时，胸大肌和桡侧腕屈肌EMG的幅值会降低，同时还伴随着发球精度与速度以及正手挥击精度与连贯性的降低。另一项研究（Martin et al.，2016）在比较比赛开始和结束的表现时发现，比赛结束时发球速度、击球高度和最大关节角速度都会降低，并且自感用力度等级会增加。此外，与无症状的运动员相比，背部疼痛的网球运动员表现出了较低的躯干伸肌激活程度、降低的共活化模式以及较低的腹肌耐力（Correia et al.，2016）。

与网球最为相关的伤病是所谓的网球肘，更恰当的术语为肱骨外上髁炎（LE）。许多研究将反手挥击以及更加具体的腕伸肌（尤其是桡侧腕短伸肌）动作与网球运动员发生外上髁炎关联了一起。例如，凯莱与同事们（1994）称，受伤球员（患有LE）在反手挥击的球撞击及跟进早期具有显著更强的腕伸肌和旋前圆肌活动。克努森和布莱克维尔（1994）发现，未患LE的网球职业球员和确实有LE病史的中级球员在腕角速度上具有显著的差异，并总结道，"腕伸肌反复的离心肌肉活动中较大的肌肉压力可能是出现LE（网球肘）的一个重要因素。"

阿利扎德等人（2007）在患有LE的球员身上发现了"上肢整体无力"，并在网球肘球员的前臂肌肉中发现了不平衡。虽然许多人已经明确腕伸肌动作是外上髁炎的一个致病因子，但是其他的因子却更为模棱两可。针对患有和未患有LE的网球运动员，有文献对其前臂肌肉功能的EMG做了评估，在综述这些文献时，阿利扎德和弗洛斯迪克总结道：

尽管所有基本的网球挥击期间都有腕伸肌活动增加的迹象，但是没有充足的证据支持其与 LE 之间的病因关系。虽然有文献表明，对于经验较少的单手反手球员，腕伸肌活动的增加是由于次优的关节生物力学，但是其与 LE 发病之间的关系需要进一步的证据支持。

完整的出处请查阅参考文献：

Adelsberg，1986.

Alizadehkhaiyat，Fisher，Kemp，Vishwanathan，& Frostick，2007.

Alizadehkhaiyat & Frostick，2015.

Correia，Oliveira，Vaz，Silva，& Pezarat-Correia，2016.

King，Kentel，& Mitchell，2012.

Knudson & Blackwell，1997.

Martin，Bideau，Delamarche，& Kulpa，2016.

Rota，Morel，Saboul，Rogowski，& Hautier，2014.

Wei，Chiang，Shiang，& Chang，2006.

周与同事们（1999）对他们的主要研究成果总结如下。

- 截击期间，ECR 要比 FCR 更加活跃，从而表明了腕伸展和外展动作（即，拉紧手腕）。ECR 和 FCR 的共同收缩有助于稳定手腕。
- TRB 的活动在向前摆动阶段（从后摆结束到球撞击）内强度最高，并且是截击动作显著的组成部分。
- AMD 和 PMD 在大多数挥击阶段都处于激活状态。
- PCM 在前摆阶段内发挥作用以辅助 TRB 的猛击动作。
- 截击活跃阶段内的 EO 活动表明，同侧侧屈在启动后续动作方面发挥着一定的作用。
- 双侧 EO 活动强度随着球高度的降低而降低表明，高截击和低截击时，后摆阶段内的躯干姿势和运动会有所不同。

在后续的一项研究中，周等人（2007）针对不同球速、球类型和体侧（即，正手挥击和反手挥击）的截击，考察了 5 块上肢肌肉在碰撞前和碰撞后的肌肉激活程度。他们主要的结论是，碰撞前的肌肉激活程度不同于碰撞后的激活程度，并且激活程度受球速、球的类型和体侧三者相互作用的影响。

排球

有些体育运动会随着时间演变，并且没有确定的起源时间。而其他体育运动，比如篮球和排球，则具有明确的开始时间。排球由威廉·G. 摩根于 1895 年 2 月 9 日在马萨诸塞州霍利奥克市的一个青年会上发明。有趣的是，篮球仅仅在 4 年之前由詹姆斯·A. 纳伊史密斯在马萨诸塞州斯普林菲尔德市的青年会上发明，此处距离霍利奥克市南部仅 12 千米。摩根将自己的新运动称作"小网子"，但是该运动在一年内就更名成了其现用名——排球。起初的规则与现行的规则存在一定程度的差异，但是运动的本质是一样的：将球击过网，并努力让球在球网的对手侧触地。

　　排球是一项团体运动，在一个 9 米乘 18 米的场地上举行，该场地由球网隔开，男子球网顶端在球场上方 2.43 米，女子为 2.24 米。比赛有两支球队，每支球队各有 6 名球员。简单来讲，排球包括三盘（以前称为"局"）两胜制或五盘三胜制。赢一次对打得一分，并且对打由发球开始。接发球的球队通常会垫球或者将球传给二传手，二传手接着将球托传给攻击手，由攻击手扣球过网。发球队伍竭力拦截扣球。球过网之后，每支球队仅限触球三次。比赛一直来回持续到球落入球场界内或者出现失误（例如，接触了 4 次、将球击落在场地界外）为止。要想了解关于排球规则、技巧和策略更为详细的讨论，读者可以参考许多关于该运动可获取的书籍。

　　一种新式的排球——沙滩（沙地）排球，首次于 1915 年在夏威夷的威基基海滩举行。虽然采用的大部分技巧与室内排球一样，但是沙滩排球也有一些不同之处。它在一个稍微小一点的沙地场上比赛，每支球队只有两名球员（没有替补），并且它允许的触球类型也不同。沙滩排球在 1996 年成为了夏季奥运会的体育项目。

一般概念

　　排球运动员采用跑动、跳跃和挥击技巧的组合来执行比赛的基本运动，其包括发球、传球（亦作垫传或起球）、托传、扣球和拦网（参见图 11.24）。进攻方和防守方都要跑位，跳起来扣球、发球、托传和拦网，以及用力（例如，扣球或发球）或者轻轻（例如，垫球、传球和托球）地挥击。在所有的排球技巧中，扣球和发球得到了最多的研究关注（Coleman et al.，1993; Reeser et al.，2010; Rokito et al.，1998; Serrien et al.，2016）。

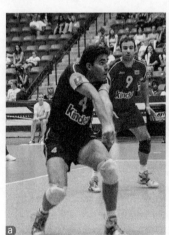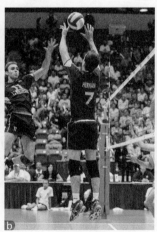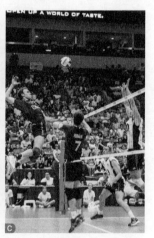

图 11.24 排球动作：（a）传球；（b）托传；（c）扣球和拦网

应用

　　扣球是排球中最强有力的动作。扣球有几种类型：直线朝前扣球——击球臂的跟进保持在击球手的身体一侧；斜线扣球——主攻手通过将击球臂内收过身体中线的方式以一定的角度击球；以及吊球——主攻手采用较为缓慢、更加可控的手臂动作为排球施加上旋运动。在直线朝前扣球和斜线扣球中，主攻手竭力用最大的速度击球。所能达到的峰值球速与惯用肩膀内旋肌的最大等速扭矩、球员与球接触的高度和每周进行的肌肉训练（Forthomme et al., 2005），以及击球臂肱骨的角速度明显相关（Coleman et al., 1993）。

概念应用

扣球速度的纪录

对于排球，球被扣出的速度越快，它就越不容易被拦截或救起。据报道，女子最高的扣球速度是亚涅利斯·桑托斯（古巴）的 103 千米 / 时。对于男子，纪录由马泰·卡兹斯基（保加利亚）以 132 千米 / 时的速度保持。要达到这样的速度需要超凡的肌肉爆发力和关节协调性。

为了分析的需要，扣球可以划分为几个阶段。科尔曼与同事们（1993）采用了一套 7 阶段的系统，包括助跑、踏地、起跳、腾空、击球动作、落地和回位。里泽等人（2010）改进了科尔曼的系统，并采用助跑、引臂、手臂加速和跟进描述了一个 4 阶段的系统。助跑开始于距离球网 3 米的位置。主攻手跨两步或者三步，通过屈曲髋部和膝部降低自己的中心，并将跟随腿放在前导腿的旁边（要么采用长、低的蹦跳，要么采用小跳跃）。在此期间，主攻手将双臂向后摆成伸展姿势，为肩关节屈曲做好准备（即，向后上方摆动双臂）。扣球进行至起跳，主攻手在这一阶段内爆发性地伸展髋部和膝关节，并跖屈脚踝。腾空阶段开始于双脚离开地面的时候。对于右撇子的主攻手而言，击球动作开始于击球臂的外展和外旋，以及非击球臂的伸展（降低）。主攻手引臂（最大的外旋），随后反转（加速）手臂（手臂处于完全伸展的状态），同时肩关节内旋、桡尺骨旋前并且手腕屈曲以在球的最高点或最高点附近撞击排球。触球之后，主攻手继续跟进，并且（采用单腿或双腿）落在球场上，同时通过髋部、膝部和脚踝同时屈曲的方式吸收冲击，屈曲由各关节伸肌的离心动作加以控制。

有关具体的肌肉动作方面，罗基多与同事们（1998）在 15 名参加专业或大学级别比赛的排球运动员（10 名男性，5 名女性）的扣球动作期间，采用内置肌肉内电极测量了他们的 8 块肌肉（三角肌前束、冈上肌、冈下肌、小圆肌、肩胛下肌、大圆肌、背阔肌和胸大肌）的 EMG。他们采用了一套专门针对肩部的五阶段系统（参见表 11.1）。研究者们在研究成果和结论中指出：（1）三角肌前束和冈上肌在排球扣球的所有阶段内始终一起协作来升举和定位上臂（肱骨）；（2）冈下肌和小圆肌在加速阶段独立地发挥作用，并且手臂在该阶段内处于头顶上方；（3）大多数肌肉的 EMG 活动强度在扣球的各个阶段都较高（相较于慢速发球），因为虽然运动范围差不多，但是它却在较短的时间内发生，这可能会增加主攻手肩部的损伤风险。

目前在用的排球发球方式各种各样：低手发球（用于技术水平较低的人）、站姿上旋发球（高中以上水平几乎不采用）、站姿飘球（不旋转地击球以产生不规则的轨迹，类似于棒球中的弹指球）、跳发球 [有力的上旋击球；这是大学、专业和国际级别最受欢迎的发球方式（参见图 11.25）] 以及跳发飘球（它将跳发球的要素与对球施加的柔和、飘浮的动作结合在一起）。

表11.1　排球发球和扣球的各个阶段

阶段	开始	结束
挥臂	肩关节外展和伸展	肩关节外旋的开始
引臂	肩关节外旋的开始	肩关节的最大外旋
加速	肩关节的有力内旋	撞击排球
减速	撞击排球	上臂与躯干垂直
跟进	上臂与躯干垂直	完成所有的手臂动作

源自：Rokito et al. (1998).

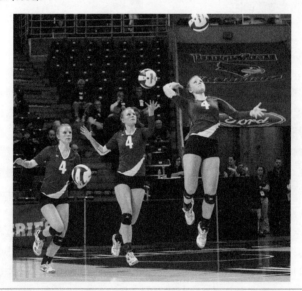

图 11.25 网球跳发球

　　除了总结扣球期间肩部的肌肉活动以外，罗基多与同事们（1998）还报道了排球发球的EMG。开展这项研究的时候，盛行的发球方式是站姿飘球。他们写道，"在排球中，发球队员不会力求为排球施加最大的速度。相反，发球动作是缓慢的，并且目标是让球沿着飘荡的轨迹越过球网。"如今情况不再是那样了。在过去的 20 年内，那种方式在很大程度上已经被抛弃了，尤其是在较高水平级别的比赛中，取而代之的是跳发球。因此，罗基多研究中报道的与发球相关的 EMG 数据在很大程度上已经过时了，因为他们的研究在时间上要早于跳发球的大众化。然而，由于跳发球的运动学特性与直线向前扣球和斜线扣球类似（Reeser et al.，2010），我们可以预料跳发球时的肌肉参与方式与扣球的肌肉参与方式（如前所述）相一致，正如以上描述的一样。

舞蹈应用

　　舞蹈结合了运动技能、优雅和艺术成分。尽管舞者可以选择专攻芭蕾舞、现代舞、有氧舞或者爵士舞，但是他们也有自由去结合不同的舞蹈形式来表达自己或者舞蹈编导的艺术构想。然而，其形式上极大的多样性在一定程度上有助于解释为什么舞蹈作为研究对象的次数没有其他运动形式（比如，行走、跑步、骑行和游泳）那样多。

大多数舞蹈文献和研究都专注于可能会导致损伤的技巧和生物力学缺陷、损伤康复以及运动的影片或视频分析。幸运的是，更多的研究正在采用 EMG 分析来记录和研究舞者利用肌肉来执行基本和复杂动作的方式。通过记录执行基本运动的主要肌群，舞者和教员将能够判断出肌肉的弱点、设计出更有效的训练计划，以及专注于基本的舞蹈动作来提高表现和减少损伤。舞蹈运动期间肌肉激活方式的详细讨论可以参考一些资料（Clippinger，2016; Krasnow et al.，2011）。

屈膝是古典芭蕾舞中的基本舞蹈动作之一，并且可能是研究最多的动作之一。法语词"plié"字面意思是弯曲。主要的屈膝有两种：深蹲，或者膝部的完全弯曲（膝部应当持续弯曲到大腿近乎水平为止），以及半蹲，或者膝部半弯。此外，无论在下降（或离心）阶段还是起升（或向心）阶段，两种屈膝形式都应当等速地执行。

在古典芭蕾舞中，有 5 种基本的脚位。每一步或者每个动作都要从这些脚位之一开始或结束。例如，在第一脚位中，髋部外旋，同时脚跟相接触，因此双脚平行于正平面（冠状面）。如果深蹲从双脚位于第一脚位开始，那么正确的姿势要求脚跟在下降阶段内抬离地面，但是在膝部屈曲迫使舞者脚跟离地之前脚跟不能抬离地面。同样地，脚跟在抬升阶段必须降低至地面。因此，每一次深蹲都要经历半蹲姿势，此时膝部半伸展并且脚跟处在地面上。在舞蹈训练中，无数次的重复屈膝会改善力量、柔韧性、平衡性、时机的掌握、躯干的对齐度和稳定性，以及关节运动的协调性。此外，屈膝通常是诸如踮立（脚跟离地）、皮鲁埃特旋转（用一只脚进行完整的转体）以及跳跃（比如，凌空越）等其他动作的第一个以及最后一个要素。

深蹲的离心阶段和向心阶段

深蹲由下降（或离心）阶段和起升（或向心）阶段组成。下降阶段可以进一步划分为两个部分：（1）脚跟开始离地，在此期间双脚的前脚掌和脚跟保持与地面相接触；（2）脚跟离地至中期，脚跟在此期间通过跖趾（MP）关节背屈（过度伸展）的渐进动作实现抬升。抬升阶段也被划分成了两个部分：（1）中期至脚跟着地，在此期间脚跟落至地面；（2）脚跟着地至结束（即，起始位置），在此期间前脚掌和脚跟都与地面相接触。中期是深蹲期间最低的身体位置，出现在舞者达到最大髋部屈曲、髋部外展、膝部屈曲和 MP 背屈（过度伸展）的时候。最大的脚踝背屈出现在下降阶段脚跟离地以及起升阶段脚跟着地的时候。

深蹲中的肌肉激活

深蹲与一种阻力训练的运动非常相像，类似于一个经过修改的下蹲动作。采用与阻力训练相同的方法，让我们来确定一下深蹲期间用到的主要肌群。向心阶段包括髋部伸展外加髋部内收、膝部伸展和脚踝跖屈。因此，受到训练的主要肌肉是髋伸肌、髋内收肌、伸膝肌以及踝跖屈肌。利用表 4.6 和表 4.7，我们了解到深蹲期间下列肌肉得到了训练。

▶ 髋伸肌	▶ 髋内收肌	▶ 膝伸肌	▶ 踝跖屈肌
臀大肌	大收肌	股外侧肌	腓肠肌
半膜肌	长收肌	股中肌	比目鱼肌
半腱肌	短收肌	股内侧肌	腓骨长肌
股二头肌，长头	耻骨肌	股直肌	腓骨短肌
大收肌，后侧纤维	股薄肌		胫骨后肌
	臀大肌，下部纤维		姆长屈肌
			趾长屈肌
			跖肌

由特雷普曼、格尔曼、米凯利和德·卢卡（1998）开展的研究报道了深蹲期间与这些肌群相关联的肌肉活动，包括臀大肌、腘绳肌、内收肌、股外侧肌、股内侧肌和腓肠肌。对下降（离心）阶段以及起升（向心）阶段内每种肌肉或肌群的活动进行了记录。他们的研究结果包括以下几点。

- 下降期间的膝部屈曲和大腿外展分别由股四头肌和内收肌的离心动作加以控制。
- 腘绳肌在中期稳定髋部和膝部。
- 起升由股四头肌和内收肌的动作实现，并且在起升早期肌肉活动水平较高。
- 在下降和起升阶段的部分时间内，胫骨前肌的等长动作会稳定处于背屈状态的脚踝。

所有舞蹈动作期间的肌肉激活模式受无数个因素的影响，包括技术水平、肌肉力量、柔韧性、技巧（例如，手臂定位、上肢姿势、髋部的外转程度以及各关节的运动范围）、运动速度以及鞋子。因此 EMG 模式的差异是在意料之中的，正如它们在任何复杂人体运动形式中的那样。

总结评论

本章对常见的锻炼、体育运动和舞蹈形式所进行的讨论可作为示例来说明身体训练、锻炼或体育运动任务是如何进行分析的。在有些体育运动中，例如骑行和游泳，研究的重点不仅在于运动员，还在于器材、服装以及直接影响运动员表现的物理环境。尽管诸多舞蹈动作要求舞者有出色的运动能力，但是复杂的艺术成分通常使得研究变得困难。

完成了本章和前面的章节之后，你现在拥有了独立进行基本运动分析的工具。综合的运动分析会涉及多种学科，包括功能解剖学、生物力学、生理学和心理学。虽然涉及人体运动科学的领域有无数个，但是通过从所有这些角度去理解运动，你便具备了在其中任何一个领域内从事深入研究所必需的基础。

推荐读物

Bartlett, R. (2014). *Introduction to sports biomechanics: Analyzing human movement patterns* (3rd ed.). London: Routledge.

Blazevich, A.J. (2017). *Sports biomechanics: the basics: Optimizing human performance* (3rd ed.). London: Bloomsbury Sport.

Bompa, T., & Buzzichelli, C. (2015). *Periodization training for sports* (3rd ed.). Champaign, IL: Human Kinetics.

Bompa, T.O., Di Pasquale, M., & Cornacchia, L.J. (2003). *Serious strength training* (2nd ed.). Champaign, IL: Human Kinetics.

Burke, E.R. (2002). *Serious cycling* (2nd ed.). Champaign, IL: Human Kinetics.

Burke, E.R. (Ed.). (2003). *High-tech cycling* (2nd ed.). Champaign, IL: Human Kinetics.

Cheung, S.S., & Zabala, M. (Eds.). (2017). *Cycling science.* Champaign, IL: Human Kinetics.

Clippinger, K. (2016). *Dance anatomy and kinesiology* (2nd ed.). Champaign, IL: Human Kinetics.

Colwin, C.M. (2002). *Breakthrough swimming.* Champaign, IL: Human Kinetics.

Davids, K., Hristovski, R., Araújo, D., Serre, N.B., Button, C., & Passos, P. (Eds.). (2014). *Complex systems in sport.* London: Routledge.

Delavier, F. (2010). *Strength training anatomy* (3rd ed.). Champaign, IL: Human Kinetics.

Fleck, S.J., & Kraemer, W.J. (2014). *Designing resistance training programs* (4th ed.). Champaign, IL: Human Kinetics.

Haff, G.G., & Triplett, N.T. (Eds.). (2015). *Essentials of strength training and conditioning* (4th ed.). Champaign, IL: Human Kinetics.

Hay, J.G. (1993). *The biomechanics of sports techniques* (4th ed.). Englewood Cliffs, NJ: Prentice Hall.

Laws, K. (2008). *Physics and the art of dance* (2nd ed.). New York: Oxford University Press.

McGinnis, P. (2013). *Biomechanics of sport and exercise* (3rd ed.). Champaign, IL: Human Kinetics.

Troup, J.P., Hollander, A.P., Strasse, D., Trappe, S.W., Cappaert, J.M., & Trappe, T.A. (Eds.). (2011). *Biomechanics and medicine in swimming VII.* New York: Routledge.

Vanlandewijck, Y.C., & Thompson, W.R. (Eds.). (2016). *Training and coaching the Paralympic athlete.* Hoboken, NJ: Wiley-Blackwell.

Vorontsov, A.R., & Rumyantsev, V.A. (2000). Propulsive forces in swimming. In V. Zatsiorsky (Ed.), *Biomechanics in sport* (pp. 205-231). Malden, MA: Blackwell Science.

Vorontsov, A.R., & Rumyantsev, V.A. (2000). Resistive forces in swimming. In V. Zatsiorsky (Ed.), *Biomechanics in sport* (pp. 184-204). Malden, MA: Blackwell Science.

第 12 章　临床应用

目标

学完本章之后，你将能够完成以下事项。

▶ 描述肌肉骨骼损伤的概念。

▶ 解释损伤预防的技巧。

▶ 讨论运动在损伤康复中的作用。

▶ 描述人体运动是如何与具体损伤案例相关联的。

▶ 解释假体和矫形装置是如何改善运动的。

　　临床医师，包括医生、物理治疗师、护士、运动防护师、职业理疗师等，应对的是那些因损伤或疾病而妨碍日常生活的病人。大多数与运动相关的障碍症都是由肌肉骨骼损伤或疾病导致的。我们本章的关注点仅限于人体运动与损伤的预防、产生和康复的关系。对损伤的临床诊断、治疗和康复的全面论述超出了我们讨论的范畴，并且其他资料已经对其进行了充分的论述。正如全书一以贯之的，本章的重点在于人体运动的作用。

肌肉骨骼损伤的概念

　　日常生活中随时都有可能发生损伤，尽管严重程度不同，并且有些人遭受损伤的频率要高于其他人，但是几乎没有人能够躲过人生中某个时刻由损伤引起的疼痛、分心和能力丧失。许多肌肉骨骼损伤都与运动有关。大量的损伤均涉及过度或剧烈的运动，从扭伤的脚踝和膝部到脱位的肩膀和手指。

　　我们对损伤的定义是，身体组织因响应物理创伤而遭受的损害。相较于一般公认的损伤概念，这种定义的涵盖面较小，但是却在肌肉骨骼损伤力学的背景下非常有用。术语损伤通常与负面的后果相关联。然而，在某些情况下，损伤可能会与具有正面效果的事件有牵连。例如，在骨重建的过程中（参见沃尔夫定律，第 2 章），骨骼首先必须被损伤（再吸收）来为后续积极的适应性改变做好准备。

　　许多肌肉骨骼损伤都会涉及具体关节或全身的运动。我们利用损伤的机理来描述损伤的起因，机理是导致产生特定动作、反作用力或结果的基本物理过程。典型的损伤机理包括过度伸展、过度屈曲、外翻旋转、压缩、分离（即，被拉开）、扭曲或扭转以及直接撞击。

　　对损伤生物力学的探讨是一种跨学科的工作。涉及的学科包括解剖学、生理学、力学、人体运动学、医学、工程学以及心理学。肌肉骨骼损伤及疾病无法通过任何单个学科孤立考察损伤的方式有效地得以解决。在应对与肌肉骨骼损伤相关的临床问题时，为了确保最优的进展和结果，交叉学科的方法是必不可少的（Whiting & Zernicke，2008）。

损伤预防

　　尽管损伤无法避免，但是预防措施在损伤的整个临床实践中发挥着重要的作用。毕竟，最好的结果是损伤永远不会出现。损伤预防计划的形式可以是教育（即，为工作人员、监督人员、父母、教练和运动员提供安全注意事项）、政策实施、工作地点或学校的改进以及让训练采用更加安全的运动模式和技巧。

　　在训练方面，损伤预防的前置步骤之一是为所有运动任务做一个周密详尽的准备计划。这样的计划包括合适的技巧指导，渐进的实施过程（例如，强度、负载和训练量），发展的适宜性以及依据个体的技术经验水平、体能和个人病史所做的个性化设计。

　　一种通常用作预防技巧，但是更加具体地讲用在骨科手术之前的预防方法是术前预康复（亦作预健）。

　　　　通过在一项预期的骨科手术之前增加体育锻炼的方式来改善个体的功能能力，似乎可以合理地假设，个体将会维持更高水平的功能能力并且会在康复过程复原得更为迅速。术前预康复是一个增强个体功能能力，以使他 / 她能够承受与骨科手术相关的不参与活动的压力过程。一般的术前预康复计划结合了热身部分、心血管部分、阻力训练、柔韧性训练以及练习功能性任务（Ditmyer et al.，2002，p. 43）。

概念应用

临床步态分析

临床步态分析（CGA）是一种评估步态的方法，用来帮助临床医师们理解步态异常并给出实用的信息作为临床决策过程的一部分。CGA 可以是定性的（根据观察）或是定量的（根据测量）。观察性的步态分析（OGA）涉及对在场或视频记录的步态进行专业的视觉评估。各种系统可以用来实现 OGA 过程的形式化，包括兰乔·洛斯·阿米戈斯系统（认知功能分级）、医师评定量表以及爱丁堡视觉步态评分系统。定量的 CGA 结合数据测量系统来测量肌肉活动（EMG）、运动学特性和动力学特性。临床步态分析的目的是为临床医师们提供信息，临床医师在做出周详的临床判断和决定时，要对这些信息加以考虑，同时要结合病人状态和临床经验。

另一种减少损伤的方法涉及参与前筛查测试的使用，以识别出风险因素。（值得警惕的是，在解读这类测试的结果以判断是属于预测性还是诊断性风险时要特别注意。）使用最广泛的筛选手段之一是功能性动作筛查（FMS），它可以测试以下 7 种基本的运动模式。

1. 深蹲。
2. 跨栏步。
3. 直线弓步。
4. 肩关节灵活性。
5. 直腿主动上抬。
6. 躯干稳定俯卧撑。
7. 旋转稳定性。

FMS 被设计成了一个参与体育运动前的筛查和重返体育运动的测试，用以确定运动员是否具有运动能力来最低限度地参与体育活动（Cook et al.，2006; Cook et al.，2014a; Cook et al.，2014b）。FMS 系统已经得到了广泛的研究，但研究结果仍然模棱两可。在综述 FMS 功效的几篇文章中，研究者们不约而同地总结道，FMS 预测运动表现的能力有限；然而，也有研究者做了以下总结。

- 有中等的证据支持采用 FMS 总分来预测团队体育运动的损伤风险（Kraus et al.，2014）。
- FMS 得分与后续损伤之间的关联强度不支持其用作损伤的预测工具（Moran et al.，2017）。
- FMS 不是一种合格的用于运动表现的现场测试（Parchmann & McBride，2011）。
- FMS 可以用来评估运动员的运动模式并做出与表现提高干预方法相关联的决策（Minick et al. 2010）。

- 一致分级程序的发展与标准生效在时间上必须要早于对FMS表现与损伤率之间关系的研究，并且对于指导力量和体能训练计划而言，应当小心谨慎地使用FMS（Whiteside et al.，2016）。

设计损伤预防计划的前置步骤之一是识别出潜在的风险因素。例如，休伊特与同事们（2005）开展了一项前瞻性的研究来识别女性运动员前交叉韧带（ACL）的风险因素。他们跟踪调查了一个由篮球、足球和排球等高风险体育运动中的205名女性运动员组成的研究组。在参与者进行跳跃－落地任务的同时，对其3D运动学特性（关节角度）和关节力矩进行了评估。205名参与者中，有9名后来遭受了ACL损伤。与未受伤的196名运动员相比，9名受伤的运动员在初始测试时表现出了更强的动态膝外翻和更高的关节力矩。研究者们总结道，在为处于风险状态的运动员设计目标干预方法时，监测膝关节处的神经肌肉控制可能会提供一些有用的信息。

过去20年间的无数项研究证实了损伤预防计划的有效性，这些计划大部分涉及的是年轻的女性运动员。这些计划中的大多数都专注于女性的ACL损伤，因为女性遭受ACL的概率要比男性高出3~6倍。最成功的计划之一是由曼德尔鲍姆等人（2005）实施的。1000多名年龄在14~18岁的女性足球运动员接受了一种专门针对体育运动的训练干预方法，该方法包括教育、伸展、增强式训练以及专门针对体育运动的敏捷性训练（该训练替代了传统热身）。将近2000名女性运动员充当年龄和技巧相当的参照组。在第一个足球赛季期间，干预组的ACL损伤发生率降低了88%。在第二个赛季，相较于参照组，干预组的ACL损伤率降低了74%。显然，训练干预对ACL损伤风险的降低有一定的作用。

康复治疗

康复治疗是医学的一个领域，旨在帮助罹患伤病、物理损伤或残疾的人加强和恢复功能性能力。在人体运动的背景下，康复治疗试图恢复个人以实用有效方式移动的能力，并且着重强调力学功能、本体感受和神经肌肉控制的恢复。

概念应用

脊髓损伤之后的运动

直到近期，人们都确信由脊髓损伤导致的瘫痪是无法恢复的。然而，一些正在开展的研究带来希望。例如，美国和俄罗斯合作的研究实验室已经开发出了新型的策略，以让完全瘫痪的人们恢复一定的运动能力。该手术涉及一种无痛经皮的电刺激与药理学（药物）干预相结合的无创刺激策略（Gerasimenko et al.，2015）。最近，研究小组采用了下述方法。

无创刺激技术——无痛的皮上使能运动控制（pcEmc），用以确定重建功能性大脑与脊髓连接的可行性，该连接能够让完全运动瘫痪的研究对象依靠意志上的专注来进行运动，并执行可以协助机器人外骨骼式装置做出在地上迈步的工作（Gad et al.，2017，p.2）。

人们已经提出并实施了许多种康复模型和计划。我们会陈述一个强调康复过程中重要因素的范例模型。博伊特与同事们（2014）描述了一个三阶段的康复模型。阶段 1 试图通过本体感觉和肌肉运动知觉来恢复静态稳定性，其目标是恢复本体感觉。在该阶段中，利用锻炼活动来挑战病人，并且训练既不过于简单也不过于困难。治疗性运动采用 4×4 的方法来指定，有 4 种姿势 [不负重（仰卧或俯卧）、四足爬姿、跪姿和站姿] 以及 4 种阻力类型（无负载有核心激活、无负载无核心激活、有负载有核心激活和有负载无核心激活）。

一旦本体感受和运动知觉充分地得以恢复后，阶段 2 便试图恢复动态稳定性，其目标是鼓励初步的主动肌 – 拮抗肌协同作用。通过双侧向单侧、睁眼向闭眼以及稳定表面向不稳定表面过渡的锻炼来逐步地挑战病人。

阶段 3 试图恢复和开发反应式的神经肌肉控制，其目标是启动反射性肌肉稳定作用。在本阶段内，难度等级的增加是通过慢速活动向快速活动、轻力度向高力度以及受控活动向不受控活动的过渡来实现的（Voight et al., 2014）。

常见的损伤

下述部分专注于损伤机理和神经肌肉骨骼疾病中与运动相关的方面。对损伤诊断和治疗的考虑虽然重要，但是却超出了我们讨论的范畴。

前交叉韧带

极少有损伤受到的临床和研究关注会多于前交叉韧带（ACL）。鉴于 ACL 在膝关节功能中发挥的重要作用，这一点并不足为奇。ACL 是一个连接股骨和胫骨的复合韧带。在近端，ACL 附着于外侧股骨髁的内表面上。ACL 在远端附着于胫骨平台的前表面上（参见图 12.1）。ACL 由两带或两束组成：前内束（AM）和后外束（PL）。每束都在稳定胫股关节方面发挥着独特的作用。膝部屈曲时，AM 束处于绷紧状态，而 PL 束处于相对松弛的状态。膝部伸展时，PL 束变为绷紧状态，并且 AM 束仍然保持绷紧，但是没有 PL 束那么紧。

ACL 充当胫骨向前平移（即，胫骨相对于股骨的向前运动）的主要约束。它还充当胫骨内旋的次要约束。ACL 充当内翻 – 外翻转动及外旋次要约束的作用不太明显，不过却是得到普遍承认的。它还与后交叉韧带（PCL）协力来限制过度伸展和过度

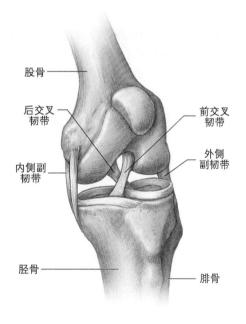

股骨

后交叉韧带

前交叉韧带

内侧副韧带

外侧副韧带

胫骨

腓骨

图 12.1 展示前交叉韧带的膝关节

屈曲。

　　ACL损伤最常出现在响应外翻负荷结合胫骨外旋或者响应过度伸展结合胫骨内旋的时候。第一种机理（外翻旋转）通常出现在所谓的非接触性损伤中，该过程中脚踩在地上、胫骨处于外旋状态、膝关节近乎完全伸展并且膝关节垮塌成外翻（即，膝关节外翻）姿势。如果在脚与地面接触的同时向膝关节施加力，那么情况会变得更糟糕（接触性损伤）。这种损伤常见于接触性体育运动（比如美式橄榄球、英式橄榄球和足球）中，并且是在另一名球员撞击膝关节的外侧，从而加重外翻负荷和旋转的时候。

　　第二种机理涉及有胫骨内旋的膝关节过度伸展。尽管总体上这是一个不太常见的机理，但是过度伸展可能是某些群体（比如篮球运动员或体操运动员）的主要运动机制，他们的损伤通常出现在跃起落地时剧烈过度伸展膝关节的过程中。

肩部病症

　　鉴于肩部复合体解剖学的复杂性（参见图12.2）以及肩部固有的不稳定性，肩部损伤是不可避免的。肩部病症在门诊数量方面位列第三（排在背部和膝关节问题之后）。大部分肩部问题都包括肩关节撞击综合征或者旋转肌群损伤。肩部的旋转肌群包括肩胛下肌、冈上肌、冈下肌和小圆肌（参见图4.12和表4.4）。对于工作或比赛时采用过顶动作的人群，旋转肌群（RC）问题是一个常见的疼痛和功能障碍源。

　　撞击综合征出现在受限解剖空间内的压力增加对包围结构产生不利影响的时候。肩关节撞击综合征是一个广义的术语，涵盖两种主要的类型：肩峰下撞击综合征和内部撞击综合征。

　　肩峰下撞击综合征指的是，导致上肱骨结构（最为突出的是远端冈上肌肌腱、肩峰下滑囊以及肱二头肌长头近端肌腱）被用力地压在肩峰和喙肩韧带（统称为肩峰喙突弓）前表面上的肩部外展。撞击综合征患者的尖峰下接触压力会升高；最大接触压力会在手臂处在过度外展姿势或手臂在内旋状态下内收过胸部的时候出现。

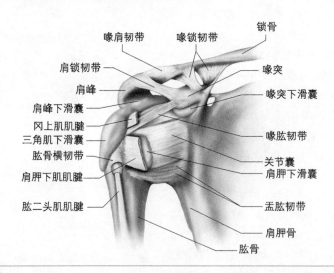

图12.2 肩关节构造

内部撞击综合征出现在冈上肌腱接触关节窝后上缘的时候。这种机理可能在旋转肌群病症的发病中较为显著。内部撞击综合征通常出现在抛掷过程中，当肩部处于外展和外旋状态的时候（例如，过顶抛掷的引臂阶段）。

撞击病症可以基于年龄归结为两大类。对于年龄小于 35 岁的人，撞击综合征的患病对象通常是涉及大量过顶动作的体育（例如，游泳、水球、棒球或橄榄球）或职业（例如，木工或刷油漆）活动的参与者。老年人更有可能会遭受退化过程的影响，该过程会导致骨刺的形成、关节囊的薄化、组织血流灌注量的减少以及肌肉萎缩。

反复的外展会向肌肉 – 肌腱以及关节囊 – 韧带结构施加巨大的压力，并最终导致组织的微创伤。持续的力学加载会进一步弱化组织并加快组织的失效。组织失效反过来会促成肩关节的不稳定和更大的关节运动。这会增加肱骨半错位（即，脱位）的可能性，而肱骨半错位会进一步恶化撞击症状。结果，人被困在了一个关节恶化与功能降低的不幸怪圈之中。

旋转肌群中肌肉肌腱结构的断裂通常是由一系列事件造成的，这些事件开始于轻微的炎症，这种轻微的炎症随着持续的肌肉过度使用发展成了严重的炎症、组织的微撕裂以及部分或完全断裂。受损的组织完整性和疲劳会促进运动力学的改变，而这些修改后的运动模式会进一步向涉及的组织施加压力并加速它们的最终失效。冈上肌是旋转肌群中最常损伤的肌肉。其他旋转肌遭受损害的频率较低。冈上肌损伤与反复（通常是剧烈的）过顶动作模式（例如，抛掷、挥击和锤击）的关联尤为密切。

髋部骨折

股骨近端骨折或髋部骨折根据其位置进行分类。大多数髋部骨折出现在股骨颈或者大转子与小转子之间的转子间区（参见图 12.3）。年轻人的髋部骨折通常是由高能量撞击导致的，最为常见的起因是车祸。这些损伤通常伴会随着髋关节脱位。

股骨颈骨折最常见的机理是髋部的直接创伤（例如，来自摔倒的冲击）。老年人的髋部骨折与摔倒相关联，摔倒通常是由绊倒或不稳定的步态引起的。这种关联引发了一个有趣的问题：到底是髋部骨折导致了摔倒，还是落地冲击导致了骨折呢？在大多数情况下，冲击力会促成骨折（Parkkari et al., 1999），仅有极少自发性骨折导致摔倒的实例。这些极少的案例通常与严重的骨质疏松症有关。

摔倒产生的能量要远远多于折断骨头所需的能量。由于摔倒过程中出现髋部骨折的比例不到 5%，因此其他组织显然吸收了相当多的能量。该观察结果证实了一个事实，即具有较高体重指数或 BMI（体重 / 身高的平方）的人髋部骨折的风险较低。此外，其他因素（比如用外展的双臂或股四头肌的离心动作终止跌落）可能与力量削弱有关。

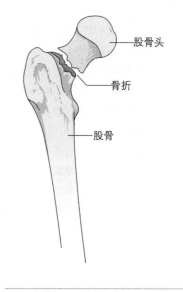

股骨头

骨折

股骨

图 12.3 髋部骨折

概念应用

慢性创伤性脑病变

1928 年，哈里森·马特兰在美国医学协会期刊上撰写了一篇标题很简洁的文章——"拳击醉态"。1949 年，英国神经学家马克唐诺·克瑞奇利发表了一篇题为"拳击醉态综合征：拳击手的慢性创伤性脑病变"的文章。在 1957 年的后续文章中，克瑞奇利对拳击的医学方面进行了详细的讨论，并且重点强调了神经病学事件。克瑞奇利使用的术语——慢性创伤性脑病变（CTE），已经成了最常用的描述由反复头部创伤导致的神经损伤的词语。那个时候，起因于反复打击的神经损伤被认为专属于拳击。在过去的 60 年，尤其是过去 10 年内，CTE 已经与各种情况联系在了一起，尤其是与接触性体育运动，包括美式橄榄球、拳击、摔跤、英式橄榄球、冰上曲棍球、长曲棍球、足球和滑雪。

CTE 的临床表现包括记忆障碍、类帕金森症状、行为及性格的改变、步态及语言异常。从神经病理的角度来看，CTE 的特征在于神经系统结构的萎缩，包括大脑半球、内侧颞叶、丘脑和脑干（McKee et al.，2009）。多重急性创伤性脑损伤随着时间的推移可能发展为 CTE 以及与其相关的滔（tall）蛋白畸形，也可能会出现神经纤维缠结（NFT），这些病变的确切机理还没有被完全定义（Ling et al.，2015）。尽管与其他神经退化性疾病有着相同的症状，但是"慢性创伤性脑病变是一种神经病理明显且进展缓慢的滔蛋白病变，并具有明显的环境病因"（McKee et al.，2009，p.709）。

头部损伤

许多头部损伤与同头部加速和减速有关联的运动特征相关。头部损伤是为了响应突然施加在头部或其相连结构上的力而出现的。无数个相互关联的因素结合起来决定损伤的确切机理。这些因素包括力的类型及其大小、位置、方向、持续时间以及速率。

导致头部损伤的力可归类为直接的或间接的。直接（接触）负载源自撞击，就像拳击手的重拳。间接负载出现在力由诸如颈部的相邻结构传递到头部的时候（例如，鞭打机理）。不论是直接的还是间接的，施加的力要么会加速头部活动，要么会减速头部活动。施加在静止头部的力往往会增加头部的质量，而与头部运动方向相反的作用力将会对头部活动进行减速。对头部的用力猛击是加速机理的典型代表，当头部运动突然被刚硬的表面停止时就涉及了减速机理。这些加速和减速机理通常与由头部创导致的大脑损伤有牵连。

力的影响还可以根据响应负载时出现的头部的运动类型进行分类。直接穿过头部质心的力会导致头部的线性平移，而偏离中心作用的力（例如，作用在下巴上）会导致颈部和头部的旋转。

术语创伤性脑损伤（TBI）涵盖了无数种由直接撞击或头部活动加速及减速引起的疾病。具体的 TBI 损伤包括局灶性损伤、挫伤、撕裂伤、颅内血肿（即，出血）、颅内压（ICP）增加引起的脑损伤以及各种各样的弥漫性脑损伤。TBI 是一个主要的公众健康问题，由于缺乏可见的损伤，TBI 已经被美国疾病控制与预防中心（CDCP）归类为静默的流行病。

假体与矫形术

人体运动会遭到多种因素的破坏，包括由创伤导致的肢体损伤或丧失、疾病或者先天性畸形。在这类情况下，矫形术或假体的使用可以极大地促进恢复。矫形术会涉及采用有助于支撑解剖结构的装置（例如，夹板和支架）。假体提供人工装置，可代替丧失的人体部位（例如，截肢）。这些领域内的专家，即矫具师和修复学家，与其他医疗保健提供者（比如，医师、物理治疗师和作业治疗师）通力协作来规定、设计、生产和操控装置，以帮助病人重新获得运动机能。

矫形装置可以在运动任务和损伤康复期间限制动作、辅助动作、减少关节负载、提供保护和支撑，并且可以控制、限制或固定肢体或关节。矫形设计专门针对需要支撑的身体部位（参见图 12.4）。例如，踝足矫形器（AFO）支撑脚部和脚踝区域（例如，在脚踝手术之后），胸腰骶支具（TLSO）支撑躯干（例如，为了防止脊柱侧弯的发展），插入鞋内的脚矫形器支撑扁平足（即，平底足）患者的足弓。人们可以从柜台上买到固定形状或尺寸的脚矫形器，也可以专门针对个体的脚部结构量身定做。

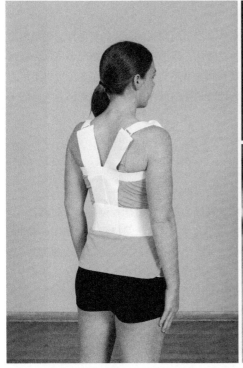
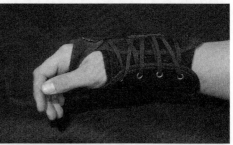
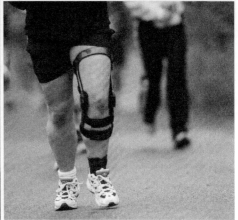

图 12.4 矫形器：姿势支架、手腕支架和膝关节支架

假体装置充当丧失或损伤的身体结构的替代品（参见图12.5）。很久以前，截肢者的假肢只不过是一块木头（即，"木制假腿"）。幸运的是，科技和材料科学（例如，新型塑料和碳纤维）的发展为复杂假肢的发展提供了条件。当前的假肢可能会由微型马达、肌电信号甚至意念（参见本页中的"机制研究"）加以控制。假肢可以让截肢的人群过上充满运动的生活。

当某个人失去整个或者部分肢体（通常由创伤、疾病或先天性畸形导致）的时候就会用到假肢。假体设计的主要目标是尽可能多地恢复运动机能，假肢类型取决于截肢程度。下肢假体包括用于髋关节、膝关节和踝关节的断离以及膝下（即，膝关节以下或BK）截肢和膝上（即，膝关节以上或AK）截肢的装置。上肢假体包括用于肩关节、肘关节和腕关节的断离，以及肘下（即，肘关节以下或BE）截肢和肘上（即，肘关节以上或AE）截肢。

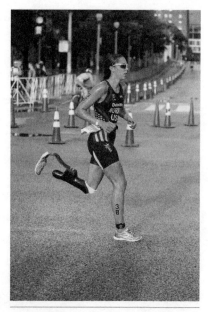

图 12.5 假腿

髋部和膝关节晚期骨性关节炎令人虚弱的疼痛会严重地限制一个人的移动性。受损的结构会在关节置换手术（关节成形术）中被人造材料替代，该手术在大多数情况下可以大幅减轻疼痛和恢复运动机能。由于负重的职责，髋部和膝关节是关节成形术的主要位置也不足为奇。鉴于生物材料和外科手术技术的不断发展、计算机辅助设计和制造的出现以及人口的老龄化，关节成形术的数量将会持续增长。

机制研究

意念控制的假体

科技的进步可以让曾经被认为是科幻的东西成为现实，意念控制且具有可移动手指的假臂就是这样的一个例子。约翰霍普金斯大学的研究人员已经开发出了一种由皮层脑电图（ECoG）驱动的脑机接口假臂，用以利用现有的感觉运动的皮质群功能解剖学来实时地控制个体的手指运动。该发展有潜力让因损伤或疾病而失去手臂的人们通过采用一种装置对灵巧的模块化假臂加以控制的方式来重新获得操控能力。该装置的驱动方式是采用高密度的ECoG阵列对个体手指运动进行在线神经解码。

完整的出处请查阅参考文献：

Hotson, McMullen, Fifer, Johannes, Katyal, Para, Armiger, Anderson, Thakor, Wester, & Crone, 2016.

全髋关节置换（THR）涉及股骨头和部分颈部的切除以及髋臼的扩大。一个金属制的股骨假体被插入到了股骨的髓管中。假体可能会利用甲基丙烯酸甲酯粘固在髓管中。一种可选的非粘固技巧采用的是一种多孔结构的假体，这种结构会促进骨骼向内生长。

　　尽管传统的 THR 在老年人和相对不太活跃的病人中应用相当成功，但是对于年轻人和活跃的病人，它无法提供良好的长期效果。一种称作髋关节表面置换的替代手术对于年轻人来讲可能更加具有前景。髋关节表面置换涉及一种金属对金属的假体，它会最小化骨骼损失、减轻髋部疼痛，并容许病人重返工作和休闲活动以及参加体育运动。在表面置换中，股骨颈部和头部不会被移除，假体像帽子一样扣合在股骨头上，并且一个与之匹配的杯状物精确地安装在了髋臼的凹窝里面。

总结评论

　　有许多可用的临床选择来识别、诊断、治疗和康复那些会影响我们移动能力的肌肉骨骼的损伤与疾病。最好的第一步是采取预防行动来降低损伤的风险。出现损伤之后，一套精心设计的康复计划通常可以改善运动机能，并让伤者可以重新完成动作，无论是在日常自理活动中（ADL）还是在更加具有挑战性的运动任务中。

推荐读物

Ellenbecker, T.S., & Wilk, K.E. (2017). *Sport therapy for the shoulder.* Champaign, IL, Human Kinetics.

Hoogenboom, B.J., Voight, M.L., & Prentice, W.E. (2014). *Musculoskeletal interventions: Techniques for therapeutic exercises* (3rd ed.). New York: McGraw-Hill.

Kirtley, C. (2006). *Clinical gait analysis: Theory and practice.* London: Churchill Livingstone.

Los Amigos Research and Education Center. (2001). *Observational gait analysis.* Downey, CA: Author.

Loudon, J.K., Manske, R.C., & Reiman, M.P. (2013). *Clinical mechanics and kinesiology.* Champaign, IL: Human Kinetics.

Lusardi, M.M., Jorge, M., & Nielsen, C.C. (2012). *Orthotics and prosthetics in rehabilitation* (3rd ed.). Philadelphia: Saunders.

May, B.J., & Lockard, M.A. (2011). *Prosthetics & orthotics in clinical practice: A case study approach.* Philadelphia: F.A. Davis.

McGill, S. (2016). *Low back disorders* (3rd ed.). Champaign, IL: Human Kinetics.

Moore, K.L., Dalley, A.F., & Agur, A.M.R. (2013). *Clinically oriented anatomy* (7th ed.). Philadelphia: Lippincott Williams & Wilkins.

Price, J. (2019). *The BioMechanics method for corrective exercise.* Champaign, IL: Human Kinetics.

Taktak, A., Ganney, P., Long, D., & White, P. (2014). *Clinical engineering: A handbook for clinical and biomedical engineers.* Oxford: Academic Press.

Whiting, W.C., & Zernicke, R.F. (2008). *Biomechanics of musculoskeletal injury* (2nd ed.). Champaign, IL: Human Kinetics.

第 13 章　人体工程学应用

目标

学完本章之后，你将能够完成以下事项。

- ▶ 定义并描述人体工程学的目标。
- ▶ 解释人体工程学的分析方法。
- ▶ 描述人机接口的概念。
- ▶ 解释升举任务的人体工程学特征。
- ▶ 描述升举的安全指南及其评估。
- ▶ 列出并解释与人体工程学相关的过度使用性疾病。

人体工程学（或人力因素学）是一门关于理解人体与其他系统要素之间相互作用的学科，并且是一个应用理论、定律、数据和方法进行设计以优化人类福祉和整个系统性能的行业（IEA，2017）。

简而言之，人体工程学研究的是人体与周围环境之间的相互作用方式。由于人体相互作用的主要方式是通过运动，因此，对人体工程学的基本了解对于全面理解动态人体解剖学来讲至关重要。

人体工程学的概念

作为一门交叉学科，人体工程学横跨各种学科，包括人体解剖学、生物力学、生理学、心理学、社会学、医学和工程学。人体工程学由三个主要的领域组成：组织、认知和生理。组织领域讨论的是组织设计、政策以及流程，因为它们与职场沟通、工作设计以及系统、网络和团队合作有关。认知领域涉及心理过程，包括感知、记忆、推理和运动响应。

生理领域与我们对动态人体解剖学的研究最为相关。该领域整合了人体测量学、生物力学和生理学的概念，因为它们都与人体运动有关，主要是职场环境中的人体运动。生理人体工程学的原理已经被广泛地应用在了消费商品和工业产品的设计、人工物料搬运任务的评估、工作场所安全指南的编制、工作场所的设计以及职业病的诊断之中。

目标

人体工程学的主要目标是提高生产力、改善效率、加强安全、降低损伤风险和减少成本。人体工程学干预可以改善工人产出的数量和质量，并且通过以有效利用时间的方式促进生产来增加效率。

加强安全和降低损伤风险是大部分人体工程学计划的核心。最常见的与工人有关的风险之一是一类统称为肌肉骨骼疾患（MSD）的疾病。MSD是与人体运动任务关联最为密切的风险因素。

概念应用

肌肉骨骼疾患

肌肉骨骼疾患由什么组成呢？美国劳工统计局对该术语的定义如下。

肌肉骨骼疾患包括：挤压神经的损伤或疾病；椎间盘突出；半月板撕裂；扭伤和拉伤；疝气（创伤性和非创伤性）；疼痛、浮肿和麻木；腕管或踝管综合征；雷诺综合征或现象；肌肉骨骼系统和结缔组织疾病及障碍。此时导致损伤的事件或事物是用力过度以及尚不明确的身体反应；涉及外部来源的用力过度；涉及微任务的重复动作；其他以及多重用力或身体反应；由振动导致的擦伤、磨损或撞击。

　　研究一直以来都表明，人体工程学分析和干预可以通过减少医疗保健的成本、损失的工作时间、工人的索赔以及人为失误的方式带来显著的成本节约。许多人体工程学干预相对比较便宜，因为对于企业、机构以及工人来讲都是划算的。

　　许多机构和专业组织已经发布了处理具体人体工程学问题的安全指南和推荐做法。这些指南涵盖了众多的工业及服务业领域，包括农业、衣服和鞋类、行李搬运、计算机工作站、建筑施工、医疗保健、产品制造、金属铸造、肉品加工、采矿、家禽屠宰、印刷、缝纫、造船业和电信业（美国劳动部）。

分析方法

　　人体工程学分析可以是被动的或者主动的。被动分析处理的是一个已经存在的问题或情况。主动分析设法预料潜在的问题，并做出可以预防这些问题的改变。

　　人体工程学分析通常涉及几个步骤，其中的第一步是风险因素的识别。与运动相关的人体工程学问题相关联的风险因素包括别扭的姿势、反复的动作、剧烈用力、压力点以及持续的静态姿势（NIOSH，2007）。

　　在执行人体工程学评估时，第一步是识别出被评估情况特有的风险因素。风险因素可以是系统性的（即，在整体工作环境中很明显），也可以是某个个体所特有的。例如，在评估计算机资料录入员的工作环境时，潜在的风险因素可能包括键盘高度和倾斜度、显示器高度（相对于操作员的视线）、距离、亮度、缺少手臂和手腕支撑、座椅设计与支撑以及操作员的姿势。

　　一旦识别出了人体工程学风险因素，人体工程学家必须找出可能的改变（例如，新的或者调整过的键盘、显示器和座椅）来改善舒适度和安全度。执行完改变之后，应当对工人重新进行评估，以确保所做的改进已经实现了人体工程学目标。

　　一群工人共有的风险因素可以通过工程或管理控制来加以处理。工程控制涉及通过按需修改任务、调整运动模式、重新设计工作站或工具以及提供防护设备的方式来改善工人的工作环境。管理控制包括编制和实施可以降低风险的程序和流程，比如岗位轮换（即，变化工作任务）和适当的工作歇息（例如，休息或做伸展运动）。

　　人们使用无数种分析方法来识别人体工程学问题和寻找解决方法。这些分析方法包括调查问卷、迭代式原型、元分析、工作抽样以及各种适用于具体任务或系统的计算机模型。

人机接口

　　许多职业都会在所谓的人机接口中涉及人与机器或设备的相互作用。示例包括计算机或键盘操作员（参见图 13.1）、装配线工人和建筑工人、医疗技师和临床医师以及汽车修理工。

升举

　　正如第 9 章中所描述的，升举是体育运动、消遣休闲、家务劳动以及职场环境中的基本运动技巧。它用来将某个物体从一个位置移动到另一个位置。根据物体的特征、升举者的体位、环境和任务可采用各种各样的技巧来执行升举任务（参见第 9 章）。

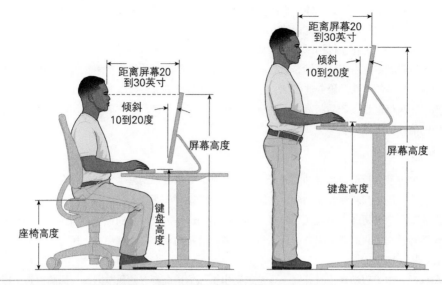

图 13.1 针对坐姿（左）和站姿（右）操作员的计算机工作站人体测量学

升举技巧

虽然没有哪项升举任务是零风险的，但是针对更加安全的升举通常会有可用的指南。对于搬运物料的职业任务，这些指南通常包括升举技巧（比如，消除不必要的升举）、让体力需求和工作节奏渐进式增加的工作安排、最小化货物抬起和下放的距离，以及将物料运货板放置在可以让工人在个人力量区内进行升举和下放的高度。

其他的建议包括避免手动从地面和向地面升举或下放货物、采用特殊的技巧来搬运不稳定或沉重的货物（例如，采用机械辅助装置、重新整理货柜以减轻重量并均衡所装的货物、多人共同升举）、减少升举频率和工人执行升举任务的时间量、清理空间以改善入口以及穿戴合适的衣服和安全设备（DHHS，2007）。

升举损伤和安全推荐

根据美国劳工统计局（2016）的报告，肌肉骨骼疾患（MSD）率最高的职业是那些涉及显著升举的职业。这些职业包括紧急医疗员和护理人员，护士助理，消防员，轻型货车或送货司机，非农场的动物护理员，劳动工人以及货物、存货和物料搬运工。

由于涉及诸多力学、生理学和心理学因素，升举力学与损伤风险之间的关系很复杂。美国职业安全健康研究所（NIOSH）认识到了升举损伤的普遍性和昂贵性，并于 1981 年发布了升举指南，随后在 1993 年对该指南进行了修订。这些指南提供了一个基于几种因素来计算升举限制的公式（Waters，Putz-Anderson，Garg，& Fine，1993），这些因素包括物体重量、物体距身体的距离、物体高度、移动距离、距离正中矢状面的角位移、升举频率、升举持续时间以及能量消耗。NIOSH 升举公式计算器可在线获取；通过 iTune 和谷歌市场可以获取一个应用程序。

机制研究

升举的生物力学

　　有关升举生物力学的研究出现在 20 世纪 60 年代晚期和 20 世纪 70 年代早期。查芬和贝克于 1970 年发表了开创性的成果之一———"对称矢状面升举分析的生物力学模型"。从那以后，生物力学模型已经变得更为复杂化，通过考虑诸如 EMG、优化和复杂的建模等来预测躯干肌肉受力和腰椎负载（Gagnon, Larivière, & Loisel, 2001）。

　　近期的研究专注于不同群组在从地面搬箱子的过程中升举力学上的差异。例如，普拉蒙登与同事们发表了一系列对比专家与新手以及女性与男性升举特征的研究（Plamondon, Delisle, et al., 2014; Plamondon et al., 2017; Plamondon, Larivière, et al., 2014）。这些研究人员报告称，专家在升举期间展现出了较少的脊柱屈曲和较多的膝关节屈曲，但是他们却在外部后背负载变量上注意到了较小的影响（例如，L5/S1 处的最大合力矩和最大不对称力矩）。比较性别影响时，普拉蒙登与同事们（2017）发现，女性和男性研究对象采用的升举技巧在任务持续时间和累积负载方面是类似的，但是在关节间的协调模式方面却有所差异。他们总结道，"考虑到从地面搬运箱子时女性的协调模式可能会涉及后部被动组织的伸展，从而可能导致较高的损伤风险，对这种性别影响的原因必须加以识别，而后才能够提出预防性的干预措施。"

　　完整的出处请查阅参考文献：

Chaffin & Baker, 1970.

Gagnon, Larivière, & Loisel, 2001.

Plamondon, Delisle, Bellefeuille, Denis, Gagnon, & Larivière, 2014.

Plamondon, Larivière, Denis, Mecheri, & Nastasia, 2017.

Plamondon, Larivière, Denis, St-Vincent, & Delisle, 2014.

　　尽管 NIOSH 升举公式可作为评估升举动力学的有用组成部分，但是它仅适用于双手升举任务。该公式不适用于任何涉及单手升举或升举不稳定物体，持续时间超过 8 小时以及高速度动作的任务，或者任何在坐姿或跪姿状态、在受限空间内工作或者在光滑地面上执行的任务。更加复杂的模型和公式需要评估这些特殊的案例情景。

　　基于大量的研究，麦克吉尔（2015）为损伤预防提供了详细的指南，其中大多数处理的是与升举相关的问题。

- 设计有利于动作多样性的工作任务（即，不要做太多单一的事情）。
- 升举时，避免完全屈曲或弯曲脊柱以及旋转躯干。
- 通过将外部负载保持在身体附近的方式选择一种姿势来最小化作用在下背上的反扭矩。
- 最小化升举的重量。

- 在长时间的屈曲之后不要立即进行费力的工作。
- 起床之后要避免升举或脊柱弯曲。
- 在升举任务期间要预张紧和稳定脊柱。
- 产生较高的扭力矩时要避免扭转。
- 发力时使用动量以降低脊柱负载。
- 避免久坐。
- 采用适当的休息策略。
- 提供保护性的服装来促成关节保护的姿势。
- 练习关节保护性的运动学动作模式。
- 维持合理的体能水平。

过度使用性疾病

过度使用性损伤是由重复用力却没有足够的恢复时间而导致的一类疾病的典型例子。这类疾病通过各种名称来指代，包括累积性创伤、反复应力综合征、慢性微创伤、过劳综合征、重复性运动障碍以及重复性肌肉拉伤。与工作场所事件相关的过度使用性疾病是人体工程学分析的重要关注点。

我们会在这里简单地描述若干种过度使用性疾病，重点在于导致每种疾病的运动相关因素。过度使用性损伤详细的预防和治疗方案虽然很重要，但却超出了我们讨论的范畴。

- 肌腱炎是由肌腱与其腱鞘之间的过度摩擦以及炎性反应所导致的。反应可能是急性的（响应有限的环节或事件），但是更有可能是慢性的（即，重复过度使用的结果）。除了肌腱本身之外，促进肌腱滑移的相关结构（例如，腱鞘、相关的滑囊）可能也会发炎，随后出现损伤。

- 骨性关节炎（OA），亦称退化性关节疾病（DJD），是一种会影响滑膜关节，尤其是那些负重的关节（例如，髋关节、膝关节和踝关节）的非炎性疾病。OA的特征在于关节表面上关节软骨的退化以及关节表面和边缘处的骨骼生长。特别地，髋部OA是残疾的主要原因，尤其是对于老年人。可想而知，OA的主要风险因素之一是与活动相关的关节负载。重复的高负载，如重体力活动、某些体育运动和涉及重物推举的职业，可能会使个体易于患上OA。其他的风险因素包括性别、遗传倾向性、发育畸形、营养、肥胖、抽烟和创伤性损伤。

- 腕管综合征是一种常见的涉及手部和手腕的过度使用性疾病，它是由重复性的动作（主要是手指和手腕的屈曲和伸展）引起的（参见第285页中的"概念应用"）。

- 肩关节（GH）撞击综合征涉及肩关节封闭空间内的压力升高，这会对关节结构产生不利的影响（参见第12章）。

- 上髁炎是由肘部内侧或外侧结构的过度使用导致的。肘部上髁炎这种称呼稍微有些用词不当，因为该术语的后缀（–炎）暗指一种发炎性的疾病，但是几乎未发现在所涉及的上髁处有炎性特征的证据。更确切地讲，上髁炎是一种退化性过程，而不是炎性的过程。尽管如此，内侧上髁炎和外侧上髁炎是涉及胞质内钙化、胶原纤维分裂和绞缠以及不正常纤维交联的过度使用性疾病（Kannus & Jozsa，1991）。

　　外侧上髁炎（有时候称作网球肘）已经与网球运动员有缺陷的挥击力学（尤其是反手）、偏离中心的球接触、握拍的松紧度以及球拍振动联系在了一起，但是它也会出现在其他挥击运动（例如，短柄墙球和高尔夫球）以及涉及手腕和肘部重复动作的职业中（例如，木工和手术医生）。内侧上髁炎虽然不太常见，但是会困扰正手和发球挥击时的网球运动员、动作模式涉及肘部高速外翻伸展的掷球手以及需要重复动作的职业人。

概念应用

腕管综合征

　　最容易导致人虚弱的过度使用性疾病之一是腕管综合征（CTS），这是一种最早由派吉特于1854年报道的疾病（Lo et al., 2002）。它的特征在于腕管内的浮肿，该浮肿会产生影响正中神经的压缩性神经病变（参见图13.2）。与其他神经压迫综合征一样，CTS涉及受限空间内的压力升高。由腕骨以及尺腕掌侧韧带（亦作腕横韧带）构成的不可伸缩边界杜绝了腕管尺寸的增加。响应反复加载的炎症和浮肿会压缩神经血管组织并妨碍它们的功能。最严重的后果是压缩正中神经，这会导致手腕以及桡侧的3根半手指上出现麻木、麻刺、灼热和疼痛等症状。

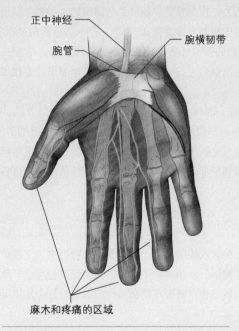

正中神经
腕管
腕横韧带
麻木和疼痛的区域

图13.2 腕管

　　CTS的症状与具体的运动模式有关（例如，执行装配工作、打字、演奏乐器、抛光、砂磨、擦洗和锤击）。在不同种类的职业工人身上都记录到了腕管综合征，包括键盘操作员、钣金工、超市收银员、剪羊毛工、鱼肉制品加工者和手语翻译人员等。

- 足底筋膜炎是足底筋膜在足中段或者跟骨内侧粗隆的止点处的一种炎性疾病，它涉及筋膜纤维的微撕裂和部分断裂。在大多数情况下，足底筋膜炎的出现是为了响应重复的负载（例如，跑步），在此过程中压缩力会压平纵向足弓。跑步期间足底筋膜上的力估计是体重的1.3～2.9倍（Scott & Winter，1990）。压平足弓会伸展足底筋膜并吸收压缩力。对于搬运沉重货物的工人，足底筋膜炎可能是由足弓的重复压缩导致的。

脚踝强度和柔韧性的缺乏可能会加快或者恶化足底筋膜炎。例如，跟腱的紧度会限制脚踝背屈并导致更大的足底筋膜应力。除了强度和柔韧性以外，其他与足底筋膜炎相关的因素包括过度训练、下肢不等长、疲劳、筋膜的不可延展性以及不良的运动力学。跑步期间的过度旋前是病态运动模式如何促成足底筋膜炎的一个参考示例。在脚和脚踝的旋前期间，距下关节会向外翻转，从而导致足底筋膜的伸长以及组织应力的增加。重复这种病态加载会导致微损伤及伴随的炎症。

- 跟腱炎涉及体内最大最结实的肌腱——跟腱，它由小腿三头肌群（即，腓肠肌和比目鱼肌）的远端肌腱在距离其止点近端6毫米的位置融合而成于跟骨后表面上。对足跟肌腱的频繁反复加载（比如在跑步和跳跃等活动中）会使其易于患上过度使用性病症，最常见的有腱鞘炎（腱鞘的炎症）、止点紊乱（例如滑液囊炎或止点肌腱炎）、肌腱连接损伤或肌腱病症。

跟腱会承受较大的力。作为验证，福田弘与同事们（1995）利用植入的肌腱力传感器得出结论，在深蹲跳过程中跟腱力峰值为2233牛，在下蹲垂直跳过程中为1895牛，在齐足跳中为3786牛。涉及重物的升举任务也会产生较高的跟腱力。尽管一系列的运动任务具有巨大的负荷，但是科米与同事们（1992）指出，加载的速率可能要比加载的大小更加具有临床相关性。

- 颈部肌筋膜疼痛（CMP）起因于颈部肌肉（例如，斜方肌、菱形肌、冈上肌、冈下肌和肩胛提肌）及其周围筋膜的疼痛。CMP可由损伤或者过度使用引起，并且其特征是触痛点位于肌肉内。触痛点是肌肉纤维中触诊感觉明显较紧的高度敏感区。一种相关的疾病是张力性头痛，它由头部和颈部区域的肌肉收缩导致，该肌肉收缩由各种压力源引起，包括长时间盯着计算机屏幕。

总结评论

人体工程学，一门包含人体解剖学、生理学、生物力学、工程学和医学的交叉学科，已经被证实具有增进个体健康、幸福感和生产力以及能够减轻商业、政府机构的财政和人力成本的潜力。在未来，人体工程学将会在社会机构的成功运行中发挥至关重要的作用。

推荐读物

Guastello, S.J. (2013). *Human factors engineering and ergonomics: A systems approach* (2nd ed.). Boca Raton, FL: CRC Press.

Haight, J.M. (Ed.). (2013). *Ergonomics and human factors engineering.* Park Ridge, IL: American Society of Safety Engineers.

Hedge, A. (Ed.). (2016). *Ergonomics workplace design for health, wellness, and productivity.* Boca Raton, FL: CRC Press.

Kroemer, K.H.E., & Kroemer, H.B. (2000). *Ergonomics: How to design for ease and efficiency* (2nd ed.). London: Pearson.

Kumar, S. (Ed.). (2007). *Biomechanics in ergonomics* (2nd ed.). Boca Raton, FL: CRC Press.

McCauley-Bush, P. (2013). *Ergonomics: Foundational principles, applications, and technologies.* Boca Raton, FL: CRC Press.

McGill, S. (2015). *Low back disorders: Evidence-based prevention and rehabilitation* (3rd ed.). Champaign, IL: Human Kinetics.

Reilly, T. (2009). *Ergonomics in sport and physical activity: Enhancing performance and improving safety.* Champaign, IL: Human Kinetics.

Sanders, M.S., & McCormick, E.J. (1993). *Human factors in engineering and design* (7th ed.). New York: McGraw-Hill.

Stack, T., Ostrom, L.T., & Wilhelmsen, C.A. (2016). *Occupational ergonomics: A practical approach.* Hoboken, NJ: Wiley.

Stave, G.M., & Wald, P.H. (Eds.). (2017). *Physical and biological hazards of the workplace* (3rd ed.). Hoboken, NJ: Wiley.

Tillman, B., Tillman, P., Rose, R.R., & Woodson, W.E. (2016). *Human factors and ergonomics design handbook* (3rd ed.). New York: McGraw Hill.

Wickens, C.D., Lee, J., Liu, Y.D., & Gordon-Becker, S. (2004). *An introduction to human factors engineering* (2nd ed.). Upper Saddle River, NJ: Prentice Hall.

Adelsberg, S. (1986). The tennis stroke: An EMG analysis of selected muscles with rackets of increasing grip size. *American Journal of Sports Medicine, 14*(2), 139-142.

Ahamed, N.U., Sundaraj, K., Ahmad, B., Rahman, M., Ali, A., & Islam, A. (2014). Significance of the electromyographic analysis of the upper limb muscles of cricket bowlers: Recommendations from studies of overhead-throwing athletes. *Journal of Mechanics in Medicine and Biology, 14*(4), 1-32.

Alizadehkhaiyat, O., Fisher, A.C., Kemp, G.J., Vishwanathan, K., & Frostick S.P. (2007). Upper limb muscle imbalance in tennis elbow: A functional and electromyographic assessment. *Journal of Orthopaedic Research, 25*(12), 1651-1657.

Alizadehkhaiyat, O., & Frostick, S.P. (2015). Electromyographic assessment of forearm muscle function in tennis players with and without lateral epicondylitis. *Journal of Electromyography and Kinesiology, 25*(6), 876-886.

American College of Sports Medicine. (2017). *ACSM's guidelines for exercise testing and prescription* (10th ed.). Philadelphia: Lippincott Williams & Wilkins.

Balazs, G.C., Pavey, G.J., Brelin, A.M., Pickett, A., Keblish, D.J., & Rue, J.P. (2015). Risk of anterior cruciate ligament injury in athletes on synthetic playing surfaces: A systematic review. *American Journal of Sports Medicine, 43*(7), 1798-1804.

Barrentine, S.W., Fleisig, G.S., Whiteside, J.A., Escamilla, R.F., & Andrews, J.R. (1998). Biomechanics of windmill softball pitching with implications about injury mechanisms at the shoulder and elbow. *Journal of Orthopaedic and Sports Physical Therapy, 28*(6), 405-415.

Bartlett, R. (2000). Principles of throwing. In V.M. Zatsiorsky (Ed.), *Biomechanics in sport: Performance enhancement and injury prevention* (pp. 365-380). Oxford: Blackwell Science.

Bartlett, R. (2014). *Introduction to sports biomechanics: Analyzing human movement patterns* (3rd ed.). London: Routledge.

Bartlett, R.M., Stockill, N.P., Elliott, B.C., & Burnett, A.F. (1996). The biomechanics of fast bowling in men's cricket: A review. *Journal of Sports Sciences, 14*, 403-424.

Basmajian, J.V., & DeLuca, C. (1985). *Muscles alive* (5th ed.). Baltimore: Williams & Wilkins.

Bechler, J.R., Jobe, F.W., Pink, M., Perry, J., & Ruwe, P.A. (1995). Electromyographic analysis of the hip and knee during the golf swing. *Clinical Journal of Sport Medicine, 5*(3), 162-166.

Benjuya, N., Melzer, I., & Kaplanski, J. (2004). Aging-induced shifts from a reliance on sensory input to muscle cocontraction during balanced standing. *Journal of Gerontology, series A, Biological Sciences and Medical Sciences, 59*(2), 166-171.

Bergman, R.A., Thompson, S.A., Afifi, A.K., & Saadeh, F.A. (1988). *Compendium of human anatomic variation*. Baltimore: Urban & Schwarzenberg.

Bernstein, N.A. (1967). *The co-ordination and regulation of movements*. Oxford: Pergamon Press.

Blache, Y., & Monteil, K.M. (2013). Effect of arm swing on effective energy during vertical jumping: Experimental and simulation study. *Scandinavian Journal of Medicine and Science in Sports, 23*(2), e121-129.

Blake, O.M., Champoux, Y., & Wakeling, J.M. (2012). Muscle coordination patterns for efficient cycling. *Medicine & Science in Sports & Exercise, 44*(5), 926-938.

Blazevich, A.J. (2017). *Sports biomechanics: The basics: Optimizing human performance* (3rd ed.). London: Bloomsbury Sport.

Bohannon, R.W. (1997). Comfortable and maximum walking speed of adults aged 20-79 years: Reference values and determinants. *Age and Ageing, 26*(1), 15-19.

Bonacci, J., Saunders, P.U., Hicks, A., Rantalainen, T., Vicenzino, B.T., & Spratford, W. (2013). Running in a minimalist and lightweight shoe is not the same as running barefoot: A biomechanical study. *British Journal of Sports Medicine, 47*(6), 387-392.

Branch, T., Partin, C., Chamberland, P., Emeterio, E., & Sabetelle, M. (1992). Spontaneous fractures of the humerus during pitching: A series of 12 cases. *American Journal of Sports Medicine, 20*(4), 468-470.

Brophy, R.H., Backus, S.I., Pansy, B.S., Lyman, S., & Williams, R.J. (2007). Lower extremity muscle activation and alignment during the soccer instep and side-foot kicks. *Journal of Orthopaedic & Sports Physical Therapy, 37*(5), 260-268.

Burstein, A.H., & Wright, T.M. (1994). *Fundamentals*

of orthopaedic biomechanics. Baltimore: Williams & Wilkins.

Cappozzo, A., Felici, F., Figura, F., & Gazzani, F. (1985). Lumbar spine loading during half-squat exercises. *Medicine & Science in Sports & Exercise, 17*(5), 613-620.

Cappozzo, A., & Marchetti, M. (1992). Borelli's heritage. In A. Cappozzo, M. Marchetti, & V. Tosi (Eds.), *Biolocomotion: A century of research using moving pictures* (pp. 33-47). Rome: Promograph.

Cech, D.J., & Martin, S. (2011). *Functional movement development across the life span* (3rd ed.). St. Louis: Elsevier Saunders.

Cerrah, A.O., Gungor, E.O., Soylu, A.R., Ertan, H., Lees, A., & Bayrak, C. (2011). Muscular activation patterns during the soccer in-step kick. *Isokinetics and Exercise Science, 19*(3), 181-190.

Chaffin, D.B., & Baker, W.H. (1970). A biomechanical model for analysis of symmetric sagittal plane lifting. *AIIE Transactions, 2*(1), 16-27.

Chiu, L.Z.F, Bryanton, M.A., & Moolyk, A.N. (2014). Proximal-to-distal sequencing in vertical jumping with and without arm swing. *Journal of Strength and Conditioning Research, 28*(5), 1195-1202.

Cholewicki, J., McGill, S.M., & Norman, R.W. (1991). Lumbar spine loads during the lifting of extremely heavy weights. *Medicine & Science in Sports & Exercise, 23*(10), 1179-1186.

Chollet, D., Seifert, L.M., & Carter, M. (2008). Arm coordination in elite backstroke swimmers. *Journal of Sports Sciences, 26*(7), 675-682.

Chow, J.W., Carlton, L.G., Lim, Y.T., Shim, J.H., Chae, W.S., & Kuenster, A.F. (1999). Muscle activation during the tennis volley. *Medicine & Science in Sports & Exercise, 31*(6), 846-854.

Chow, J.W., Knudson, D.V., Tillman, M.D., & Andrew, D.P.S. (2007). Pre- and post-impact muscle activation in the tennis volley: Effects of ball speed, ball size and side of the body. *British Journal of Sports Medicine, 41*, 754-759.

Chow, J.W., Park, S-A., & Tillman, M.D. (2009). Lower trunk kinematics and muscle activity during different types of tennis serves. *Sports Medicine, Arthroscopy, Rehabilitation, Therapy and Technology, 1*(1), 24.

Clippinger, K. (2016). *Dance anatomy and kinesiology* (2nd ed.). Champaign, IL: Human Kinetics.

Coleman, S.G.S., Benham, A.S., & Northcott, S.R. (1993). A three-dimensional cinematographical analysis of the volleyball spike. *Journal of Sports Sciences, 11*(4), 295-302.

Colwin, C.M. (2002). *Breakthrough swimming*. Champaign, IL: Human Kinetics.

Comstock, R.D., Currie, D.W., Pierpoint, L.A., Grubenhoff, J.A., & Fields, S.K. (2015). An evidence-based discussion of heading the ball and concussions in high school soccer. *JAMA Pediatrics, 169*(9), 830-837.

Conway, J.E., Jobe, F.W., Glousman, R.E., & Pink, M. (1992). Medial instability of the elbow in throwing athletes: Treatment by repair or reconstruction of the ulnar collateral ligament. *Journal of Bone and Joint Surgery, 74A*, 67-83.

Cook, G., Burton, L., & Hoogenboom, B. (2006). Preparticipation screening: The use of fundamental movements as an assessment of function—Part 1. *North American Journal of Sports Physical Therapy, 1*(2), 62-72.

Cook, G., Burton, L., Hoogenboom, B.J., & Voight, M. (2014a). Functional movement screening: the use of fundamental movements as an assessment of function—part 1. *International Journal of Sports Physical Therapy, 9*(3), 396-409.

Cook, G., Burton, L., Hoogenboom, B.J., & Voight, M. (2014b). Functional movement screening: the use of fundamental movements as an assessment of function—part 2. *International Journal of Sports Physical Therapy, 9*(4), 549-563.

Cooper, C., Campion, G., & Melton, L.J., III. (1992). Hip fractures in the elderly: A world-wide projection. *Osteoporosis International, 2*(6), 285-289.

Correia, J.P., Oliveira, R., Vaz, J.R., Silva, L., & Pezarat-Correia, P. (2016). Trunk muscle activation, fatigue and low back pain in tennis players. *Journal of Science and Medicine in Sport, 19*(4), 311-316.

Criswell, E. (2010). *Cram's introduction to surface electromyography* (2nd ed.). Burlington, MA: Jones & Bartlett Learning.

Critchley, M. (1949). Punch-drunk syndromes: The chronic traumatic encephalopathy of boxers. In *Neuro-chirurgie: Hommage à Clovis Vincent* (pp. 161-174). Paris: Maloine.

Critchley, M. (1957). Medical aspects of boxing, particularly from a neurological standpoint. *British Medical Journal, 1*, 357-362.

Cunningham, A. (Ed.) (2002). *Guinness World Records 2002*. London: Guinness World Records.

Czerniecki, J.M., Gitter, A.J., & Beck, M.C. (1996). Energy transfer mechanisms as a compensatory strategy in below knee amputee runners. *Journal of Biomechanics, 29*(6), 717-722.

Darwin, C. (1998). *The expression of the emotions in man and animals* (3rd ed.). New York: Oxford University Press.

de Araujo, G.G., Manchado-Gobatto, F.B., Papoti, M., Camargo, B.H.F., & Gobatto, C.A. (2013). Anaerobic and aerobic performances in elite basketball players. *Journal of Human Kinetics, 42*, 137-147.

Deutsch, K.M., & Newell, K.M. (2005). Noise, variability, and the development of children's perceptual motor skills. *Developmental Review, 25*(2), 155-180.

DeWitt, J.K., & Hinrichs, R.N. (2012). Mechanical factors associated with the development of high ball velocity during an instep soccer kick. *Sports Biomechanics, 11*(3), 382-290.

Dimiano, D.L., Martellotta, T.L., Sullivan, D.J., Granata, K.P., & Abel, M.F. (2000). Muscle force production and functional performance in spastic cerebral palsy: Relationship of cocontraction. *Archives of Physical Medicine and Rehabilitation, 81*(7), 895-900.

Ditmyer, M.M., Topp, R., & Pifer, M. (2002). Prehabilitation in preparation for orthopaedic surgery. *Orthopaedic Nursing, 21*(5), 43-51.

DiVirgilio, T.G., Hunter, A., Wilson, L., Stewart, W., Goodall, S., Howatson, G., Donaldson, D.I., & Ietswaart, M. (2016). Evidence for acute electrophysiological and cognitive changes following routine soccer heading. *EBioMedicine, 13*, 66-71.

Dörge, H.C., Andersen, T.B., Sørensen, H., & Simonsen, E.B. (2002). Biomechanical differences in soccer kicking with the preferred and the non-preferred leg. *Journal of Sports Sciences, 20*(4), 293-299.

Dragoo, J.L., Braun, H.J., Durham, J.L., Chen, M.R., & Harris, A.H. (2012). Incidence and risk factors for injuries to the anterior cruciate ligament in National Collegiate Athletic Association football: Data from the 2004-2005 through 2008-2009 National Collegiate Athletic Association Injury Surveillance System. *American Journal of Sports Medicine, 40*(5), 990-995.

Enoka, R.M. (2002). *Neuromechanics of human movement* (3rd ed.). Champaign, IL: Human Kinetics.

Enoka, R.M. (2015). *Neuromechanics of human movement* (5th ed.). Champaign, IL: Human Kinetics.

Escamilla, R.F. (2001). Knee biomechanics of the dynamic squat exercise. *Medicine & Science in Sports & Exercise, 33*(1), 127-141.

Escamilla, R.F., & Andrews, J.R. (2009). Shoulder muscle recruitment patterns and related biomechanics during upper extremity sports. *Sports Medicine, 39*(7), 569-590.

Everett, T., & Kell, C. (2010). *Human movement: An introductory text* (6th ed.). Edinburgh: Churchill Livingstone.

Faigenbaum, A.D., Kraemer, W.J., Blimkie, C.J.R., Jeffreys, I., Micheli, L.J., Nitka, M., & Rowland, T.W. (2009). Youth resistance training: Updated position statement paper from the National Strength and Conditioning Association. *Journal of Strength and Conditioning Research, 23*(S5), S60-S79.

Faigenbaum, A.D., & Micheli, L.J. (2017). *Youth strength training*. Indianapolis: American College of Sports Medicine.

Falconer, K., & Winter, D.A. (1985). Quantitative assessment of co-contraction at the ankle joint in walking. *Electromyography and Clinical Neurophysiology, 25*(2-3), 135-149.

Farber, A.J., Smith, J.S., Kvitne, R.S., Mohr, K.J., & Shin, S.S. (2009). Electromyographic analysis of forearm muscles in professional and amateur golfers. *American Journal of Sports Medicine, 37*(2), 396-401.

Feltner, M.E., Bishop, E.J., & Perez, C.M. (2004). Segmental and kinetic contributions in vertical jumps performed with and without an arm swing. *Research Quarterly for Exercise and Sport, 75*(3), 216-230.

Fiatarone, M.A., Marks, E.C., Ryan, N.D., Meredith, C.N., Lipsitz, L.A., & Evans, W.J. (1990). High-intensity strength training in nonagenarians: Effects on skeletal muscle. *Journal of the American Medical Association, 263*(22), 3029-3034.

Fitts, P.M. (1964). Categories of human learning. In A.W. Melton (Ed.), *Perceptual-motor skills learning* (pp. 243-285). New York: Academic Press.

Fleisig, G.S., Escamilla, R.F., Andrews, J.R., Matsuo, T., Satterwhite, Y., & Barrentine, S.W. (1996). Kinematic and kinetic comparison between baseball pitching and football passing. *Journal of Applied Biomechanics, 12*, 207-214.

Forthomme, B., Croisier, J.-L., Ciccarone, G., Crielard, J.-M., & Cloes, M. (2005). Factors correlated with volleyball spike velocity. *American Journal of Sports Medicine, 33*(10), 1513-1519.

Fryer, J.C.J., Quon, J.A., & Vann, R.D. (2017). A proposed in vitro model for investigating the mechanisms of 'joint cracking': A short report of preliminary techniques and observations. *Journal of the Canadian Chiropractic Association, 61*(1), 32-39.

Fukashiro, S., Komi, P.V., Jarvinen, M., & Miyashita, M. (1995). In vivo Achilles tendon loading during jumping in humans. *European Journal of Applied Physiology and Occupational Physiology, 71*, 453-458.

Fuzhong, L., Harmer, P., Fitzgerald, K., Eckstrom, E., Stock, R., Galver, J., Maddalozzo, G., & Batya, S.S. (2012). Tai Chi and postural stability in patients with Parkinson's disease. *The New England Journal of Medicine, 366*(6), 511-519.

Gad, P., Gerasimenko, Y., Zdunowski, S., Turner, A., Sayenko, D., Lu, D.C., & Edgerton, V.R. (2017). Weight bearing over-ground stepping in an exoskeleton with non-invasive spinal cord neuromodulation after motor complete paraplegia. *Frontiers in Neuroscience, 11*, 1-8.

Gagnon, D., Larivière, C., & Loisel, P. (2001). Comparative ability of EMG, optimization, and hybrid modelling approaches to predict trunk muscle forces and lumbar spine loading during dynamic sagittal plane lifting. *Clinical Biomechanics, 16*(5), 359-372.

Gallant, M.P., Tartaglia, M., Hardman, S., & Burke, K. (2017). Using Tai Chi to reduce fall risk factors among older adults: An evaluation of a community-based implementation.

Gerasimenko, Y.P., Lu, D.C., Modaber, M., Zdunowski, S., Gad, P., Sayenko, D.G., . . . Edgerton, V.R. (2015). Noninvasive reactivation of motor descending control after paralysis. *Journal of Neurotrauma, 32*(24), 1968-1980.

Gessel, L.M., Fields, S.K., Collines, C.L., Dick, R.W., & Comstock, R.D. (2007). Concussions among United States high school and collegiate athletes. *Journal of Athletic Training, 42*(4), 495-503.

Gil-Agudo, A., Ama-Espinosa, A.D., & Crespo-Ruiz,B. (2010). Wheelchair basketball quantification. *Physical Medicine Rehabilitation Clinics of North America, 21*(1), 141-156.

Gowan, I.D., Jobe, F.W., Tibone, J.E., Perry, J., & Moynes, D.R. (1987). A comparative electromyographic analysis of the shoulder during pitching: Professional versus amateur pitchers. *American Journal of Sports Medicine, 15*(6), 586-590.

Gregor, R.J., Fowler, E.G., & Childers, W.L. (2011). Applied biomechanics of cycling. In D.J. Magee, R.C. Manske, J.E. Zachazewski, & W.S. Quillen (Eds.), *Athletic and Sport Issues in Musculoskeletal Rehabilitation* (pp. 187-216). St. Louis: Elsevier Saunders.

Grimm, D., Grosse, J., Wehland, M., Mann, V., Reseland, J.E., Sundaresan, A., & Corydon, T.J. (2016). The impact of microgravity on bone in humans. *Bone, 87,*44-56.

Gullberg, B., Johnell, O., & Kanis, J.A. (1997). World-wide projections for hip fracture. *Osteoporosis International, 7*(5), 407-413.

Haff, G.G., & Triplett, N.T. (Eds.). (2015). *Essentials of strength and conditioning* (4th ed.). Champaign, IL: HumanKinetics.

Hanson, A.M., Padua, D.A., Blackburn, J.T., Prentice, W.E., & Hirth, C.J. (2008). Muscle activation during side-step cutting maneuvers in male and female soccer athletes. *Journal of Athletic Training, 43*(2), 133-143.

Harrison, A.J., & Gaffney, S. (2001). Motor development and gender effects on stretch-shortening cycle performance. *Journal of Science and Medicine in Sport, 4*(4),406-415.

Hay, J.G. (1993). *The biomechanics of sports techniques* (4th ed.). Englewood Cliffs, NJ: Prentice Hall.

Haywood, K.M., & Getchell, N. (2014). *Life span motor development* (6th ed.). Champaign, IL: Human Kinetics.

Hazari, A., Warsi, M., & Agouris, I. (2016). Electromyography analysis of shoulder and wrist muscles in semi-professional cricket fast bowlers during bouncer and Yorker delivery. A cross-sectional comparative study. *International Journal of Physical Education, Sports and Health, 3*(6), 77-87.

Hewett, T.E., Myer, G.D., Ford, K.R., Heidt, R.S., Jr.,Colosimo,A.J.,McLean, S.G., . . . Succop, P.(2005). Biomechanical measures of neuromuscular control and valgus loading of the knee predict anterior cruciate ligament injury risk in female athletes: A prospective study. *American Journal of Sports Medicine, 33*(4), 492-501.

Hollander, K., Argubi-Wollesen, A., Reer, R., & Zech, A. (2015). Comparison of minimalist footwear strategies for simulating barefoot running: A randomized crossover study. *PLoS One, 10*(5), E0125880.

Hotson, G., McMullen, D.P., Fifer, M.S., Johannes, M.S.,Katyal, K.D., Para, M.P., . . . Crone, N.E. (2016). Individual finger control of the modular prosthetic limb using high-density electrocorticography in a human subject. *Journal of Neural Engineering, 13*(2), 026017.

Houglum, P.A., & Bertoti, D.B. (2012). *Brunnstrom's clinical kinesiology* (6th ed.) Philadelphia: Davis.

Hudson, J.L. (1986). Coordination of segments in the vertical jump. *Medicine & Science in Sports & Exercise, 18*(2), 242-251.

Huffman, K.D., Sanford, B.A., Zucker-Levin, A.R., Williams, J.L., & Mihalko, W.M. (2015). Increased hip abduction in high body mass index subjects during sit-to-stand. *Gait Posture, 41*(2), 640-645.

Inman, V.T., Ralston, H.J., & Todd, F. (1981). *Human walking*. Baltimore: Williams & Wilkins.

International Ergonomics Association. (2017). Definition and domains of ergonomics.

International Wheelchair Basketball Federation. (2014). *Official player classification manual.*

Jacobs, R., Bobbert, M.F., & van Ingen Schenau, G.J. (1996). Mechanical output from individual muscles during explosive leg extensions: The role of biarticular muscles. *Journal of Biomechanics, 29*(4), 513-523.

Jerome, J. (1980). *The sweet spot in time*. New York: Summit.

Jobe, F.W., Moynes, D.R., & Antonelli, D.J. (1986). Rotator cuff function during a golf swing. *American Journal of Sports Medicine, 14*(5), 388-392.

Jobe, F.W., Moynes, D.R., Tibone, J.E., & Perry, J. (1984). An EMG analysis of the shoulder in pitching: A second report. *American Journal of Sports Medicine, 12*(3), 218-220.

Jobe, F.W., Perry, J., & Pink, M. (1989). Electromyographic shoulder activity in men and women professional golfers. *American Journal of Sports Medicine, 17*(6), 782-787.

Jobe, F.W., Stark, H., & Lombardo, S.J. (1986). Reconstruction of the ulnar collateral ligament in athletes. *Journal of Bone and Joint Surgery, 68A,* 1158-1163

Johnell, O., & Kanis, J.A. (2006). An estimate of the worldwide prevalence and disability associated with osteoporotic fractures. *Osteoporosis International, 17*(12), 1726-1733.

Jorge, M., & Hull, M.L. (1986). Analysis of EMG mea- surements during bicycle pedalling. *Journal of Biomechanics, 19*(9), 683-694.

Judge, J.O., Ounpuu, S., & Davis, R.B. (1996). Effects of age on the biomechanics and physiology of gait. *Clinics in Geriatric Medicine, 12*(4), 659-678.

Kamen, G., & Gabriel, D.A. (2009). *Essentials of electromyography.* Champaign, IL: Human Kinetics.

Kannus, P., & Jozsa, L. (1991). Histopathologic changes preceding spontaneous rupture of a tendon. *Journal of Orthopaedic Trauma, 5*, 395-402.

Kao, J.T., Pink, M., Jobe, F.W., & Perry, J. (1995). Electromyographic analysis of the scapular muscles during a golf swing. *American Journal of Sports Medicine, 23*(1), 19-23.

Kawchuk, G.N., Fryer, J., Jaremko, J.L., Zeng, H., Rowe, L., & Thompson, R. (2015). Real-time visualization of joint cavitation. *PLOS One*, 1-11.

Kellis, E., Arabatzi, F., & Papadopoulos, C. (2003). Muscle co-activation around the knee in drop jumping using the co-contraction index. *Journal of Electromyography & Kinesiology, 13*, 229-238.

Kellis, E., & Katis, A. (2007). Biomechanical charac- teristics and determinants of instep soccer kick. *Journal of Sports Science and Medicine, 6*, 154-165.

Kelly, B.T., Backus, S.I., Warren, R.F., & Williams, R.J. (2002). Electromyographic analysis and phase definition of the overhead football throw. *American Journal of Sports Medicine, 30*(6), 837-844.

Kibler, W.B., Chandler, T.J., Shapiro, R., & Conuel, M. (2007). Muscle activation in coupled scapulohumeral motions in the high performance tennis serve. *British Journal of Sports Medicine, 41*(11), 745-749.

King, M.A., Kentel, B.B., & Mitchell, S.R. (2012). The effects of ball impact location and grip tightness on the arm, racquet and ball for one-handed tennis backhand groundstrokes. *Journal of Biomechanics, 45*(6), 1048-1052.

Knudson, D.V., & Blackwell, J. (1997). Upper extrem- ity angular kinematics of the one-handed backhand drive in tennis players with and without tennis elbow. *International Journal of Sports Medicine, 18*(2), 79-82.

Koerte, I.K., Nichols, E., Tripodis, Y., Schultz, V., Lehner, S., Igbinoba, R., & Sereno, A.B. (2017). Impaired cognitive performance in youth athletes exposed to repetitive head impacts. *Journal of Neurotrauma, 34*(16), 2389-2395.

Komi, P.V., Fukashiro, S., & Järvinen, M. (1992). Biomechanical loading of Achilles tendon during normal locomotion. *Clinics in Sports Medicine, 11*(3), 521-531.

Kontos, A.P., Braithwaite, R., Chrisman, S.P.D., McAllister- Deitrick, J., Symington, L., Reeves, V.L., & Collins, M. W. (2017). Systemic review and meta-analysis of the effects of football heading. *British Journal of Sports Medicine, 51*(15), 1118-1124.

Krasnow, D., Wilmerding, V., Stecyk, S., Wyon, M., & Koutedakis, Y. (2011). Biomechanical research in dance: A literature review. *Medical Problems of Performing Artists, 26*(1), 3-23.

Kraus, K., Schütz, E., Taylor, W.R., & Doyscher, R. (2014). Efficacy of the functional movement screen: A review. *Journal of Strength and Conditioning Research, 28*(12), 3571-3584.

Lamontagne, A., Richards, C.L., & Malouin, F. (2000). Coactivation during gait as an adaptive behavior after stroke. *Journal of Electromyography & Kine- siology, 10*(6), 407-415.

Langendorfer, S.J., & Roberton, M.A. (2002). Individual pathways in the development of forceful throwing. *Research Quarterly in Exercise and Sport, 73*(3), 245-256.

Latash, M.L. (2016). Biomechanics as a window into the neural control of movement. *Journal of Human Kinetics, 52*, 7-20.

Latash, M.L., Levin, M.F., Scholz, J.P., & Schöner, G. (2010). Motor control theories and their applica- tions. *Medicina (Kaunas), 46*(6), 382-392.

Lauer, J., Figueiredo, P., Vilas-Boas, J.P., Fernandes, R.J., & Rouard, A.H. (2013). Phase-dependence of elbow muscle coactivation in front crawl swimming. *Journal of Electromyography and Kinesiology, 23*(4), 820-825.

Leblanc, H., Seifert, L., Baudry, L., & Chollet, D. (2005). Arm-leg coordination in flat breaststroke: A comparative study between elite and non-elite swimmers. *International Journal of Sports Medi- cine, 26*(9), 787-797.

Levangie, P.K., & Norkin, C.C. (2011). *Joint structure and function: A comprehensive analysis* (5th ed.). Philadelphia: FA Davis.

Li, F., Harmer, P., Fisher, K.J., & McAuley, E. (2004). Tai Chi: Improving functional balance and predict- ing subsequent falls in older persons. *Medicine & Science in Sports & Exercise, 36*(12), 2046-2052.

Li, F., Harmer, P., Fisher, K.J., McAuley, E., Chaumeton, N., Eckstrom, E., & Wilson, N.L. (2005). Tai Chi and fall reductions in older adults: A randomized con- trolled trial. *Journals of Gerontology, Series A, Bio- logical Sciences and Medical Sciences, 60*(2), 187-194.

Lieber, R.L. (2009). *Skeletal Muscle Structure, Func- tion, and Plasticity: The Physiological Basis of Rehabilitation* (3rd ed.). Philadelphia: Lippincott Williams & Wilkins, 2009.

Lin, M.R., Hwang, H.F., Wang, Y.W., Chang, S.H., & Wolf, S.L. (2006). Community-based tai chi and its effect on injurious falls, balance, gait, and fear of falling in older people. *Physical Therapy, 86*(9), 1189-1201.

Ling, H., Hardy, J., & Zetterberg, H. (2015). Neurological consequences of traumatic brain injuries in sports. *Molecular and Cellular Neuroscience, 66*(Pt B), 114-122.

Lloyd, R.S., Cronin, J.B., Faigenbaum, A.D., Haff, G.G.,Howard, R., Kraemer, W.J., . . . Oliver, J.L. (2016). National Strength and Conditioning Association position statement on long-term athletic development. *Journal of Strength and Conditioning Research, 30*(6), 1491-1509.

Lo, S.L., Raskin, K., Lester, H., & Lester, B. (2002). Carpal tunnel syndrome: A historical perspective. *Hand Clinics, 18*(2), 211-217.

Luhtanen, P., & Komi, R.V. (1978). Segmental contribution to forces in vertical jump. *European Journal of Applied Physiology and Occupational Physiology, 38*(3), 181-188.

Maffet, M.W., Jobe, F.W., Pink, M.M., Brault, J., & Mathiyakom, W. (1997). Shoulder muscle firing patterns during the windmill softball pitch. *American Journal of Sports Medicine, 25*(3), 369-374.

Maher, M.E., Hutchison, M., Cusimano, M., Comper, P., & Schweizer, T.A. (2014). Concussions and heading in soccer: A review of the evidence of incidence, mechanisms, biomarkers and neurocognitive outcomes. *Brain Injury, 28*(3), 271-285.

Mak, M.K., Levin, O., Mizrahi, J., & Hui-Chan, C.W. (2003). Joint torques during sit-to-stand in healthy subjects and people with Parkinson's disease. *Clinical Biomechanics, 18*(3), 197-206.

Maki, B.E., & McIlroy, W.E. (1996). Postural control in the older adult. *Clinics in Geriatric Medicine, 12*(4), 635-658.

Mandelbaum,B.R.,Silvers,H.J.,Watanabe,D.S.,Knarr, J.F., Thomas, S.D., Griffin, L.Y., . . . Garrett, W., Jr. (2005). Effectiveness of a neuromuscular and proprioceptive training program in preventing anterior cruciate ligament injuries in female athletes: 2-year follow-up. *American Journal of Sports Medicine, 33*(7), 1003-1010.

Marcus,R.,Cann,C.,Madvig,P.,Minkoff,U.,Goddard, M., Bayer, M., . . . Genant, H. (1985). Menstrual function and bone mass in elite women distance runners: Endocrine and metabolic features. *Annals of Internal Medicine, 102*(2), 158-163.

Marta, S., Silva, L., Castro, M.A., Pezarat-Correia, P., & Cabri, J. (2012). Electromyography variables during the golf swing: A literature review. *Journal of Electromyography and Kinesiology, 22*(6), 803-813.

Marta, S., Silva, L., Vaz, J.R., Castro, M.A., Reinaldo, G., & Pezarat-Correia, P. (2016). Electromyographic analysis of the lower limb muscles in low- and high-handicap golfers. *Research Quarterly for Exercise and Sport, 87*(3), 318-324.

Martens, J., Figueiredo, P., & Daly, D. (2015). Electromyography in the four competitive swimming strokes: A systematic review. *Journal of Electromyography and Kinesiology, 25*(2), 273-291.

Martin, C., Bideau, B., Delamarche, P., & Kulpa, R. (2016). Influence of a prolonged tennis match play on serve biomechanics. *PLoS ONE, 11*(8), e0159979.

Martin, R.B., Burr, D.B., Sharkey, N.A., & Fyhrie, D.P. (2015). *Skeletal tissue mechanics* (2nd ed.). New York: Springer.

Martin, V., Scholz, J.P., & Schöner, G. (2009). Redundancy, self-motion and motor control. *Neural Computing, 21*(5), 1371-1414.

Martland, H. (1928). Punch drunk. *JAMA, 91*, 1103-1107.

Maurer, M.S., Burcham, J., & Cheng, H. (2005). Diabetes mellitus is associated with an increased risk of falls in elderly residents of a long-term care facility. *Journals of Gerontology, Series A, Biological Sciences and Medical Sciences, 60*(9), 1157-1162.

McGill, S. (2002). *Low back disorders: Evidence-based prevention and rehabilitation*. Champaign, IL: Human Kinetics.

McGill, S. (2016). *Low back disorders: Evidence-based prevention and rehabilitation* (3rd ed.). Champaign, IL: Human Kinetics.

McGinnis, P. (2013). *Biomechanics of sport and exercise* (3rd ed.). Champaign, IL: Human Kinetics.

McKee, A.C., Cantu, R.C., Nowinski, C.J., Hedley-Whyte, E.T., Gavett, B.E., Budson, A.E., . . . Stern,R. A. (2009). Chronic traumatic encephalopathy in athletes: Progressive tauopathy after repetitive head injury. *Journal of Neuropathology & Experimental Neurology, 68*(7), 709-735.

Mero, A., & Komi, P.V. (1986). Force-, EMG-, and elasticity-velocity relationships at submaximal, maximal and supramaximal running speeds in sprinters. *European Journal of Applied Physiology, 55*(5), 553-561.

Minick, K.I., Kiesel, K.B., Burton, L., Taylor, A., Plisky, P., & Butler, R.J. (2010). Interrater reliability of the functional movement screen. *Journal of Strength and Conditioning Research, 24*(2), 479-486.

Moran, R.W., Schneiders, A.G., Mason, J., & Sullivan S.J. (2017). Do functional movement screen (FMS) composite scores predict subsequent injury? A systematic review with meta-analysis. *British Journal of Sports Medicine*, doi: 10.1136/bjsports-2016-096938.

Moreno, M.A., Zamunér, A.R., Paris, J.V., Teodori, R.M., & Barros,R.M.L.(2012).Effects of wheelchair sports on respiratory muscle strength and thoracic mobility of individuals with spinal cord injury. *American Journal of Physical Medicine & Rehabilitation, 91*(6), 470-477.

Morris, M., Jobe, F.W., Perry, J., Pink, M., & Healy, B.S. (1989). Electromyographic analysis of elbow function in tennis players. *American Journal of Sports Medicine, 17*(2), 241-247.

Morrison, S., Colberg, S.R., Mariano, M., Parson, H.K., & Vinik, A.I. (2010). Balance training reduces falls risk in older individuals with type 2 diabetes. *Diabetes Care, 33*(4), 748-750.

Mullen, S., & Roby, E.B. (2013). Adolescent runners: The effect of training shoes on running kinematics. *Journal of Pediatric Orthopaedics, 33*(4), 453-457.

Murray, M.P., Guten, G.N., Mollinger, L.A., & Gardner, G. M. (1993). Kinematic and electromyographic patterns of Olympic race walkers. *American Journal of Sports Medicine, 11*(2), 68-74.

Naito, K., Fukui, Y., & Maruyama, T. (2010). Multijoint kinetic chain analysis of knee extension during the soccer instep kick. *Human Movement Science, 29*(2), 259-276.

Nakata, H., Miura, A., Yoshie, M., Kanosue, K., & Kudo, K. (2013). Electromyographic analysis of lower limbs during baseball batting. *Journal of Strength and Conditioning Research, 27*(5), 1179-1187.

Narazaki, K., Berg, K., Stergiou, N., & Chen, B. (2009). Physiological demands of competitive basketball. *Scandinavian Journal of Medicine & Science in Sports, 19*(3), 425-432.

National Institute for Occupational Safety and Health (NIOSH). (2007). *Ergonomic guidelines for manual material handling.* San Francisco: California Department of Industrial Relations.

Neumann, D.A. (2016). *Kinesiology of the musculoskeletal system: Foundations for rehabilitation* (3rd ed.). St. Louis: Mosby.

Newell, K.M. (1986). Constraints on the development of coordination. In M.G. Wade & H.T.A. Whiting (Eds.), *Motor development in children: Aspects of coordination and control* (pp. 341-361). Amsterdam: Martin Nijhoff.

O'Bryan, S.J., Brown, N.A.T., Billaut, F., & Rouffet, D. M. (2014). Changes in muscle coordination and power output during sprint cycling. *Neuroscience Letters, 576*, 11-16.

O'Donoghue, D.H. (1984). *Treatment of injuries to athletes* (4th ed.). Philadelphia: Saunders.

O'Kane, J.W. (2016). Is heading in youth soccer dangerous play? *Physician and Sportsmedicine, 44*(2), 190-194.

Okazaki, V.H.A., Rodacki, A.L.F., & Satern, M.N. (2015). A review of the basketball jump shot. *Sports Biomechanics, 14*(1), 1-16.

Oliver, G.D., Plummer, H.A., & Keeley, D.W. (2011). Muscle activation patterns of the upper and lower extremity during the windmill softball pitch. *Journal of Strength and Conditioning Research, 25*(6), 1653-1658.

Olstad, B.H., Vaz, J.R., Zinner, C., Cabri, J.M.H., Kjendlie, P-L. (2017). Muscle coordination, activation and kinematics of world-class and elite breaststroke swimmers during submaximal and maximal efforts. *Journal of Sports Sciences, 35*(11), 1107-1117.

Olstad, B.H., Zinner, C., Vaz, J.R., Cabri, J.M.M., Kjendlie, P-L. (2017). Muscle activation in world-champion, world-class, and national breaststroke swimmers. *International Journal of Sports Physiology and Performance, 12*(4), 538-547.

Osternig, L.R., Hamill, J., Lander, J.E., & Robertson, R. (1986). Co-activation of sprinter and distance runner muscles in isokinetic exercise. *Medicine & Science in Sports & Exercise, 18*(4), 431-435.

Ostrosky, K.M., VanSwearingen, J.M., Burdett, R.G., & Gee, Z. (1994). A comparison of gait characteristics in young and old subjects. *Physical Therapy, 74*(7), 637-646.

Parkkari, J., Kannus, P., Palvanen, M., Natri, A., Vainio, J., Aho, H., . . . Järvinen, M. (1999). Majority of hip fractures occur as a result of a fall and impact on the greater trochanter of the femur: A prospective controlled hip fracture study with 206 consecutive patients. *Calcified Tissue International, 65*(3), 183-187.

Parchmann, C.J., & McBride, J.M. (2011). Relationship between functional movement screen and athletic performance. *Journal of Strength and Conditioning Research, 25*(12), 3378-3384.

Pascal, B., & Krailsheimer, A.J. (1995). *Pensees.* New York: Penguin.

Perrine, J.J., & Edgerton, V.R. (1978). Muscle force-velocity and power-velocity relationships under isokinetic loading. *Medicine & Science in Sports & Exercise, 10*(3), 159-166.

Perry, J. (1992). *Gait analysis: Normal and pathological function.* Thorofare, NJ: Slack.

Perry, J., & Burnfield, J. (2010). *Gait analysis: Normal and pathological function* (2nd ed.). Thorofare, NJ: Slack.

Peterson, L., & Renström, P. (2001). *Sports injuries: Their prevention and treatment.* Champaign, IL: Human Kinetics.

Pink, M., Jobe, F.W., & Perry, J. (1990). Electromyographic analysis of the shoulder during the golf swing. *American Journal of Sports Medicine, 18*(2), 137-140.

Pink, M., Perry, J., & Jobe, F.W. (1993). Electromyographic analysis of the trunk in golfers. *American Journal of Sports Medicine, 21*(3), 385-388.

Pink, M., Jobe, F.W., Perry, J., Browne, A., Scovazzo, M.L., & Kerrigan, J. (1993). The painful shoulder during the butterfly stroke. An electromyographic and cinematographic analysis of twelve muscles. *Clinical Orthopaedics and Related Research, 288*, 60-72.

Pink, M., Jobe, F.W., Perry, J., Kerrigan, J., Browne, A., & Scovazzo, M.L. (1992). The normal shoulder during the backstroke: An EMG and cinematographic analysis of 12 muscles. *Clinical Journal of Sport Medicine, 2*, 6-12.

Pink, M., Jobe, F.W., Perry, J., Kerrigan, J., Browne, A., & Scovazzo, M.L. (1993). The normal shoulder during the butterfly swim stroke. An electromyographic and cinematographic analysis of twelve muscles. *Clinics in Orthopaedic and Related Research, 288*, 48-59.

Pink, M., Perry, J., Browne, A., Scovazzo, M.L., & Kerrigan, J. (1991). The normal shoulder during freestyle swimming. An electromyographic and cinematographic analysis of twelve muscles. *American Journal of Sports Medicine, 19*(6), 569-576.

Plamondon, A., Delisle, A., Bellefeuille, S., Denis, D., Gagnon, D., & Larivière, C. (2014). Lifting strategies of expert and novice workers during a repetitive palletizing task. *Applied Ergonomics, 45*(3), 471-481.

Plamondon, A., Larivière, C., Denis, D., Mecheri, H., & Nastasia, I. (2017). Difference between male and female workers lifting the same relative load when palletizing boxes. *Applied Ergonomics, 60*, 93-102.

Plamondon, A., Larivière, C., Denis, D., St-Vincent, M., & Delisle, A. (2014). Sex differences in lifting strategies during a repetitive palletizing task. *Applied Ergonomics, 45*, 1558-1569.

Pojskić, H., Šeparović, V., Užičanin, E., Muratović, M., & Mačković, S. (2015). Positional role differences in the aerobic and anaerobic power of elite basketball players. *Journal of Human Kinetics, 49*(1), 219-227.

Preston, D.C., & Shapiro, B.E. (2012). *Electromyography and neuromuscular disorders: Clinical-electrophysiologic correlations* (3rd ed.). Philadelphia: Saunders.

Prilutsky, B.I., & Zatsiorsky, V.M. (1994). Tendon action of two-joint muscles: Transfer of mechanical energy between joints during jumping, landing, and running. *Journal of Biomechanics, 27*(1), 25-34.

Puniello, M.S., McGibbon, C.A., & Krebs, D.E. (2001). Lifting strategy and stability in strength-impaired elders. *Spine, 26*(7), 731-737.

Putnam, C.A. (1991). A segment interaction analysis of proximal-to-distal sequential segment motion patterns. *Medicine & Science in Sports & Exercise, 23*(1), 130-144.

Ramsey, V.K., Miszko, T.A., & Horvat, M. (2004). Muscle activation and force production in Parkinson's patients during sit to stand transfers. *Clinical Biomechanics, 19*(4), 377-384.

Reeser, J.C., Fleisig, G.S., Bolt, B., & Ruan, M. (2010). Upper limb biomechanics during the volleyball serve and spike. *Sports Health, 2*(5), 368-374.

Roberton, M.A., & Halverson, L.E. (1984). *Developing children: Their changing movement*. Philadelphia: Lea & Febiger.

Robertson, D. & Mosher, R. (1985). Work and power of the leg muscles in soccer kicking. In D. Winter (Ed.), *Biomechanics IX-B* (pp. 533-538). Champaign, IL: Human Kinetics.

Rodrigues, A.C., Lasmar, R.P., & Caramelli, P. (2016).

Effects of soccer heading on brain structure and function. *Frontiers in Neurology, 7*(38), 1-11.

Rojas, I.L., Provencher, M.T., Bhatia, S., Foucher, K.C., Bach, B.R., Jr., Romeo, A.A., . . . Verma, N.N.(2009). Biceps activity during windmill softball pitching. *American Journal of Sports Medicine, 37*(3), 558-565.

Rokito, A.S., Jobe, F.W., Pink, M.M., Perry, J., & Brault, J. (1998). Electromyographic analysis of shoulder function during the volleyball serve and spike. *Journal of Shoulder and Elbow Surgery, 7*(3), 256-263.

Rose, J., & Gamble, J.G. (2005). *Human walking* (3rd ed.). Philadelphia: Lippincott Williams & Wilkins.

Roston, J.B., & Wheeler Haines, R. (1947). Cracking in the metacarpo-phalangeal joint. *Journal of Anatomy, 81*(2), 165-173.

Rota, S., Morel, B., Saboul, D., Rogowski, I., & Hautier, C. (2014). Influence of fatigue on upper limb muscle activity and performance in tennis. *Journal of Electromyography and Kinesiology, 24*(1), 90-97.

Rouard, A.H., & Clarys, J.P. (1995). Cocontraction in the elbow and shoulder muscles during rapid cyclic movements in an aquatic environment. *Journal of Electromyography and Kinesiology, 5*(3), 177-183.

Ruwe, P.A., Pink, M., Jobe, F.W., Perry, J., & Scovazzo, M.L. (1994). The normal and the painful shoulders during the breaststroke. Electromyographic and cinematographic analysis of twelve muscles. *American Journal of Sports Medicine, 22*(6), 789-796.

Ryschon, T.W., Fowler, M.D., Wysong, R.E., Anthony, A., & Balaban, R.S. (1997). Efficiency of human skeletal muscle in vivo: Comparison of isometric, concentric, and eccentric muscle action. *Journal of Applied Physiology, 83*(3), 867-874.

Ryu, R.K.N., McCormick, J., Jobe, F.W., Moynes, D.R., & Antonelli, D.J. (1988). An electromyographic analysis of shoulder function in tennis players. *American Journal of Sports Medicine, 16*(5), 481-485.

Santos, S., Krishnan, C., Alonso, A.C., & Greve, J.M.D. (2017). Trunk function correlates positively with wheelchair basketball player classification. *American Journal of Physical Medicine & Rehabilitation, 96*(2), 101-108.

Schmidt, R.A., & Lee, T.D. (2011). *Motor control and learning: A behavioral emphasis* (5th ed.). Champaign, IL: Human Kinetics.

Schmitz, C., Martin, N., & Assaiante, C. (1999). Development of anticipatory postural adjustments in a bimanual load-lifting task in children. *Experimental Brain Research, 126*(2), 200-204.

Schoenfeld, B.J. (2010). Squatting kinematics and kinetics and their application to exercise performance. *Journal of Strength and Conditioning Research, 24*(12), 3497-3506.

Schwartz, A.V., Hillier, T.A., Sellmeyer, D.E., Resnick, H.E., Gregg, E., Ensrud, K.E., . . . Cummings, W.R. (2002). Older women with diabetes have a higher risk of falls: A prospective study. *Diabetes Care, 25*(10), 1749-1754.

Scott, S.H., & Winter, D.A. (1990). Internal forces at chronic running injury sites. *Medicine & Science in Sports & Exercise, 22*(3), 357-369.

Scovazzo, M.L., Browne, A., Pink, M., Jobe, F.W., & Kerrigan, J. (1991). The painful shoulder during freestyle swimming. An electromyographic cinematographic analysis of twelve muscles. *American Journal of Sports Medicine, 19*(6), 577-582.

Scurr, J.C., Abbott, V., & Ball, N. (2011). Quadriceps EMG muscle activation during accurate soccer instep kicking. *Journal of Sports Sciences, 29*(3), 247-251.

Serrien, B., Ooijen, J., Goossens, M., & Baeyens, J.-P. (2016). A motion analysis in the volleyball spike—Part 1: Three-dimensional kinematics and performance. *International Journal of Human Movement and Sports Sciences, 4*(4), 70-82.

Shaffer, B., Jobe, F.W., Pink, M., & Perry, J. (1993). Baseball batting. An electromyographic study. *Clinical Orthopaedics and Related Research, 292,* 285-293.

Shan, G., & Westerhoff, P. (2005). Full-body kinematic characteristics of the maximal instep soccer kick by male soccer players and parameters related to kick quality. *Sports Biomechanics, 4*(1), 59-72.

Sheppard, J.M., & Triplett, N.T. (2015). Program design for resistance training. In G.G. Haff & N.T. Triplett (Eds.), *Essentials of strength and conditioning* (4th ed., pp. 439-470). Champaign, IL: Human Kinetics.

Shih, Y., Lin, K-L., & Shiang, T-Y. (2013). Is the foot striking pattern more important than barefoot or shod conditions in running? *Gait & Posture, 38*(3), 490-494.

Sibella, F., Galli, M., Romei, M., Montesano, A., & Crivellini, M. (2003). Biomechanical analysis of sit-to-stand movement in normal and obese subjects. *Clinical Biomechanics, 18*(8), 745-750.

Sinclair, J., Fewtrell, D., Taylor, P.J., Atkins, S., Bottoms, L., & Hobbs, S.J. (2014). Three-dimensional kinematic differences between the preferred and non-preferred limbs during maximal instep soccer kicking. *Journal of Sports Sciences, 32*(20), 1914-1923.

Sinclair, J., Fewtrell, D., Taylor, P.J., Bottoms, L., Atkins, S., & Hobbs, S.J. (2014). Three-dimensional kinematic correlates of ball velocity during maximal instep soccer kicking in males. *European Journal of Sport Science, 14*(8), 799-805.

Sinclair, J., & Hobbs, S.J. (2016). Bilateral differences in knee and ankle loading of the support limb during maximal instep soccer kicking. *Science & Sports, 31*(4), e73-e78.

Sisto, D.J., Jobe, F.W., Moynes, D.R., & Antonelli, D.J. (1987). An electromyographic analysis of the elbow in pitching. *American Journal of Sports Medicine, 15*(3), 260-263.

Smith, S.M., Heer, M.A., Shackelford, L.C., Sibonga, J.D., Ploutz-Snyder, L., & Zwart, S.R. (2012). Benefits for bone from resistance exercise and nutrition in long-duration space-flight: Evidence from biochemistry and densitometry. *Journal of Bone and Mineral Research, 27*(9), 1896-1906.

Smith, L.B., & Thelen, E. (2003). Development as a dynamic system. *TRENDS in Cognitive Sciences, 7*(8), 343-348.

Smith, L.K., Weiss, E.L., & Lehmkuhl, L.D. (1996). *Brunnstrom's clinical kinesiology.* Philadelphia: Davis.

Squadrone, R., Rodano, R., Hamill, J., & Preatoni, E. (2015). Acute effect of different minimalist shoes on foot strike pattern and kinematics in rearfoot strikers during running. *Journal of Sports Sciences, 33*(11), 1196-1204.

Stanislavski, C. (1984). *An actor prepares.* New York: Theatre Arts Books.

Sterne, L. (1980). *Tristram shandy.* New York: Norton.

Stewart, W.F., Kim, N., Ifrah, C.S., Lipton, R.B., Bachrach, T.A., Zimmerman, M.E., . . . Lipton, M.L. (2017). Symptoms from repeated intentional and unintentional head impact in soccer players. *Neurology, 88*(9), 901-908.

Sungkarat, S., Boripuntakul, S., Chattipakorn, N., Watcharasaksilp, K., & Lord, S.R. (2017). Effects of Tai Chi on cognition and fall risk in older adults with mild cognitive impairment: A randomized controlled trial. *Journal of the American Geriatrics Society, 65*(4), 721-727.

Sutherland, D.H. (2001). The evolution of clinical gait analysis. Part I: Kinesiological EMG. *Gait and Posture, 14*(1), 61-70.

Sutherland, D.H. (2002). The evolution of clinical gait analysis. Part II: Kinematics. *Gait and Posture, 16*(2), 159-179.

Sutherland, D.H. (2005). The evolution of clinical gait analysis. Part III: Kinetics and energy assessment. *Gait and Posture, 21*(4), 447-461.

Toffler, A. (1990). *Powershift.* New York: Bantam.

Tosi, V. (1992). Marey and Muybridge: How modern biolocomotion analysis started. In A. Cappozzo, M. Marchetti, & V. Tosi (Eds.), *Biolocomotion: A century of research using moving pictures* (pp. 51-69). Rome: Promograph.

Trepman, E., Gellman, R.E., Micheli, L.J., & De Luca, C.J. (1998). Electromyographic analysis of grand-plié in ballet and modern dancers. *Medicine & Science in Sports & Exercise, 30*(12), 1708-1720.

297

U.S. Bureau of Labor Statistics. (2016a). *2015 nonfatal occupational injuries and illnesses: Cases with days away from work.*

U.S. Bureau of Labor Statistics. (2016b). Illnesses, injuries, and fatalities: Occupational safety and health definitions.

U.S. Department of Labor, Occupational Safety and Health Administration. (n.d.) Solutions to control hazards.

Unnithan, V.B., Dowling, J.J., Frost, G., & Bar-Or, O. (1999). Role of mechanical power estimates in the O_2 cost of walking in children with cerebral palsy. *Medicine & Science in Sports & Exercise, 31*(12), 1703-1708.

Unnithan, V.B., Dowling, J.J., Frost, G., Volpe Ayub, B., & Bar-Or, O. (1996). Cocontraction and phasic activity during GAIT in children with cerebral palsy. *Electromyography & Clinical Neurophysiology, 36*(8), 487-494.

Unsworth, A., Dowson, D., & Wright, V. (1971). 'Cracking joints': A bioengineering study of cavitation in the metacarpophalangeal joint. *Annals of the Rheumatic Diseases, 30*(4), 348-358.

Van der Ploeg, H.P., Chey, T., Korda, R.J., Banks, E., & Bauman, A. (2012). Sitting time and all-cause mortality risk in 222,497 Australian adults. *Archives of Internal Medicine, 172*(6), 494-500.

Vaz, J.R., Olstad, B.H., Cabri, J., Kjendlie, P.L., Pezarat-Correia, P., & Hug, F. (2016). Muscle coordination during breaststroke swimming: Comparison between elite swimmers and beginners. *Journal of Sports Sciences, 34*(20), 1941-1948.

Verma, R., Hansen, E.A., de Zee, M., & Madeleine, P. (2016). Effect of seat positions on discomfort, muscle activation, pressure distribution and pedal force during cycling. *Journal of Electromyography and Kinesiology, 27*(2), 78-86.

Voight, M.L., Hoogenboom, B.J., Cook, G., & Rose, G. (2014). Functional training and advanced rehabilitation. In B.J. Hoogenboom, M.L. Voight, & W.E. Prentice (Eds.), *Musculoskeletal interventions: Techniques for therapeutic exercises* (3rd ed., pp. 513-546). New York: McGraw-Hill.

Wakeling, J.M., Blake, O.M., & Chan, H.K. (2010). Muscle coordination is key to the power output and mechanical efficiency of limb movements. *Journal of Experimental Biology, 213*(3), 487-492.

Wang, Y.T., Chen, S., Limroongreungrat, W., & Change, L-S. (2005). Contributions of selected fundamental factors to wheelchair basketball performance. *Medicine & Science in Sports & Exercise, 37*(1), 130-137.

Waters, T.R., Putz-Anderson, V., Garg, A., & Fine, L.J. (1993). Revised NIOSH equation for the design and evaluation of manual lifting tasks. *Ergonomics, 36*(7), 749-776.

Watkins, R.G., Uppal, G.S., Perry, J., Pink, M., & Dinsay, J.M. (1996). Dynamic electromyographic analysis of trunk musculature in professional golfers. *American Journal of Sports Medicine, 24*(4), 535-538.

Wei, S-H., Chiang, J-Y., Shiang, T-Y., & Chang, H-Y. (2006). Comparison of shock transmission and forearm electromyography between experienced and recreational tennis players during backhand strokes. *Clinical Journal of Sport Medicine, 16*(2), 129-135.

Werner, S.L., Guido, J.A., McNeice, R.P., Richardson, J.L., Delude, N.A., & Stewart, G.W. (2005). Biomechanics of youth windmill softball pitching. *American Journal of Sports Medicine, 33*(4), 552-560.

Werner, S.L., Jones, D.G., Guido, J.A., Jr., & Brunet, M.E. (2006). Kinematics and kinetics of elite windmill softball pitching. *American Journal of Sports Medicine, 34*(4), 597-603.

Whiteside, D., Deneweth, J.M., Pohorence, M.A., Sandoval, B., Russell, J.R., McLean, S.G., Zernicke, R.F., & Goulet, G.C. (2016). Grading the functional movement screen: A comparison of manual (real-time) and objective methods. *Journal of Strength and Conditioning Research, 34*(4), 924-933.

Whiting, W.C., & Rugg, S. (2006). *Dynatomy: Dynamic human anatomy.* Champaign, IL: Human Kinetics.

Whiting, W.C., & Zernicke, R.F. (2008). *Biomechanics of musculoskeletal injury* (2nd ed.) Champaign, IL: Human Kinetics.

Williams, J.H., Akogyrem, E., & Williams, J.R. (2013). A meta-analysis of soccer injuries on artificial turf and natural grass. *Journal of Sports Medicine.*

Williams, K., Haywood, K., & VanSant, A. (1991). Throwing patterns of older adults: A follow-up investigation. *International Journal of Aging and Human Development, 33*(4), 279-294.

Williams, K., Haywood, K., & VanSant, A. (1998). Changes in throwing by older adults: A longitudinal investigation. *Research Quarterly for Exercise and Sport, 69*(1), 1-10.

Yildirim, N.U., Comert, E., & Ozengin, N. (2010). Shoulder pain: A comparison of wheelchair basketball players with trunk control and without trunk control. *Journal of Back and Musculoskeletal Rehabilitation, 23*(2), 55-61.

Zhu, W., & Owen, N. (Eds.). (2017). *Sedentary behavior and health.* Champaign, IL: Human Kinetics.

作者简介

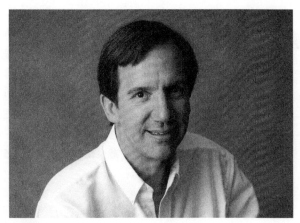

© 威廉·C. 怀廷

　　威廉·C. 怀廷博士是美国加州大学北岭分校人体运动学系生物力学实验室的教授和联合负责人，他在这里获得了卓越教学奖和学术出版奖。怀廷在加州大学洛杉矶分校人体运动学系取得了博士学位。他从事生物力学和人体解剖学课程教学已经 35 年，并且发表了 40 多篇文章和 30 篇研究摘要。他是 *Biomechanics of Musculoskeletal Injury* 一书的合著者。

　　怀廷目前担任美国国家体能协会力量与训练研究期刊的编委，并且担任许多学术期刊的审稿人。怀廷是美国运动医学会（ACSM）的会员，并担任 ACSM 西南地区分会的主席。他还是美国生物力学协会、国际生物力学协会以及美国国家体能协会的会员。

　　闲余时间，怀廷喜欢打篮球和排球、阅读、野营和远足。他同妻子玛姬、儿子特雷弗和泰德以及女儿艾米居住在加州的格兰岱尔市。

译者简介

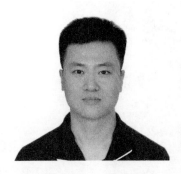

齐健

中国医科大学临床专业运动医学方向学士，佐治亚州立大学运动人体科学学院访问学者，体能训练师，物理治疗师，2016 年里约奥运会中国体育代表团成员，国家羽毛球队专职体能康复师，国家体育总局训练局体能康复中心康复治疗师。专注于研究体能与伤病之间的联系，致力于打破体能与康复之间的壁垒，尝试用"体医结合"的方法快速提高体能、减少伤病对运动员的影响。

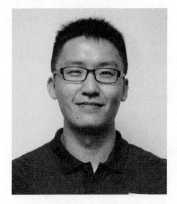

刘少鹏

国家女子足球队首席物理治疗师，佐治亚州立大学运动人体科学学院访问学者，北京大学第三医院运动医学科进修生，国家体育总局训练局体能康复中心康复治疗师。2014 年开始服务于国家女子足球队，在 2015 年加拿大女足世界杯和 2016 年里约奥运会期间负责国家女子足球队的物理治疗、康复训练和身体力量训练工作。2019 年法国世界杯期间，作为首席物理治疗师在队中负责重点运动员的康复治疗与训练工作。近年来，专注于研究康复训练与运动专项训练的有效结合，力争缩短运动员从伤病康复到可参加比赛水平的时间。